Kliniktaschenbücher

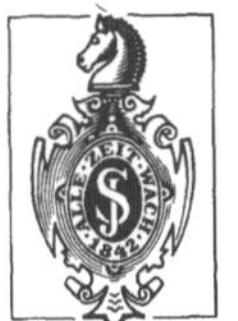

G. Wolff

Die künstliche Beatmung auf Intensivstationen

Unter Mitarbeit von E. Grädel

Dritte, neubearbeitete Auflage

Mit 87 Abbildungen

Springer-Verlag
Berlin Heidelberg New York Tokyo 1983

Priv.-Doz. Dr. med. Gunther Wolff
Klinische Physiologie, Klinik für Herz- und Thoraxchirurgie,
Kantonsspital, CH-4031 Basel

ISBN-13:978-3-540-12115-2   e-ISBN-13:978-3-642-68896-6
DOI: 10.1007/978-3-642-68896-6

Wolff, Gunther: Die künstliche Beatmung auf Intensivstationen / G. Wolff. Unter Mitarb. von E. Grädel – 3., neubearb. Aufl. – Berlin ; Heidelberg ; New York ; Tokyo : Springer, 1983. (Kliniktaschenbücher)
ISBN-13:978-3-540-12115-2

2119/3140-543210

Vorwort zur dritten Auflage

Bis vor wenigen Jahren — also auch noch bei der Vorbereitung der zweiten Auflage dieses Taschenbuches — schien uns, daß fast generell zu spät und zu kurz beatmet würde. Heute wird die Indikation hingegen viel unterschiedlicher gestellt, zum Teil nach wie vor zu konservativ, zum Teil aber auch zu aggressiv, d.h. es wird vielfach schon „vorsorglich" mit der Beatmung begonnen und auch zu lange daran festgehalten. Die Literatur ist entsprechend kontrovers: einige Autoren berichten grundsätzlich begeistert und empfehlend, andere eher warnend über die Beatmung. Unseres Erachtens läßt sich die Beatmung pauschal weder befürworten noch ablehnen. Die Indikation muß vielmehr aufgrund einer differenzierten Beurteilung der atmungsphysiologischen Probleme beim einzelnen Patienten gestellt werden; es geht uns deshalb vor allem darum, diese Probleme darzulegen und ihre Vielfalt zu würdigen.
Es gibt Grenzsituationen, in denen die Entscheidung zur Intubation und Beatmung oder der Entschluß zur Extubation schwierig ist und die faßbaren Argumente nicht unbedingt zwingend sind. Hier steht heute eine schonende Zwischenlösung zur Verfügung, nämlich die mechanisch unterstützte Spontanatmung per Maske oder Tubus. Die mechanisch unterstützte Spontanatmung, kombiniert mit gezielter Kreislauftherapie und guter Physiotherapie, zeigt in derartigen „Grenzsituationen" oft einen schonenden und praktikablen Ausweg. Aus diesen Gründen werden in der vorliegenden dritten Auflage „konservative" Methoden ausführlicher dargestellt.
In den letzten Jahren sind die Kenntnisse der Lungenfunktion erneut erweitert und vertieft worden. Einer allzu ausführlichen theoretischen Darstellung wollten wir jedoch auch in dieser Auflage Grenzen setzen. Wir gingen davon aus, daß der Leser über ein Spirometer

(Atemvolumen) verfüge, über ein Blutgasanalysegerät (pO_2, pCO_2, pH, vor allem in arteriellen Blutproben), über ein CO_2-Gasanalysegerät (CO_2-Konzentration im Ausatmungsgas) und über hämodynamische Druckmessung (Aortendruck, zentral-venöser Druck) und gelegentlich auch über Swan-Ganz-Katheter mit Thermodilution (pulmonal-arterieller Druck, pulmonal-kapillärer Staudruck, gemischt-venöse Sauerstoffsättigung und Herzminutenvolumen). Diese Methoden werden besprochen, und es werden Konzepte vorgetragen, welche die entsprechenden Meßwerte in Beziehung setzen. Methoden und Konzepte, die nur angewendet werden können, wenn zur Messung z. B. ein Massenspektrometer oder zur Analyse ein Computer mit beweglicher Software vorhanden sind, werden nicht besprochen. Unter diesen Gesichtspunkten wurde auch die zitierte Literatur ausgewählt. Nach wie vor werden keine Beatmungsmaschinen beschrieben, sondern nur Funktionsprinzipien der Beatmung. Nach wie vor wird nicht über spezielle Lungenkrankheiten berichtet, sondern nur über bestimmte pulmonale Situationen. Über angrenzende therapeutische Methoden, wie Hochfrequenzbeatmung oder Kombination der Beatmung mit extrakorporalem Kreislauf wird zwar berichtet, jedoch nur knapp orientierend, da unseres Erachtens solche Methoden heute noch spezialisierten Zentren vorbehalten bleiben sollten.

In vielen Ländern hochoffiziell und in manchen Kliniken bereits konkret sind inzwischen die SI-Einheiten eingeführt worden. Da noch nicht absehbar ist, ob sich das korrekte „kPa" gegenüber dem praktischen „mmHg" generell durchsetzen wird, sind alle Gasdrükke sowohl in „mmHg" als auch in „kPa" notiert, und im Anhang finden sich Umrechnungshilfen.

Seitdem programmierbare Taschenrechner so leistungsfähig und so billig geworden sind, können Größen berechnet werden, die bisher nur mit prohibitivem Zeitaufwand oder nomographisch bestimmt werden konnten. Wir sind davon überzeugt, daß programmierbare Rechner in der Praxis der Intensivmedizin viel häufiger eingesetzt werden sollten; wir versuchen deshalb, den Leser zum Gebrauch solcher Taschenrechner zu ermutigen und haben dazu im Anhang Hilfen mitgegeben.

Nach wie vor ist das Taschenbuch auf das ergänzende Buch *Atmung und Beatmung. Ein Leitfaden für Schwestern und Pfleger* abgestimmt.

Die beiden Bücher mögen zusammen dazu beitragen, daß Ärzte,
Schwestern und Pfleger in gemeinsamer Arbeit und gestützt auf eigene Beobachtungen möglichst viele Patienten mit akuten Lungen-
und Kreislaufproblemen möglichst schonend und erfolgreich behandeln.

Basel, April 1983   G. WOLFF

Danksagung

Wir danken hier allen Kollegen, die uns ihre Patienten zur Beatmung anvertraut haben; sie haben uns bei der Diskussion der vielseitigen Nebenwirkungen immer mit konstruktiver Kritik geholfen. Besonders dankbar sind wir für die fruchtbaren Gespräche im Kreise der Schweizerischen Gesellschaft für Intensivmedizin. Großer Dank gebührt auch unseren Schwestern und Pflegern; ihre Bereitschaft, nicht nur die Routinearbeit zuverlässig zu verrichten, sondern auch neue Wege zu gehen und trotz Mehrarbeit zur exakten Dokumentation beizutragen, war die Voraussetzung für diese Beatmungsfibel. Viele technische Hilfsmittel, die teilweise jetzt auch kommerziell erhältlich sind, sowie viele der aufwendigen Messungen, mit welchen jetzt geläufige Methoden etabliert werden konnten, verdanken wir unserem Chef-Kardiotechniker, Herrn A. Reidiger, sowie unserer medizinisch-technischen Assistentin, Frau B. Buchmann; ihr graphisches Talent hat auch zur Darstellung der Befunde viel beigetragen. Wir danken unserer Sekretärin, Frau E. Köhl, für ihre Geduld und ihren Einsatz bei der Fertigstellung des Manuskripts. Dem Springer-Verlag danken wir vor allem für das große Entgegenkommen, das die reiche Bebilderung erlaubt hat.

G. WOLFF

Inhaltsverzeichnis

Abkürzungen und Symbole

(Die aufgeführten Größen werden im Text meist ausgeschrieben bzw. erläutert; das Verzeichnis gibt eine erste Übersicht und kann in Zweifelsfällen zu Rate gezogen werden)

ABG	arterielle Blutgasanalyse
AF	Atemfrequenz (pro Minute)
ARDS	„adult respiratory distress syndrome", Atemnotsyndrom des Erwachsenen
AMV	Atemminutenvolumen
AVD	Differenz zwischen dem Sauerstoffgehalt im arteriellen und im gemischt-venösen Blut (auch $D_{a\bar{v}}O_2$)
AZV	Atemzugvolumen, Atemhubvolumen (vgl. V_T)
C.I.	„cardiac index", Herzminutenvolumenindex pro Quadratmeter Körperoberfläche (m^2KOF)
C_{Inulin}	Inulinclearance
C.O., CO	„cardiac output", Herzminutenvolumen
C_{O_2}	Sauerstoffgehalt
CO_2-Prod.	Kohlensäureproduktion, Kohlensäureabgabe
$Compl._{Trach}$	effektive Compliance (eff. Compl.), berechnet unter Verwendung des intratracheal gemessenen endexspiratorischen Drucks
CPAP	„continuous positive airway pressure", kontinuierlicher positiver Druck in den Atemwegen (Bezeichnung v.a. bei Spontanatmung, gelegentlich auch bei Beatmung gebräuchlich)
CPPB	„continuous positive pressure breathing", Synonym: CPAP, d.h. Spontanatmung mit positivem Atemwegsdruck
CVP	„central venous pressure", Zentralvenendruck, zentraler Venendruck (auch ZVD)
$D_{Aa}O_2$	alveoloarterielle Sauerstoffpartialdruckdifferenz
$D_{a\bar{v}}O_2$	Sauerstoffgehaltsdifferenz zwischen arteriellem und gemischt-venösem Blut

E	Exspiration
$F_E CO_2$	Fraktion des CO_2 in der gemischten Ausatmungsluft (Angabe meist in %)
$F_I O_2$	Fraktion des Sauerstoffs im Einatmungsgasgemisch (Angabe gelegentlich in %)
FRC	funktionelle Residualkapazität, endexspiratorisches Lungenvolumen
Hb	Hämoglobin
Hkt	Hämatokrit
I	Inspiration
i.a.r.	„intra arteriam renalem", in die Nierenarterie injiziert
IPPB	„intermittent positive pressure breathing", Überdruckbeatmung
IPPV	„intermittent positive pressure ventilation", Synonym: IPPB
KG	Körpergewicht (z. B. mg/kgKG)
kPa	Kilopascal (s. Pa)
N	Normwert
O_2-Uptake	Sauerstoffaufnahme, Sauerstoffverbrauch
p	Zeichen für Druck (vgl. Pa), engl. meist P
Pa	Pascal, SI-Einheit des Drucks oder der mechanischen Spannung
	(1 mm Hg = 133,322 Pa, 1 cm HO = 98,067 Pa)
$p_a O_2$, $p_a CO_2$	arterieller Sauerstoff bzw. Kohlensäurepartialdruck
$p_A O_2$, $p_A CO_2$	alveolärer Sauerstoff- bzw. Kohlensäurepartialdruck
p_{Ao}, $p_{Ao(m)}$	Aortendruck, Blutdruck [(m) mittlerer Druck]; vgl. RR
p_{AP}, $p_{AP(m)}$, $p_{AP(d)}$	pulmonal-arterieller Druck [(m) Mitteldruck, (d) diastolisch]
p_{AW}, $p_{AW(I)}$, $p_{AW(E)}$	Atemwegsdruck (inspiratorisch, exspiratorisch)
p_{LA}, p_{RA}	Links- bzw. Rechtsvorhofdruck (vgl. PCWP)
pO_2, pCO_2	Sauerstoff- bzw. Kohlensäurepartialdruck
$p_{Ös}$	Ösophagusdruck (repräsentiert den intrathorakalen Druck)

p_{Perik}	intraperikardialer Druck
p_{Trach}	Trachealdruck = Atemwegsdruck
PCWP	„pulmonary capillary wedged pressure", pulmonal-kapillärer „wedged" Druck, indirekt gemessener Linksvorhofdruck
PEEP	„positive endexpiratory pressure", positiv endexspiratorischer Druck
PF	Pulsfrequenz (pro Minute)
$\dot{Q}_s$	Shuntperfusion ($\dot{Q}_{Shunt}$)
$\dot{Q}_T$	Totalperfusion ($\dot{Q}_{Total}$)
$\dot{Q}_S/\dot{Q}_T$	intrapulmonaler Rechts-links-Shunt (in % des Herzminutenvolumens)
R-L-Shunt	intrapulmonaler Rechts-links-Shunt
R_{Pulm}	vaskulärer Widerstand in der Lungenstrombahn (kleiner Kreislauf)
R_{Syst}	vaskulärer Widerstand im Systemkreislauf (großer Kreislauf)
RR	Blutdruck, gemessen nach Riva-Rocci
S oder S_{O_2}	Sauerstoffsättigung
SAP	Sauerstoffsättigung im pulmonal-arteriellen Blut, d.h. gemischt-venöse Sättigung
S_aO_2	Sauerstoffsättigung im arteriellen Blut
$S_{\bar{v}}$	Sauerstoffsättigung im gemischt-venösen Blut („mixed venous oxygen saturation)
T	Temperatur
V	(künstliche) Beatmung (Ventilation)
$\dot{V}$	Atemminutenvolumen
$\dot{v}$	Diurese
V_D	Totraumvolumen (V_{Dead})
V_T	totale Ventilation, Atemzugvolumen (V_{Tidal})
V_D/V_T	Totraumquotient, Fraktion der Totraumventilation bezogen auf die totale Ventilation, d.h. auf das Atemminutenvolumen
VES	ventrikuläre Extrasystolen
Vol.-%	Volumenprozent (ml/100 ml)
ZEEP	„zero endexpiratory pressure", endexspiratorischer Nulldruck
ZVD	zentral-venöser Druck (vgl. CVP)

Einleitung

Immer mehr Intensivstationen werden betrieben, und immer mehr Patienten werden künstlich beatmet; immer mehr Ärzte sind mit der Leitung der künstlichen Beatmung beauftragt, und immer mehr Schwestern wird die Durchführung der künstlichen Beatmung anvertraut.

Bisher „nur interessante" Kapitel der Physiologie und Pathophysiologie sind für diese Ärzte und Schwestern plötzlich von brisanter Aktualität. Bisher in der Klinik kaum beachtete Laborresultate müssen nun am Krankenbett interpretiert werden. Darüber hinaus hat die Überdruckbeatmung Zusammenhänge gezeigt, deren Berücksichtigung neue therapeutische Möglichkeiten eröffnet. Wohl besteht darüber eine ausgedehnte Spezialliteratur; es ist aber nicht leicht, deren Erkenntnisse in die Praxis umzusetzen.

Dieses Buch soll eine Auswahl von theoretischen Grundlagen und Konzepten, praktischen Hinweisen, leicht durchführbaren und nützlichen Untersuchungen am Krankenbett und im Labor vermitteln, mit deren Hilfe die mechanische Beatmung in differenzierter Weise durchführbar ist. Die enge Verflechtung von Atmung und Kreislauf wird berücksichtigt, weshalb neben pulmonologischen Problemen auch einzelne Aspekte der Kreislaufpathophysiologie betrachtet werden. Außerdem scheint uns eine erfolgreiche Behandlung nur möglich, wenn wir uns auch der Gefahren der mechanischen Beatmung bewußt sind, wenn wir gegen die Beatmungskomplikationen prophylaktische Maßnahmen ergreifen und ihre Frühsymptome konsequent suchen.

Wenn an einigen Stellen sogar auf technische und pflegerische Einzelheiten eingegangen wird, so möge daraus nicht der Schluß gezogen werden, wir hielten den vorgeschlagenen Weg für den einzig

richtigen; wir sind jedoch überzeugt, daß die Sicherheit des beatmeten Patienten in dieser Phase des labilen Gleichgewichts *auch* von technischen Details abhängt, und daß die künstliche Beatmung nur dann ohne Schaden zum Erfolg führt, wenn selbst diese Kleinigkeiten ernsthaft beachtet werden; als Anregung sei *ein* solcher Weg beschrieben. Die künstliche Beatmung stellt auch personelle und organisatorische Probleme. In der Periode der respiratorischen Insuffizienz wird der Patient vom Team der Schwestern und Pfleger – wie bei einer Stafette – von Schicht zu Schicht weitergereicht. Dabei ist die unermüdliche Beachtung von Details unerläßlich: sie setzt eine hohe Intensität jedes „Stafettenträgers" voraus. Der endgültige Erfolg hängt nicht nur von der Zweckmäßigkeit der ärztlichen Anordnungen ab, sondern auch davon, ob es gelingt, diese Intensität des Pflegeteams über längere Zeit ununterbrochen aufrechtzuerhalten. Eine selbständige Arbeitsweise gut ausgebildeter Intensivschwestern und -pfleger ist unseres Erachtens anzustreben. Sie setzt erstens eine „schulartige" und konsequente Taktik der ärztlichen Behandlung voraus, d. h. der von den Ärzten festgelegte Grundplan muß von den Schwestern anhand rationaler Kriterien und nach festgelegten Richtlinien dem individuellen Verlauf des Patienten angepaßt werden. Zweitens wird damit von den Schwestern eine Arbeit verlangt, die so differenziert und verantwortungsvoll ist, daß von der konventionellen Schwesternausbildung die notwendige Vorbereitung nicht erwartet werden kann. Auf jeder Intensivpflegestation entsteht deshalb die Notwendigkeit der Schwestern- und Pflegerausbildung und der Schaffung einer gemeinsamen Sprache für Ärzte und Schwestern.
Aus diesen Gründen sind in einem ergänzenden Büchlein (*Atmung und Beatmung, ein Lernbuch für Schwestern und Pfleger,* Springer-Verlag 1978) die uns für eine verständnisvolle Arbeit unerläßlich scheinenden Zusammenhänge für unsere Schwestern und Pfleger vereinfacht dargestellt worden. Wir wollen es damit den ärztlichen Leitern von Intensivstationen erleichtern, ihrem Pflegepersonal ein einheitliches Lernmittel zur Verfügung zu stellen, ein Lernmittel, das speziell für das Verständnis der praktischen Probleme der Beatmung angelegt worden ist. Wir hoffen, durch dieses gleichzeitige Ansprechen von Ärzten und Pflegepersonal auf vielen Intensivpflegestationen eine Diskussion anzuregen und damit eine echte Zusammenarbeit zu ermöglichen.

1. Untersuchung des beatmeten Patienten

Eine gewisse Polarität zwischen Ärzten, die eher ihrem klinischen Urteil vertrauen und anderen, die sich eher auf Meßdaten stützen, ist wohl an jeder Klinik zu beobachten. Die Zahl der als „absolut notwendig" bezeichneten Messungen ist deshalb sowohl regional verschieden als auch zeitlichen Schwankungen unterworfen. In der Intensivmedizin sind aber weder das „klinische Urteil" noch die „exakten Methoden" entbehrlich. Der *„klinische Blick"* ist eine Methode der Patientenbeurteilung, die auf dem blitzartigen Erfassen von vielen Phänomenen mit unseren fünf Sinnen beruht und auf der sinnvollen Verknüpfung der beobachteten Phänomene unter Berücksichtigung der zeitlichen Reihenfolge und der übrigen Umstände zur Zeit ihres Erscheinens. Ein größerer Teil dieser Verknüpfungen geschieht wahrscheinlich unbewußt. Werden sehr viele frühere Erfahrungen zur endgültigen Beurteilung mitverarbeitet, so erreicht die klinische Beurteilung in minimaler Zeit eine verblüffend hohe Treffsicherheit.

Exakte Untersuchungs-, Labor- und Meßmethoden sind aufwendiger und zeitraubender; ihre Resultate sind aber allgemeinverbindlich, und aus ihnen können weitere biologische Größen abgeleitet werden, und zwar auch solche Größen, die selbst dem Erfahrensten mit seinen fünf Sinnen nicht zugänglich sind. Möglichst ausgedehnte kontinuierliche Messungen mit Hilfe moderner elektronischer Hilfsmittel sind von diesem Standpunkt aus wünschenswert.

Die Durchführung zahlreicher Messungen ist aber allein schon wegen der Anschaffungs- und Betriebskosten der Geräte und des Aufwands an technischem Personal außerhalb begrenzter Forschungsprojekte kaum möglich. Außerdem wird oft nicht beachtet, daß jede *therapeutische Handlung* zu einer Störung oder sogar Unterbrechung der kontinuierlichen Messung führt. Gerade beatmete Patienten benötigen aber nicht nur intensive Überwachung, sondern auch intensive Pflege und intensive Therapie. Die ohnehin unvermeidlichen *Meßfehler* werden hier infolge Physiotherapie, Umlagern, Atemübungen, Hustenübungen etc. so häufig, daß die *Anwendung technischer Hilfsmittel auf das Minimum reduziert* werden muß. Wird dieses Minimum nicht immer wieder bewußt gesucht, stützen sich entweder unsere Überlegungen zunehmend auch auf Meßfehler, oder Pflege und Therapie leiden unter falscher Rücksichtnahme auf den Meßvorgang. In diesem Buch werden nur diejenigen Messungen beschrieben, die ohne wesentliche Störung der kontinuierlichen Pflege und Therapie, mit erschwinglichen Mitteln und mit großem Gewinn für die Sicherheit der Behandlung in jeder Intensivstation als Routinemethoden tatsächlich durchgeführt werden können.

1.1 Klinische Untersuchung

Die vorgelegte *Auswahl von klinischen Zeichen* kann nach kurzer Ausbildungszeit auch von Schwestern eindeutig festgestellt werden, so daß sie dem ganzen Team als gemeinsame Kommunikationsbasis dienen. Außerdem ist das zusammengesetzte Puzzle dieser Auswahl von Symptomen von *Ventilation,* zentralem *Kreislauf* und Durchblutungsverteilung besonders leicht zugänglich, außerordentlich *zuverlässig* und deshalb sehr praktisch. Diese Zeichen ersetzen selbstverständlich nicht die auskultatorisch in der Regel nur von (spezialisierten) Ärzten feststellbaren Zeichen für Herzinsuffizienz (qualitative Veränderungen des Halsvenenpulses, hepatojugulärer Reflux, Vorhofton), der pulmonalen Hypertension (dominanter Pulmonalton im 4. ICR links), die Palpation des linken und rechten Ventrikels und die exakte qualitative Beurteilung des arteriellen Pulses (an der A. carotis oder der A. femoralis).

1.1.1 Klinisch sichtbare Zeichen zur Beurteilung des peripheren Kreislaufs

Unmittelbar *nach einer großen, längeren Operation* oder *nach der primären Versorgung eines Polytraumas* ist die Körpertemperatur meist tief, rektal gelegentlich *unter 35 °C.* Die Peripherie (Hände, Füße, Ohren) ist gelegentlich zyanotisch *(= periphere Zyanose)*, meist aber bleich. Nicht selten sind auch Lippen und sogar Zunge zyanotisch *(= zentrale Zyanose).* Da in diesen Situationen oft gleichzeitig volle arterielle Sättigung und (bei Atmung von reinem Sauerstoff) sogar eine Sauerstoffspannung um 500 mm Hg (66,7 kPa) gemessen wird, handelt es sich dann nur um eine *scheinbar zentrale Zyanose* und nicht um einen intrakardialen oder intrapulmonalen Rechts-links-Shunt (das Phänomen ist uns vertraut von gesunden Kindern, welche beim Baden und Schwimmen längere Zeit stark frieren). In den ersten Stunden nach Therapiebeginn steigt die Rektaltemperatur, und diese fälschlich als zentral bezeichnete Zyanose ist nicht mehr sichtbar. Bei gutem Verlauf ist dann auch die periphere Hautfarbe blaß-rosa.

Die *Venen am Fußrücken* sind bei ungenügender peripherer Zirkulation *kollabiert,* oft erkennt man ihren Verlauf nur an einer leichten Eindellung der darüberliegenden Haut. Löst sich die periphere kapillare Vasokonstriktion, so werden die Venen als *bläulich durchschimmerndes Netz* sichtbar. Werden sie auf eine kurze Strecke (einige Zentimeter) von zentral nach peripher ausgestrichen, so läßt sich die von der Peripherie zum Zentrum fortschreitende *Wiederfüllung* beobachten. Wird eine bestimmte Strecke markiert, so kann die *Wiederfüllungszeit* des markierten und ausgestrichenen Segments der Fußrückenvenen mit der Stoppuhr leicht bestimmt werden. Die deutlich sichtbare Blutsäule bewegt sich zunächst mit einer Geschwindigkeit von nur *0,5–1 cm/s.* Je besser die Peripherie durchblutet ist, desto rascher wird die Wiederfüllungsgeschwindigkeit der ausgestrichenen Fußrückenvenen. Beim Kreislaufgesunden ist die Wiederfüllung so schnell, daß man die Strömungsrichtung der Blutsäule nur mit Mühe feststellen kann; die Wiederfüllungszeit ist dann auf eine Strecke von einigen Zentimetern (mit der Stoppuhr) *unmeßbar kurz.*

Getrennt von der Wiederfüllungszeit kann der *Füllungsgrad der Venen* beurteilt werden. Er ist nicht nur von der peripheren Zirkulation allein, sondern zusätzlich vom Tonus des (kapazitiven) venösen Systems abhängig [32] und gibt deshalb Auskunft über das *Verhältnis „Istvolumen" zu „Bedarfsvolumen"*. Bei relativer Hypovolämie sind die Fußrückenvenen zwar gefüllt, jedoch relativ eng, nach Behebung der Hypovolämie sind sie weit. In der Haut der gut durchbluteten Extremität des Normovolämischen sind sie prominent.

Die Zeit, die nach Ausdrücken eines Finger- oder Zehenendglieds verstreicht, bis wieder ihre rosa Farbe sichtbar ist, wird als *Rekapillarisationszeit* bezeichnet. Sie beträgt am Kreislaufgesunden *weniger als 1 s*. Bei schlechter peripherer Durchblutung kann sie *bis auf 5 s verlängert* sein. Sie kann überall dort leicht gemessen werden, wo die Haut gegen eine knöcherne Unterlage ausgepreßt werden kann, also über dem Fußrücken, der Patella, der Spina iliaca, dem Akromion, der Stirn usw. Auch die Rekapillarisationszeit kann und sollte mit der Stoppuhr verfolgt werden.

Ein weiteres Zeichen ungenügender peripherer Zirkulation ist das Auftreten zirzinärer *Ringe livider Färbung* über den Knien sowie an Ventral- und Innenseiten der Ober- und Unterschenkel. Sie treten (z. B. bei relevanten Rhythmusstörungen) *in wenigen Minuten* auf und verschwinden ebenso schnell nach Beheben der Kreislaufstörung. Die *Nagel- oder Akrenzyanose* ist ein Zeichen schlechter peripherer Zirkulation, das meist langsamer auftritt bzw. verschwindet.

1.1.2 Hauttemperatur

Bei jedem Abfall des Herzminutenvolumens kommt es zu regionaler, arteriolärer Vasokonstriktion und damit zur Umverteilung des Herzminutenvolumens, zur Begünstigung der Durchblutung von Herz und Gehirn unter Vernachlässigung aller anderen Organe. Bei dieser sog. „Zentralisation" des Kreislaufs sinkt die Temperatur von Händen und Füßen in kurzer Zeit fast auf Raumtemperatur. Dabei steigt die Kerntemperatur *(Wärmestauung),* so daß von der Rektaltemperatur über die Leisten-, Oberschenkel-, Unterschenkel-, Fuß- bis zur Zehentemperatur ein erhebliches *Temperaturgefälle* entsteht. Dieses Temperaturprofil kann (für hartnäckige Zweifler) mit Thermofühlern registriert werden. Die Aufhebung der Zentralisation kann dann am Verschwinden des Temperaturgefälles verfolgt werden (Abb. 1).

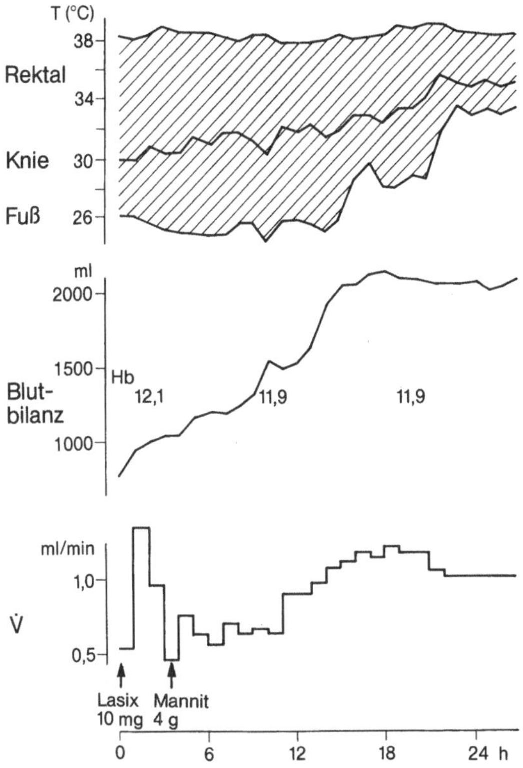

Abb. 1. Die ersten 24 postoperativen Stunden nach Totalkorrektur einer Transposition der rechten Lungenvenen bei einem 40jährigen Patienten. Zunächst bestand infolge Thrombozytopenie von 22 000 mit Blutung eine starke Hypovolämie, die erst behoben war, nachdem während 12 h 1 500 ml Frischblut zugeführt worden waren; erst als der Blutersatz die gemessenen Verluste um mindestens 1 700 ml übertraf (Blutbilanz), stieg die Spontandiurese (v̇), so daß Diuretika unnötig wurden. Rektal, am Knie und am Fußrücken wurde mit Thermofühlern die Temperatur registriert. Vor Behebung der Hypovolämie betrug die Temperaturdifferenz rektal − Fuß 12 °C, nachher nur noch 5 °C

Das eindrückliche Phänomen kann aber auch ohne Apparatur mit der Hand erfaßt werden. Streicht man nämlich mit dem *Handrücken langsam tastend vom Abdomen des Patienten über die Leisten, Oberschenkel, Unterschenkel, Füße bis zu den Zehen,* so erfaßt man nicht nur die Temperaturdifferenz [151] zwischen zentral und peripher als solche, sondern man stellt sehr leicht auffällige *Sprünge im Temperaturprofil* fest, d. h. die Temperatur fällt zur Peripherie hin nicht kontinuierlich, sondern diskontinuierlich. Diese *Temperaturstufen* sind so eindeutig, daß sie nach kurzer Trainingszeit auch von den Schwestern zuverlässig erfaßt und lokalisiert werden. Bei sich verschlechternder peripherer Zirkulation rückt diese Temperaturstufe in etwa 5 min zentralwärts und bei Verbesserung ebenso rasch in Richtung Peripherie, bis sie selbst über den Zehenendgliedern nicht mehr erfaßt werden kann. Wird der Ort der Temperaturstufe und die zugehörige Uhrzeit mit einem Filzstift periodisch auf der Haut markiert, so entsteht an Ort und Stelle ein Kreislaufprotokoll, auf dem Veränderungen der peripheren Zirkulation zuverlässig abgelesen werden können.

1.1.3 Atmungsabhängige Phänomene

Bei Beatmung mit druckbegrenzenden Ventilatoren sind die Geräusche des Ventilators nützlich zur Beurteilung der Beatmung, während die akustischen Phänomene der volumenkontrollierten Apparate dafür kaum genutzt werden können. Um so wichtiger ist bei Anwendung von volumenkontrollierten Apparaten die Inspektion des Patienten. Deshalb sollte der beatmete Patient, solange sein Zustand kritisch ist, weder mit Leintuch noch mit Decke bedeckt sein, so daß der ganze Körper ununterbrochen beobachtet werden kann.
Bei Beobachtung der Atembewegungen unter Beatmung wird auf folgendes geachtet:
- Symmetrie der Thoraxbewegungen. Eine *asymmetrische Bewegung* ist oft das erste Zeichen einer beginnenden Verlegung eines Hauptbronchus.
- Gleichzeitige Vorwölbung von Thorax, Flanken und Abdomen. Eine beginnende „Gegenatmung" (Patient atmet aktiv „gegen" den Ventilator, er setzt der Inflation einen Widerstand entgegen),

ist an der *verzögerten Vorwölbung des Abdomens* zu erkennen. Bei hastigen spontanen Einatmungsversuchen sind während der Inspirationsphase der Beatmung Einziehungen des Epigastriums zu beobachten und sogar Einziehungen, deren Frequenz die Ventilatorfrequenz übersteigt. Wir werden bei der „Entwöhnung von der Beatmung" (Kap. 6) noch einmal auf diese Phänomene zurückkommen.

— Die *„mimischen" Zeichen* der subjektiven Dyspnoe. Nasenflügeln oder atemsynchrones Heben und Senken des Hyoids oder Kehlkopfes wie auch ein gespannter Gesichtsausdruck sind Zeichen einer als ungenügend empfundenen Ventilation oder zu oberflächlicher Sedation. Diese mimischen Zeichen zeigt auch der Intubierte, und sogar der tracheotomierte Patient drückt seine subjektive Dyspnoe unwillkürlich durch Öffnen des Mundes und durch Nasenflügeln aus.

Die *Auskultation* am beatmeten Patienten ist erschwert, und es können nicht vergleichbar differenzierte Befunde erhoben werden wie in anderen klinischen Situationen. Zunächst ist der Patient in Rückenlage und kann nur mit großem Aufwand gedreht werden. Dann entstehen durch die mechanische Beatmung Nebengeräusche. Sogar am spontan atmenden intubierten Patienten sind die Auskultationsphänomene durch ein leicht pfeifendes (Tubus-)Geräusch überlagert. Selbstverständlich führt die Auskultation nur zu einer richtigen Diagnose, wenn vor kurzer Zeit sorgfältig tracheobronchial abgesaugt worden ist. Relativ zuverlässig können festgestellt werden: die Totalatelektase, der ausgedehnte Pneumothorax, die ausgedehnte Bronchopneumonie oder ein massives Lungenödem, das Bronchialatmen über einem Erguß, der Bronchospasmus bzw. das exspiratorische Giemen, das pleuritische Reiben, die bronchiale Verschleimung.

Sowohl bei Beatmung als auch bei Spontanatmung mit asymmetrischer Schonatmung der thorakotomierten oder verletzten Seite kann ein Befund überhört werden, der unter anderen Umständen mit Leichtigkeit diagnostiziert worden wäre. Das Knistern bei Hautemphysem erschwert die zuverlässige Auskultation ungemein.

Die Auskultation des Beatmeten wird entscheidend ergiebiger, wenn für einige Minuten die Beatmungsmechanik eigens für die Auskultation verändert wird: 1) Aufheben des positiven endexspiratorischen

Atemwegsdrucks, 2) Verkürzen der inspiratorischen Flußphase, d.h. Erhöhen des inspiratorischen Gasflusses (wenn möglich) bis auf 500 ml/s (bei 70 kg KG), 3) Aufheben des inspiratorischen Holds und Verkürzen der Exspirationsphase, d.h. Erhöhen der Beatmungsfrequenz. Die Ausatmung ohne Widerstand und ohne Begrenzung (d.h. ohne PEEP) läßt die exspiratorischen Phänomene deutlicher auskultieren; der erhöhte inspiratorische Fluß läßt inspiratorisch pathologische Geräusche deutlich feststellen, Geräusche, welche bei „normalem" Fluß unauffällig waren; die erhöhte Beatmungsfrequenz erlaubt, die Auskultation in nützlicher Zeit zu beenden. Am wichtigsten ist die Auskultation (mit untergeschobenem Stethoskop) beidseits paravertebral, da die retrokardialen Unterlappensegmente vom Herzschatten verdeckt, d.h. radiologisch nicht einsehbar sind. Es sei daran erinnert, daß die Membran nur bei den besten Stethoskopen unter dem Gewicht des Körpers nicht komprimiert, d.h. stumm wird; im Zweifelsfall muß deshalb das Stethoskop mit dem Trichter gegen die Haut unter den Rücken geschoben werden.

1.1.4 Psychische Symptome

In der Regel ist der Patient während der künstlichen Beatmung weckbar und kann einfache Befehle ausführen. Sich selbst überlassen, liegt er ruhig und hat meist geschlossene Augen. Er döst oder schläft. Unterhält man sich einige Tage nach der Extubation mit dem Patienten über die Periode der Beatmung, so stellt man fest, daß für den größten Teil dieser Zeit eine totale Amnesie besteht. Dennoch zeigen sich oft überraschende *Erinnerungsinseln.* Deshalb muß auch dem scheinbar schlafenden Patienten jede Manipulation, die an ihm ausgeführt wird, zuerst angekündigt und erklärt werden. Bei Erregung soll auch nicht sofort ein weiteres Sedativum injiziert werden. Meist kommt man viel schneller zum Ziel, wenn man *mit dem Patienten spricht,* ihn beruhigt und ihn *über seine Situation aufklärt.* Oft hat er eine vorübergehende *Frischgedächtnisstörung,* und diese Aufklärung muß geduldig in kurzen Abständen ständig *wiederholt* werden, wenn fehlende Orientierung mit Angst und Erregung vermieden werden soll. Ist der *Patient erregt* und sogar aggressiv, ohne daß mit ihm eine Kommunikation möglich ist, so ist dies oft nur ein Zeichen für *ungenügenden Gasaustausch oder ungenügende Zirkulation. Ein Sedativum ist dann keine kausale Therapie,* muß aber evtl. zusätzlich verabreicht werden. Stärkere Sedation ohne gleichzeitige Verbesserung von Ventilation und Zirkulation führt zu einem Circulus vitiosus. Gelegentlich zeigt sich am 2.–5. Tag nach Sepsis, Unfall oder Operation ein psychoseartiges Bild mit völliger Desorientiertheit und starker Aggression. Der Patient kann dabei Bärenstärke entwickeln. In der akuten Erregung muß notfallmäßig relaxiert werden. Dieser Verlauf geht oft einher mit einem ätiologisch unklaren Ikterus. Der Zustand dauert meist nur 48 h. Dauert er länger, so muß eine therapiebedürftige neurologische Komplikation diskutiert werden (Meningitis, chronisch subdurales Hämatom, zerebral-vaskulärer Insult).

1.1.5 Typische Veränderungen nach Anwendung des extrakorporalen Kreislaufs

Durch Anwendung des extrakorporalen Kreislaufs entsteht eine *generalisierte Weichteilschwellung.* Die postoperative Schwellung von Fingern und Zehen ist offensichtlich. Diese Schwellung findet sich aber in unterschiedlichem Ausmaß am ganzen Körper, so daß postoperativ die Patienten bei gleichem zirkulierenden Blutvolumen im Durchschnitt 2 kg schwerer sind als vor der Operation.
An der Haut werden häufig *Petechien* beobachtet, die mit Sicherheit auf den extrakorporalen Kreislauf zurückgeführt werden müssen. Sie fehlen nämlich in Hautbezirken, die infolge lokalen Drucks oder durch Besonderheiten der Perfusionstechnik nicht perfundiert worden sind. Sie sind also nur teilweise auf die bekannte Gerinnungsstörung zurückzuführen, die trotz Neutralisation des Heparins bis zur Normalisierung der Antithrombinzeit postoperativ obligaterweise zurückbleibt.
Diese Beobachtungen zeigen, daß der extrakorporale Kreislauf ausgedehnte Wasser- und Elektrolytverschiebungen zur Folge hat. Deshalb kann eine „Normalisierung" nicht einfach mit bilanzmäßigem Ersatz der Verluste erreicht werden. Ähnliche Flüssigkeitsverschiebungen werden auch nach großen Traumen, nach schwerem Schock, nach Massentransfusion und selbstverständlich nach Verbrennungen beobachtet.

1.2 Thoraxröntgenbild

Das Thoraxröntgenbild am beatmeten Patienten entsteht unter den
ungünstigsten Verhältnissen:
— im Liegen anstatt im Stehen,
— „anterior→posterior" anstelle von „posterior→anterior",
— nur 80–100 cm Röhrenabstand,
— wechselnde Inspirationstiefe,
— transportable Röntgenröhre mit begrenzter Leistungsfähigkeit.
Aus diesem Grunde sollte man sich vor der *Überinterpretation* der
Bilder hüten. Bei Befolgen einiger Regeln werden an aufeinanderfol-
genden Tagen wenigstens vergleichbare Bilder hergestellt.
— Der Röhrenabstand soll mit einem am Röntgenapparat sich be-
  findenden Meßkettchen nicht nur geschätzt, sondern tatsächlich
  konstant gehalten werden.
— Vergleichbare volle Inspiration bei diesen Bildern wird erreicht,
  „wenn eine (mit Bleischürze geschützte) Schwester nach Zentrie-
  rung der Röntgenröhre bei den zur Zeit gerade notwendigen Ein-
  stellungsdaten des Beatmungsapparats am Ende der Inspiration
  den Atemschlauch mit einer Klemme abklemmt, die Platte auf
  Kommando dieser Schwester exponiert und die Klemme sofort
  wieder geöffnet wird. Derselbe Effekt (Exposition in tiefer bewe-
  gungsloser Inspiration) kann durch Einstellen eines „inspiratorischen Holds" am Respirator erreicht werden. Auf diese Weise
  werden die Bilder auch nicht „veratmet".
Bei Wahleingriffen hat sich die präoperative Herstellung eines Rönt-
genbildes unter den gleichen (schlechten) Verhältnissen als besonders günstig erwiesen. So ist es z. B. fast unmöglich, im postoperativen Röntgenbild eine Herztamponade zu beurteilen, wenn nicht ein
präoperatives Bild mit gleicher Technik zum Vergleich vorliegt.
Auf zwei Besonderheiten sei explizit hingewiesen: 1) Der Pleuraer-
guß zeigt sich beim flach liegenden Beatmeten nicht in der uns ver-
trauten seitlich hochsteigenden Verschattung (Ellis-Damoiseau),
sondern als flaue Verschattung über den Zwerchfellen, die die Ab-
grenzung der Zwerchfelle erschwert oder unmöglich macht. 2) Man
hüte sich, aus dem Röntgenbild des liegenden Patienten eine Kardiomegalie zu diagnostizieren. Bei Verkleinerung der funktionellen

Residualkapazität (FRC) wird das Mediastinum (wie eine Banane) gekrümmt und täuscht eine Kardiomegalie vor. Bei tiefer Inspiration wird das Mediastinum gestreckt, und der Herzschatten wird schlank.

1.3 Messungen

Folgende Messungen stehen zur Beurteilung und Überwachung des beatmeten Patienten zur Verfügung:

1.3.1 Messung hämodynamischer Druckwerte

Zunächst sei auf eine Besonderheit der *Blutdruckmessung nach Riva-Rocci* hingewiesen. Nach schwerem Trauma, in ausgeprägtem Schock sowie nach Eingriffen am extrakorporalen Kreislauf, v.a. wenn sie in Hypothermie durchgeführt wurden, besteht zunächst selbst bei normaler Rektaltemperatur eine periphere Unterkühlung. In dieser Phase sind oft *keine Korotkoff-Geräusche zu hören,* d.h. der Blutdruck ist nach Riva-Rocci mit der Manschette nicht meßbar. Bei günstigem Verlauf kann nach einiger Zeit der systolische Druck bei Entlastung der Blutdruckmanschette zumindest palpatorisch an der A.radialis und später auch auskultatorisch nach Riva-Rocci gemessen werden. Zunächst ist dann der nach Riva-Rocci gemessene Druck höher als der intraarteriell („blutig") mit der elektrischen Meßkammer bestimmte Druck, also *falsch zu hoch.* Nicht selten ist der diastolische Manschettendruck sogar höher als der elektrisch gemessene Mitteldruck.

Da das Einlegen eines zentralen Venenkatheters zur Messung des Zentralvenendruckes heute als zuverlässige Hilfe allgemein anerkannt und weitgehend eingeführt ist, wissen wir in den meisten klinischen Situationen über das Verhalten des Rechtsvorhofdruckes Bescheid [38]. Der korrekten Position des sog. „mechanischen Nullpunkts" ist große Aufmerksamkeit zu schenken. Wichtig ist dabei nicht nur die dorsofrontale Distanz (3/5 am Angulus Ludovici), sondern auch die kraniokaudale (ventral durch den 4.ICR), da sonst nur

in absolut flacher Rückenlage exakt gemessen werden kann [282].
Die Druckmessung in den übrigen Herzkammern ist nicht weniger
aufschlußreich, aber aufwendiger. Sie setzt voraus, daß elektrische
Meßkammern und Verstärker vorhanden sind, und zuverlässige
Meßresultate werden nur da entstehen, wo das ganze Team im Umgang mit diesen elektronischen Hilfsmitteln vertraut ist.

Neben dem elektrisch gemessenen arteriellen Druck wird namentlich der heute leicht zugängliche pulmonal-arterielle Druck noch viel zu selten verfolgt. Bereits der *pulmonal-arterielle Mitteldruck* ist eine wichtige zusätzliche Information; er läßt zwar nicht differenzieren zwischen passiver (Erhöhung des *Linksvorhofdruckes*) und aktiver (Erhöhung des *pulmonal-vaskulären Widerstands*) pulmonaler Hypertension, aber er gibt dennoch bei linksventrikulären und pulmonalen Erkrankungen eine wesentliche Hilfe zur Führung der Therapie. Bei nichtschockierten Patienten kann aber auch der dünne, einlumige (und billige) Pulmocath ohne Ballon fast immer in die A. pulmonalis eingeschwemmt werden.

In komplexen und schwierigen Situationen soll heute mit der Flowguide-Technik ein Ballonkatheter in die A. pulmonalis eingeschwemmt werden. Der vierlumige Katheter für die Herzminutenvolumenbestimmung mit der Thermodilutionsmethode ist heute wohl die ideale Weiterentwicklung des Swan-Ganz-Katheters: er enthält 1) einen Kanal zur Blähung des Ballons vor der Katheterspitze, 2) einen Kanal zur Messung des Drucks an der Katheterspitze selbst, d.h. (bei entleertem Ballon) des pulmonal-arteriellen Drucks und (bei geblähtem Ballon) des lungenkapillären „wedged" Drukkes, also des indirekt gemessenen Linksvorhofdruckes, 3) einen Kanal, der im rechten Vorhof mündet, über den nicht nur infundiert oder der Rechtsvorhofdruck gemessen werden kann, sondern über den auch das gekühlte Volumen (z.B. 10 ml) NaCl-Lösung als 5-Sekunden-Bolus, d.h. das Kältesignal zur Herzminutenvolumenmessung injiziert wird, und 4) die zum Thermistor am Katheterende führenden Elektroden. Dieser Katheter (Größe 7 F) kann perkutan mit einem Einführungsbesteck (z.B. Desilet, Größe 8 F) leicht über die V. jugularis interna oder die V. subclavia eingeführt und unter Beobachtung der Druckkurve in einer peripheren Lungenarterie plaziert werden.

Anläßlich intrathorakaler Eingriffe soll bei schwerer Linksherzinsuffizienz nicht auf das einfache Einlegen eines Linksvorhofkatheters verzichtet werden.

Gelegentliche arterielle Blutentnahmen für Blutgasanalysen können durch Einzelpunktionen der A. femoralis, cubitalis oder radialis ermöglicht werden. Müssen aber pro Tag mehrere arterielle Blutgasanalysen bestimmt werden, so soll ein arterieller Katheter gelegt werden, auch wenn eine „blutige" Blutdruckmessung nicht unbedingt notwendig ist.

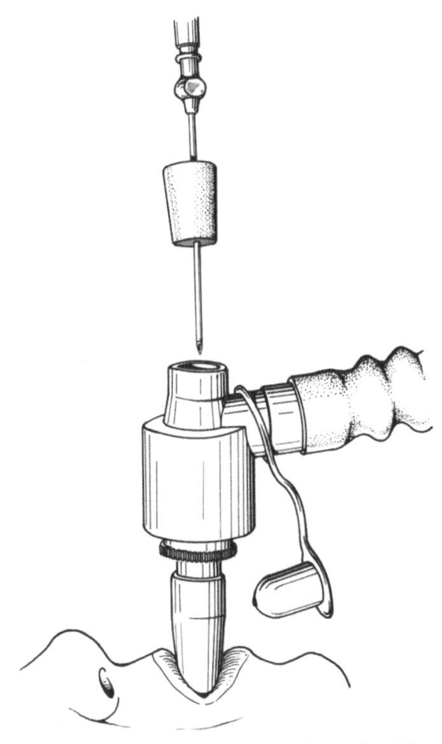

Abb. 2. Registrierung des Beatmungsdrucks im Beatmungstubus. Am Verbindungsstück, über welches die Tracheobronchialtoilette durchgeführt wird, wird ein Gummistopfen aufgesetzt. Eine dicke Injektionsnadel wird durch diesen Gummistopfen bis in den Beatmungstubus vorgeschoben. Druckregistrierung über diese Injektionsnadel

1.3.2 Druckmessung in den Atemwegen

Jeder Beatmungsapparat ist mit einer Druckanzeige ausgerüstet. Bei niedrigen inspiratorischen Flußwerten ist der Druckabfall vom Beatmungsapparat bis zur Trachea nicht groß. Je enger das Lumen des Tubus, je kürzer das Inspirium, je höher der inspiratorische Fluß und je größer das Atemzugvolumen, um so eher wird der endinspiratorische Druck im Respirator viel höher abgelesen als er in der Trachea tatsächlich ist. So erlaubt der im Apparat oder in den Beatmungsschläuchen gemessene Druck bei Kleinkindern und Säuglingen nicht einmal mehr das zuverlässige Erfassen von Veränderungen des endinspiratorischen Trachealdrucks. Ist die Kenntnis des Trachealdrucks wichtig, so muß ein Katheter in die Trachea eingeführt werden, mit dem tatsächlich der intratracheale Druck gemessen wird (Abb. 2). Am Erwachsenen allerdings, bei weitem Tubus und inspiratorischen Flußwerten in der Größenordnung von nur 200–400 ml/s (ca. 10–25 l/min), kann der endinspiratorische Druck am Ventilator für klinische Belange mit genügender Genauigkeit abgelesen werden. Wird der Beatmungsapparat geändert, so ist aber auch mit einer Veränderung des Druckabfalls vom Respirator zur Trachea zu rechnen, d. h. ein erhöhter endinspiratorischer Druck im Respirator bedeutet nicht eo ipso auch einen erhöhten Druck in der Trachea.

1.3.3 Transpulmonaler und transmuraler (kardialer) Druckgradient

Unter Überdruckbeatmung wird der intrathorakale Druck durch den ganz ungewöhnlichen, nämlich positiven intratrachealen Druck erhöht. Unterstützt der Patient mit synchronisierten Atembewegungen die Beatmung, so wird dadurch der intrathorakale Druck wieder gesenkt. Veränderungen des intrathorakalen Drucks übertragen sich aber auf Herz und Lungen, so daß nun die gegen Barometerdruck als Nullpunktreferenz gemessenen intrakardialen und intrapulmonalen Drücke nicht mehr die für uns wichtigen transmuralen bzw. transpulmonalen Druckgradienten wiedergeben. Die Interpretation der Vorhofdrücke und des pulmonal-arteriellen Drucks im Hinblick auf die Hämodynamik muß aber auf transmuralen Druckgradienten basieren, wie auch der Trachealdruck erst nach Bestimmung des transpulmonalen Druckgradienten Aussagen über die Lunge ermöglicht. Wenn also der Einfluß veränderter Beatmungs- und Spontanatmungsbedingungen auf die Hämodynamik, Lungencompliance etc. zur Diskussion steht, dürfen eventuelle Veränderungen des intrathorakalen Drucks nicht außer acht gelassen werden [29, 30].

Zur Bestimmung des intrathorakalen Drucks ist der intrapleurale Druck gemessen worden. Dies setzt die Punktion der Pleurahöhle voraus [78], aber für die meisten Untersucher ergaben sich erst nach Anlegen eines künstlichen Pneumothorax verläßliche Meßwerte. Wir lehnen solche eingreifenden Maßnahmen zu diagnostischen Zwecken zumindest als Routinemethoden ab. Es hat uns deshalb die Möglichkeit fasziniert, den intrathorakalen Druck im Ösophagus zu messen. Das meßtechnische Problem darf allerdings nicht bagatellisiert werden. Da das Lumen des Ösophagus einem „virtuellen" Raum entspricht, muß erst ein „realer" Raum geschaffen werden, in welchem dann der Druck zu messen ist. Zu diesem Zweck wurden 2 Methoden vorgeschlagen. 1) Druckmessung in einem schlaffen, leicht aufgeblähten Ballon im Ösophagus hinter dem linken Vorhof [74, 192]. Die Methode erwies sich am sitzenden Patienten als zuverlässig. Am liegenden Patienten führt die Druckmessung mit dem leicht geblähten Ösophagusballon zu brauchbaren inspiratorisch-exspiratorischen Differenzen, nicht aber zu guten Absolutwerten. Heute sind Magensonden mit aufgeschweißtem Ösophagusballon für die Druckmessung im Handel, die für solche Messungen sehr geeignet sind. 2) Druckmessung in einer über ein T-Stück gleichmäßig perfundierten Ösophagussonde (Abb. 3 und 4). Diese Methode hat sich bei uns besser bewährt [237], doch setzt auch sie einige Erfahrung voraus, vor allem, wenn — wie bei Intensivpflegepatienten nicht selten — gleichzeitig ein Magenschlauch im Lumen des Ösophagus liegt.

Zur Messung der transpulmonalen inspiratorisch-exspiratorischen Druckdifferenzen ist somit der (mit der Magensonde eingelegte) Ösophagusballon günstiger; zur Messung der Mitteldrücke in den verschiedenen Herzkammern ist somit die Ösophagusperfusionsmethode einfacher.

Es ist schon jetzt darauf hinzuweisen, daß unter Überdruckbeatmung der intrathorakale Druck verändert wird und damit die gegen Barometerdruck gemessenen Druckwerte in den Herzkammern

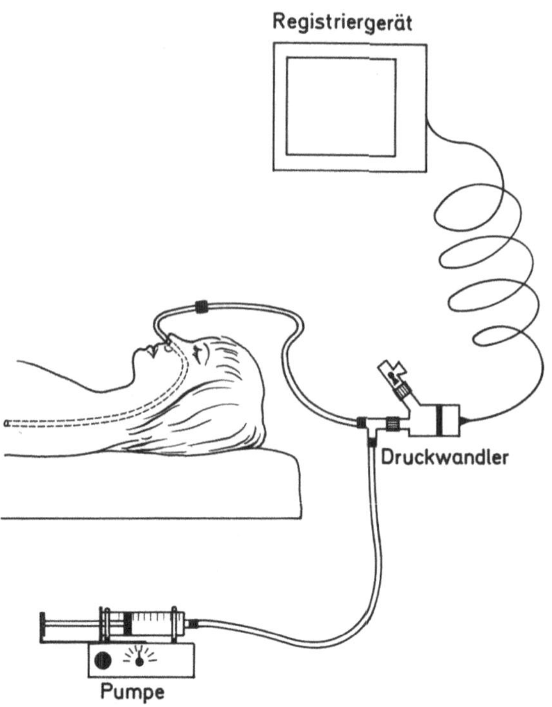

Abb. 3. Schematische Darstellung der Messung des ösophagealen Drucks, der weitgehend dem intrathorakalen Druck gleichgesetzt werden kann (s. Abb. 4 und S. 17). Der Ösophaguskatheter hat mehrere seitliche Löcher und ist auf 40–44 cm ab Nase eingeführt. Er ist mit dem elektrischen Druckwandler verbunden. Über ein T-Stück wird mit einer Infusionsmaschine Flüssigkeit kontinuierlich instilliert. Bei einer Infusionsgeschwindigkeit von 0,2 ml/min werden bereits alle Details der Druckänderungen erfaßt, ohne daß es zu einer Veränderung des Mitteldrucks infolge Staudruckwirkung kommt. Wir verwenden als Ösophaguskatheter einen endständig verschlossenen Koronarographiekatheter (CORDIS-Femoral-Aortic-Flush F 8 × 65 cm)

nicht mehr die transmurale Druckdifferenz widerspiegeln. Da die Funktion beider Ventrikel sowohl von der Erhöhung des intrathorakalen Drucks als auch von der Beatmung verändert werden kann, ist die gelegentlich geübte Praxis zur Messung der hämodynamischen Druckwerte, den Patienten vom Respirator zu diskonnektieren,

18

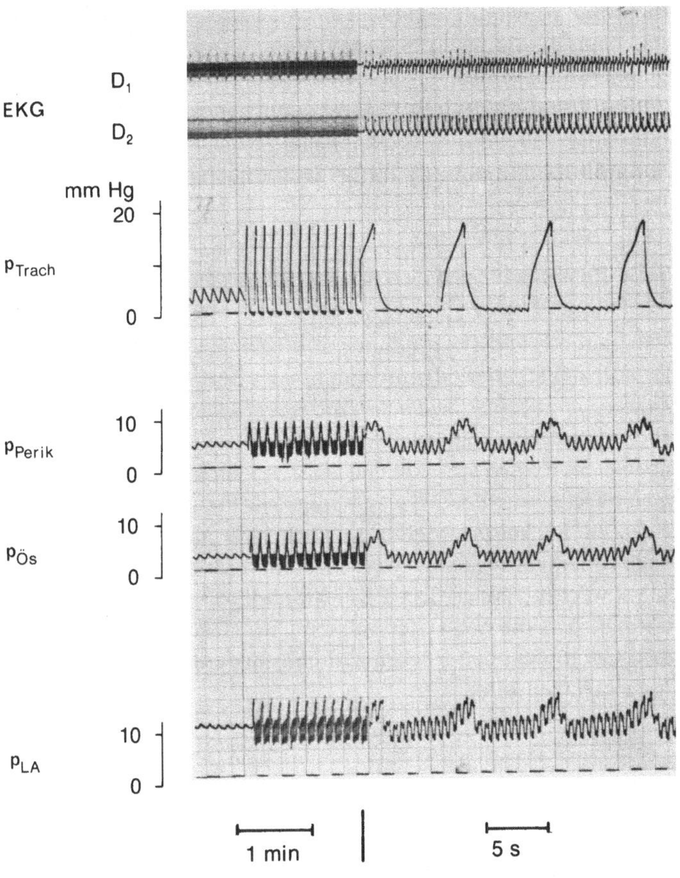

Abb. 4. Simultanregistriertung von EKG (D1 und D2), intratrachealem Druck (p_{Trach}), intraperikardialem Druck (p_{Perik}); anläßlich eines Mitral- und Aortenklappenersatzes wurde dieser Druckmeßkatheter bei der Mündung der rechten oberen Lungenvene fixiert. Ösophagusdruck ($p_{Ös}$) mit der Perfusionstechnik (s. Abb. 3) und Linksvorhofdruck (p_{LA}). Es wird deutlich, daß der Ösophagusdruck sowohl die beatmungsabhängigen Druckschwankungen wiedergibt als auch die durch die Kontraktion des linken Vorhofs entstandenen Druckwellen deutlich abzeichnet. Die Messung des Ösophagusdrucks mit der Perfusionsmethode erlaubt somit sowohl die Bestimmung des transmuralen Druckgradienten an den einzelnen Herzkammern als auch die Bestimmung des transpulmonalen Druckgradienten

nicht nur unstatthaft, sondern kann zu schweren Fehlbeurteilungen der hämodynamischen Situation unter Beatmung führen. Ebenso gefährlich ist es, den gegen Barometerdruck gemessenen intrakardialen Druckwert durch Subtraktion irgendeines Standardwertes oder eines mit Hilfe einer „einfachen Formel", z.B. aus dem Beatmungsdruck, berechneten Wertes zu korrigieren [229].

1.3.4 Pulsfrequenz und Herzrhythmusstörungen

Pulsfrequenz und Herzrhythmusstörungen sind derart wichtige Parameter fehlerhafter oder nicht optimaler Beatmung, daß jeder *akut kranke, mechanisch beatmete Patient mit einem EKG-Monitor* mit Frequenzanzeige, gutem Bildschirm, QRS-Ton und Warnanlage überwacht werden sollte. In den meisten Fällen interessieren die formalen Details der EKG-Kurve weniger als Frequenz, Rhythmus und P-Q-Zeit. Bei koronarer Herzkrankheit sollte allerdings eine präkordiale Ableitung abgebildet werden, damit Ischämiezeichen sofort erkannt werden können. Der EKG-Monitor sollte am Bett so plaziert werden, daß die Schwester während der Tracheobronchialtoilette dem Gerät nicht den Rücken zudreht, sondern die EKG-Kurve im Auge behalten kann.

1.3.5 Blutgase

Die periodische Analyse der Blutgase ist heute das *wichtigste Instrument zur Beurteilung der künstlichen Beatmung*. Auf ihre Bestimmung kann nur bei unauffälligen Lungen und gesundem Kreislauf und nur für kurze Zeit verzichtet werden, d.h. nur für kurze Narkosen an atmungs- und kreislaufgesunden Patienten kann die künstliche Beatmung mit „Normwerten" durchgeführt werden, die an besser kontrollierten Beatmungsfällen gewonnen worden sind und in Tabellen nachgesehen werden können. In allen anderen Fällen muß der Effekt der Beatmung periodisch mit der Gasanalyse des arteriellen Blutes kontrolliert werden. Um verläßliche Blutgasbestimmungen zu erhalten sind folgende Punkte zu beachten:

Analysenqualität und Qualitätskontrolle. Die bei anderen chemischen Analysen gebräuchlichen Ansprüche an die Analysenqualität wird für Blutgase längst nicht überall garantiert. Die meisten Blutgasanalysen werden heute für eine weit gestreute ärztliche Käuferschaft mit viel Bedienungskomfort ausgestattet, werden aber nach dem Kauf dann keineswegs überall regelmäßig von technisch Kundigen (z. B. Ingenieuren) außerhalb der wenigen Eichpunkte (für pO_2 meist nur ein Eichpunkt) getestet. Die eigentliche Zuverlässigkeit beschränkt sich somit auf die nähere Umgebung der Eichpunkte, weshalb sich der Kliniker stets bewußt sein sollte, bei welchen Werten für seine Blutgasanalysen geeicht wird und mit welcher Zuverlässigkeit er eigentlich rechnen darf.

Immer mehr Ärzte und Pflegepersonen benötigen die Resultate von Blutgasanalysen. Man wird aber nur von wenigen Klinikern die technischen Kenntnisse für den kritischen Umgang mit Meßmembranen etc. erwarten können, und in Notfällen haben Kliniker sowieso keine Zeit für Analysen und Analysengeräte. Da die Blutgasanalyse aber zuverlässig sein muß, drängt sich in den meisten Fällen auf, die Verantwortung für diese Analyse kundigem Laborpersonal zu übertragen.

Blutentnahmen. *a) Arterielles Blut* wird entweder einer Arterie oder dem linken Vorhof entnommen.

b) Gemischt-venöses Blut wird klassischerweise der *A. pulmonalis* entnommen. Man stößt immer wieder auf Arbeiten, in denen Blutentnahmen aus dem rechten Vorhof und der V. cava superior (also „zentralvenös") als repräsentativ für gemischt-venöses Blut akzeptiert werden. In ausgedehnten Kontrollen hat sich aber gezeigt, daß damit größere Fehler in Kauf genommen werden [216]. Nicht nur sind Unterschiede im Sauerstoffgehalt von einigen Volumenprozent zwischen A. pulmonalis und rechtem Vorhof festzustellen, sondern die Werte können sich während des Verlaufs sogar divergierend ändern. Es würde also ein Absinken des Herzminutenvolumens an einem Abfall der gemischt-venösen Sättigung, aus der A. pulmonalis entnommen, erkannt werden, während gleichzeitig ein Anstieg der Sauerstoffsättigung im rechten Vorhof einen Anstieg des Herzminutenvolumens vortäuschen könnte. Die gemischt-venöse Sättigung sollte deshalb ausschließlich in Blutproben aus der A. pulmonalis bestimmt werden. Nur in Notfallsituationen mag die zentralvenöse Sättigung als erste Orientierung akzeptiert werden.

Transport der Blutproben. Werden die Blutproben im Labor nicht sofort, d. h. *innerhalb weniger Minuten nach Blutentnahme analysiert,* so sinkt die Sauerstoffspannung, und die Kohlensäurespannung steigt infolge Sauerstoffverbrauchs der körperwarmen Granulozyten [9] in der Spritze. Wenn die Wartezeiten auf verschiedene Blutgasanalysen (Zeit von Probenentnahme bis Gasanalyse) z. B. zwischen 10 und 30 min schwanken, entstehen dadurch Fehler, die die Bestimmungen der Blutgasspannungen entwerten [243].

Mit einem einfachen *Kühltransportsystem* können Blutproben nach Entnahme 1 h lang aufgehoben werden, ohne daß die Blutgasspannungen sich verändern. Dazu wird in einen Plastikbecher ein senkrechtes Rohr eingesetzt. Der äußere Mantel zwischen Rohr und Becherwand wird mit Wasser gefüllt und in einem Tiefkühlfach auf − 20 °C gekühlt, so daß das Rohr mit einem unterkühlten Eismantel umgeben ist. Eine Wasserfläche sowie die heparinisierte Blutentnahmespritze werden im Kühlschrank auf 6 °C gekühlt. Da sich in jeder Intensivstation ein Medikamentenkühlschrank mit Tiefkühlfach befindet, bleiben diese Utensilien in unmittelbarer Nähe des Krankenbettes immer erreichbar. Die auf 6 °C gekühlte Spritze, mit der das Blut entnommen wurde, wird verschlossen in das Plastikrohr gesteckt und das Plastikrohr mit 6 °C kaltem Wasser aufgefüllt. Bei normaler Raumtemperatur bleibt das Wasser im Plastikrohr damit etwa 90 min lang auf + 2 °C. Die Entnahmespritze wird im Becher ins Labor transportiert und innerhalb 60 min untersucht (Abb. 5 und 6).

Innerhalb eines Krankenhauses finden sich manche Stellen, an denen Blutgasanalysen gebraucht werden, wie z. B. Intensivpflegestation, OP, Aufwachraum, Notfallaufnahme, Lungenfunktionsmeßplatz, Herzkatheterplatz etc. Werden die Blutproben von diesen peripheren Stellen per Rohrpost an *eine zentrale Laborstelle* transportiert und das Meßresultat per Fernschreiber oder per Fernsehen an die periphere Stelle zurückgegeben, so kann zentral von wenigen „Spezialisten" rund um die Uhr eine unvergleichlich bessere Analysenqualität garantiert werden, die peripheren Stellen sind von der Apparatewartung entlastet, und die Kosten pro Blutgasanalyse sind

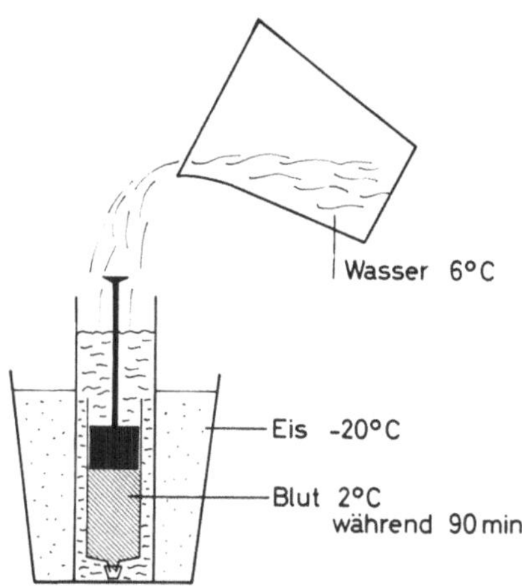

Abb. 5. Einfache Einrichtung zum gekühlten Transport von Blutproben für Blutgasanalysen. Die Spritze wird nach Blutentnahme in das innere Rohr gestellt und mit vorgekühltem Wasser übergossen, das Rohr ist mit einem tiefgekühlten Eismantel umgeben, die Temperatur des Blutes bleibt während 90 min 2 °C

inkl. Personal und Apparateamortisation wesentlich niedriger als bei dezentralisiertem Betrieb.

Fortlaufende In-vivo-Messung von Blutgasen. pO_2-, pCO_2- und pH-Elektroden werden heute für die kontinuierliche In-vivo-Messung zunehmend angeboten.

Transkutane Messung. Die transkutane Messung von pO_2 macht sich die anatomische Eigentümlichkeit zunutze, wonach in der Haut reichlich arteriovenöse Gefäßschlingen vorhanden sind, deren Durchblutung durch lokale Erwärmung gesteigert werden kann, ohne daß lokal der Stoffwechsel zunimmt. Wirklich zuverlässige Werte sind allerdings bisher nur bei Säuglingen gemessen worden [288]. Außerdem muß die Hautelektrode zur Vermeidung lokaler Verbrennungen alle 3–4 h versetzt werden.

Die transkutane Messung von pCO_2 gelingt heute auch an Erwachsenen mit ausreichender Zuverlässigkeit und kann zur Überwachung einer grenzwertigen Spontanatmung durchaus empfohlen werden [143].

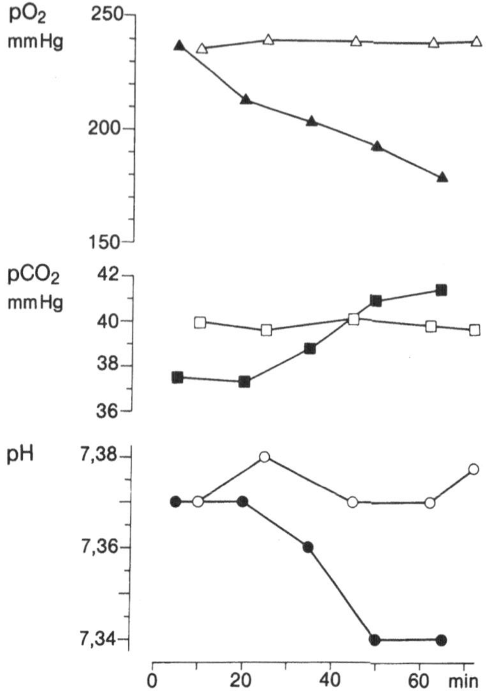

Abb. 6. Verlauf von Sauerstoffspannung (pO$_2$), Kohlensäurespannung (pCO$_2$) und pH in der Blutentnahmespritze während 60 min bei Zimmertemperatur (▲ ■ ●) und im Kühltransportsystem (△ □ ○) (s. Abb. 5); pO$_2$ fällt bei Zimmertemperatur so schnell, daß eine zuverlässige Bestimmung die Analyse innerhalb 5 min nach Blutentnahme voraussetzt. Das gleiche zeigt sich für pCO$_2$ und damit für das pH. Eine metabolische Azidose entsteht innerhalb von 60 min nicht

Intravasale Messung. Die intravasale Plazierung einer pO$_2$-Elektrode in die A. radialis oder A. femoralis ist heute problemlos möglich. Die intraarterielle pO$_2$-Elektrode kann über ein T-Stück durch eine Kunststoffkanüle eingeführt werden, so daß über dieselbe Kanüle gleichzeitig auch der Blutdruck elektrisch gemessen werden kann. Die Elektrode ist 5–10 Tage arbeitsfähig, muß aber ein- bis zweimal täglich durch Vergleich mit einer In-vitro-pO$_2$-Bestimmung geeicht werden. Bei der Eichung muß das F$_I$O$_2$ so gewählt werden, daß die

24

Eichung der intravasalen Elektrode bei ähnlichem pO_2 erfolgt wie die Eichung der Laborelektrode. Leider werden heute noch keine intravasalen Kombinationselektroden für pO_2 und pCO_2 angeboten, so daß die an und für sich durchaus befriedigende intravasale pO_2-Elektrode nur in wenigen Fällen erlaubt, auf gelegentliche In-vitro-Blutgasbestimmungen zu verzichten.

In besonders schwierigen Beatmungssituationen hat sich aber die fortlaufende intravasale pO_2-Messung (zu den gelegentlichen In-vitro-Bestimmungen) als zusätzliche Messung sehr bewährt (Abb. 7).

Sauerstoffsättigung. Die Bedienung der Apparate zur direkten Bestimmung der *Sauerstoffsättigung* ist so einfach und narrensicher, daß sie von den Schwestern ohne besondere Kenntnisse oder Instruktion durchgeführt werden kann; sie wird deshalb am besten *unmittelbar nach Blutentnahme in der Intensivstation* selbst durchgeführt.

Da die Sauerstoffdissoziationskurve bei Sauerstoffsättigung unter 70% ihren steilsten Verlauf nimmt, führt hier ein kleiner Meßfehler des pO_2 zu einem großen Ablesefehler der Sauerstoffsättigung. Außerdem ist nach größeren Transfusionen, nach Schock oder Trauma die Sauerstoffdissoziationskurve verschoben. Da die Werte der gemischt-venösen Sauerstoffsättigung in der Regel im steilsten Gebiet der Sauerstoffdissoziationskurve liegen, entstehen durch Veränderungen der Sauerstoffdissoziationskurve große Fehler, wenn die gemischt-venöse Sauerstoffsättigung vom pO_2 abgeleitet wird (nomographisch unter Berücksichtigung von pH, pCO_2 und Temperatur). Deshalb soll die *Sauerstoffsättigung des gemischt-venösen Blutes mit einem Oxymeter* direkt bestimmt werden. Solange die Sättigung nicht extrem tief und der Hämoglobinwert im Normbereich liegt, darf man von dieser Methode genaue Resultate erwarten.

1.3.6 Atemgase

Allein die Kontrolle der Blutgase erlaubt festzustellen, ob der Patient richtig beatmet wird oder ob die Einstellung des Respirators verändert werden muß. Die Kontrolle der Blutgase allein genügt aber nicht, um die Funktionsstörungen von Stoffwechsel, Gasaustausch

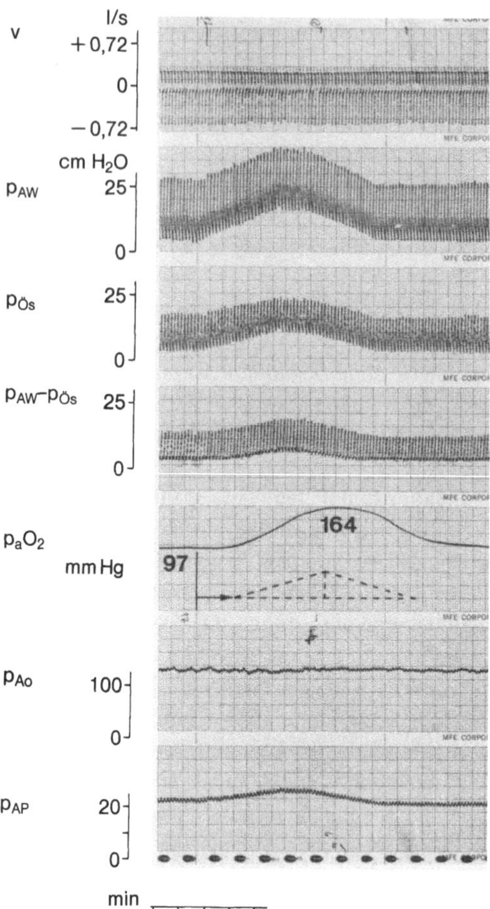

Abb. 7. Fortlaufende Messung des arteriellen O_2-Drucks (p_aO_2). Direktregistrierung unter volumenkontrollierter Beatmung während langsamem Anstieg bzw. Abfall des PEEP (s. p_{AW}); pO_2-Elektrode in A. femoralis (Kontron)). Die Anzeigeverzögerung (95 % des Rechtecksignals) beträgt ca. 90 s; deshalb ist die um 90 s verzögerte PEEP-Kurve in die p_aO_2-Registrierung eingetragen (s. Text). $\dot{V}$ Gasfluß am Tubus (Fleisch-Anemometer); p_{AW} Atemwegsdruck; $p_{Ös}$ Ösophagusdruck, als Pleuradruck; p_{AW}–$p_{Ös}$ transpulmonale Druckdifferenz; p_aO_2 kontinuierlicher p_aO_2; p_{Ao} aortaler Druck (gemittelt); p_{AP} pulmonal-arterieller Druck (gemittelt)

und Ventilation zu erfassen, und damit erlaubt sie nicht, den Verlauf der pulmonalen Störung zu verfolgen. Einfache Gasanalysen bringen diese Ergänzung; die Messung der Volumina zur periodischen Kontrolle der einwandfreien Funktion des Respirators ist ohnehin unentbehrlich.

Volumen. Kleine Undichtigkeiten am Beatmungssystem oder am Abschluß der Trachea durch den Tubuscuff können nie ausgeschlossen werden. Deshalb werden Atemzugvolumen und Atemminutenvolumen *als Exspirationsvolumen* gemessen. Für die Messungen wird häufig ein rotierendes Meßgerät (z. B. das Wright-*Spirometer*) benutzt. Die Werte sind mit diesem Spirometer gut reproduzierbar. Jedoch sind sie bei niedrigen Ausatmungsflüssen und *kleinen Atemzugvolumina,* v. a. also bei Kindern, *viel zu klein.* Genauere Messungen bekommt man mit handelsüblichen technischen Gasuhren. Bei den Ausatmungsflüssen und dem Atemzugvolumen beatmeter Erwachsener (ca. 700 ml bis 1200 ml) bleibt der Fehler des Wright-Spirometers innerhalb ±15%.
Bei der oberflächlichen *Spontanatmung* ateminsuffizienter Intensivpatienten ist die entscheidende Fehlerquelle aber nicht der Gasflußmesser, sondern das *Ventil,* welches Ein- und Ausatmung trennt. Es muß ein rückatmungsfreies Ventil mit niedrigem Widerstand gewählt werden.
Ohne Ventil kann direkt am Tubus gemessen werden, wenn das Meßsystem erlaubt, Einatmung von Ausatmung zu trennen. Die Schwierigkeiten liegen dabei weniger in der Elektronik als in den Meßköpfen (Sensoren). Während solche Systeme bis vor einiger Zeit nur mit dem empfindlichen Staudruckmeßkopf nach Fleisch arbeiteten und für die Routine ungeeignet waren, werden heute Sensoren angeboten, die im Gebrauch anspruchslos sind (System von Bourns) und von Trachealsekret leicht gereinigt werden können. Das Hitzdrahtanemometer hat den zusätzlichen Vorteil, daß Kondenswasser fortlaufend verdampft und eingehusteter Trachealschleim verglüht werden kann.

Kohlensäurekonzentration. Die gemittelte Kohlensäurekonzentration in der gemischten Exspirationsluft kann mit einem *langsam anzeigenden Gerät* bestimmt werden, wenn zuvor in einem Plastikbeu-

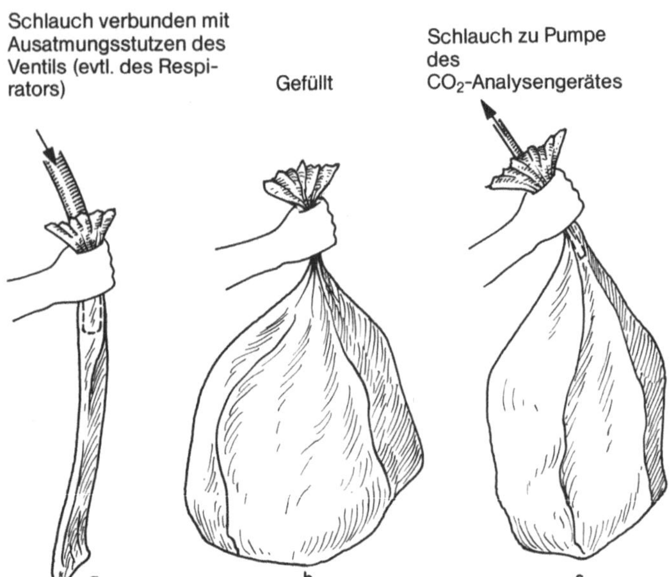

Abb. 8 a–c. Einfachste Technik zur Sammlung von gemischter Ausatmungsluft, in welcher dann die Kohlensäurekonzentration ($F_{\overline{E}}CO_2$) bestimmt wird.
Gleichzeitig wird eine arterielle Blutprobe entnommen. Aus $F_{\overline{E}}CO_2$ und dem
p_aCO_2 wird der Totraumquotient V_D/V_T berechnet (Formel 7, S. 38). Das
Ausatmungsgas wird beim spontan atmenden Patienten vom Ventil mit
Mundstück, beim beatmeten Patienten vom Ventilkopf des Ventilators mit einem dicken (widerstandsarmen) Schlauch abgeleitet. **a** Über den dicken (widerstandsarmen) Schlauch wird während einiger Minuten das Ausatmungsgas in einen leeren (kollabierten) Plastiksack geleitet. **b** Der schlaff gefüllte
Plastiksack wird mit der Faust dicht verschlossen und zum zuvor geeichten
CO_2-Analysator getragen. **c** Über einen dünnen Schlauch wird während einiger Zeit eine Probe des gesammelten Gases in den CO_2-Analysator gesaugt

tel während 1–3 min das *Exspirationsgas gesammelt* worden ist
(Abb. 8). Ein schnell anzeigendes Gerät, mit dem auch die endexspiratorische Kohlensäurekonzentration gemessen werden kann, ist nur
für spezielle Fragestellungen erforderlich.

Sauerstoffkonzentration. Die quantitative Bestimmung des Herzminutenvolumens wird immer wichtiger. Das Prinzip von Fick sei hier erwähnt, weil die
nötigen Messungen leicht durchführbar scheinen. Zum Zwecke der Bestim-

mung des Herzminutenvolumens nach dem Fickschen Prinzip muß die Sauerstoffkonzentration sowohl im Inspirations- als auch Exspirationsgemisch bestimmt werden. Da bei Kranken ohnehin oft eine inspiratorische Sauerstoffkonzentration von über 50% angewandt werden muß und bei gleichzeitiger Bestimmung des intrapulmonalen Rechts-links-Shunts (s. S. 32) sogar reiner Sauerstoff verabreicht wird, können die Analysen von Sauerstoff im Gaszustand nicht mit der Sauerstoffelektrode durchgeführt werden, zeigt doch diese bei hohen Sauerstoffdrücken nicht mehr genau an. Mit dem Massenspektrometer gelingt dies zwar, doch ist dieses Gerät nicht nur teuer, sondern auch anspruchsvoll in Unterhalt und Bedienung, so daß es für die Routine nicht empfohlen werden kann. Nach Sammeln des ausgeatmeten Gases wird die Sauerstoffkonzentration in diesem und im Inspirationsgemisch z. B. mit einem Oxymeter nach dem paramagnetischen Prinzip bestimmt. Das Oxymeter muß auf Bruchteile von Prozenten genau sein. Diese Messungen sind am Krankenbett zwar durchführbar, aber technisch keineswegs anspruchslos; es sei hier davor gewarnt. Die Messung des Herzminutenvolumens mit der *Farbstoffverdünnungs- oder der Thermodilutionsmethode* ist z. Z. einfacher.

Gleichzeitige Bestimmung des ausgeatmeten Volumens und der ausgeatmeten gemittelten Gaskonzentrationen. Zur weiter unten beschriebenen Berechnung der Kohlensäureabgabe muß sowohl das Exspirationsvolumen als auch die exspiratorische Kohlensäurekonzentration bestimmt werden. Dafür eignet sich die in Abb. 9 dargestellte einfache Einrichtung.

1.3.7 Diurese

Die Diurese ist ein wichtiger Kreislaufparameter und muß deshalb genau bestimmt werden können. Häufig entstehen Fehler infolge Aufsteigens von Luftblasen im Ableitungsschlauch, welche durch Verdrängung von Urin eine Harnproduktion vortäuschen. Mit einer Siphonurinableitung wird dieser Fehler auf einfache Art vermieden (Abb. 10; [291, 293, 302]).

1.3.8 Kerntemperatur

Die Rektaltemperatur als einfachste Annäherung an die Kerntemperatur muß häufig bestimmt werden können. Elektrische Thermometer sind heute nicht mehr sehr teuer und bedeuten für unsere Schwe-

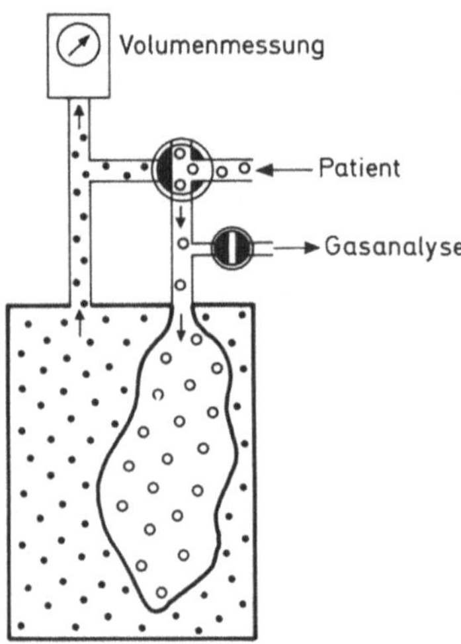

Abb. 9. Einfache Einrichtung zur gleichzeitigen Bestimmung des Exspirationsvolumens und der exspiratorischen gemittelten Gaskonzentrationen. In einem starren Zylinder ist ein Beutel aufgehängt, in welchem das aus dem Atemventil ausströmende exspirierte Atemgas gesammelt wird. Die Gasuhr, mit welcher das Exspirationsvolumen gemessen wird, ist mit dem sich außerhalb des Beutels und innerhalb des Zylinders befindlichen Luftvolumen verbunden. Das Ausatmungsgas wird im Beutel gefangen, der Beutel entfaltet sich und verdrängt Luft des Zylinders, welche dann mit der Gasuhr gemessen wird. Nach Abschluß der Volumenmessung werden die Gaskonzentrationen des im Beutel gefangenen Ausatmungsgases bestimmt

stern eine große Erleichterung. Es muß darauf hingewiesen werden, daß bei niedrigem Herzminutenvolumen und starker Vasokonstriktion die Rektaltemperatur niedriger ist als die Kerntemperatur; dieser Fehler wird um so größer, je kleiner der Patient ist. Namentlich bei Säuglingen muß gelegentlich aus diesem Grund die Ösophagustemperatur gemessen werden. Da die In-vitro-Blutgasanalysen bei 37 °C durchgeführt werden, erhalten wir falsche Resultate, wenn zu dieser Umrechnung eine falsche Patiententemperatur benutzt wird.

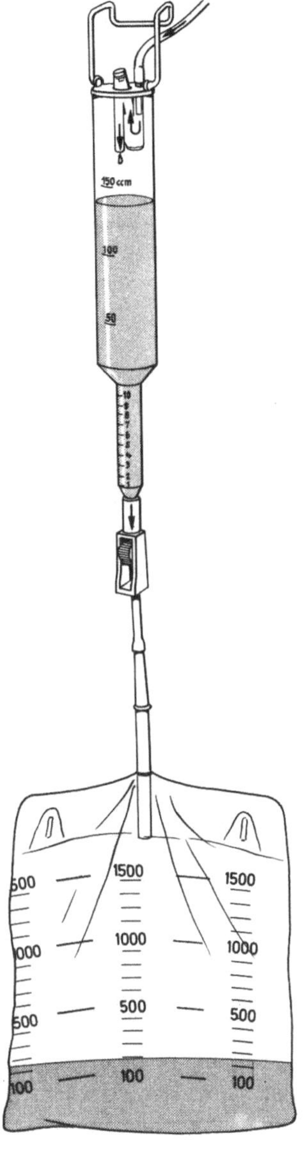

Abb. 10. Moderne Urinableitung (Diur-Asept), mit der auch kleine Urinvolumina genau gemessen werden können. Der Urin tropft über einen Siphon ab, so daß keine Luftblasen aufsteigen können, um in unbekannter Menge Urin aus dem Schlauchsystem zu verdrängen und eine Diurese vorzutäuschen. (Hergestellt von SSC, Steril Catgut Gesellschaft, CH-8212 Neuhausen/ Schweiz)

1.3.9 Körpergewicht

Das tägliche Wiegen des Patienten ist von größtem Nutzen. Unter Verwendung der *Patientenliegewaage* entsteht ein Fehler von maximal 500 g durch Drains, soweit sie noch im Wundgebiet liegen, während die Drains und Schlauchverbindungen, soweit sie außerhalb der Wunde sind, während des Wiegens angehoben werden können und dann nicht mitgewogen werden. Nur wer den Verlauf des Körpergewichts auch in der Akutphase immer wieder durch tägliches Wiegen verfolgt, wird vertraut mit den gewaltigen Änderungen der verschiedenen *dritten Räume* unserer beatmeten Patienten.

1.3.10 Blutvolumen

Die Blutvolumenbestimmung mit dem [133]Jod-markierten Albumin (Volemetron) kann in vielen Fällen die Beurteilung erleichtern und z. B. dazu beitragen, das Entstehen einer Flüssigkeitslunge zu vermeiden. Die Tatsache, daß diese Methode nicht wirklich das intravasale Blutvolumen, sondern das Verteilungsvolumen des injizierten Albumins nach 10 min Mischzeit („10 minutes mixing volume") erfaßt, muß kritisch in Rechnung gestellt werden. Bei septischen Zuständen führt außerdem das rasche Auswandern von Albuminen aus dem intravaskulären Raum zu einem fehlerhaft hohen Meßwert. Diese Einschränkungen dürfen aber keinesfalls dazu führen, die Methode generell abzulehnen; das Volemetron ist für den sorgfältig arbeitenden Kliniker ein äußerst wertvolles Werkzeug.

1.4 Berechnungen

1.4.1 Intrapulmonaler Rechts-links-Shunt

Der intrapulmonale Rechts-links-Shunt wird als Verhältnis von *geshuntetem* Herzzeitvolumen ($\dot{Q}_S$) zu *totalem* Herzzeitvolumen ($\dot{Q}_T$) angegeben. Der Quotient $\dot{Q}_S/\dot{Q}_T$ wird nach der Formel (1) berechnet

[94]. Wird der Rechts-links-Shunt in % des Herzzeitvolumens angegeben, so ist das Resultat (4) mit 100 zu multiplizieren.

Symbole

$\dot{Q}_S$ R-L-Shuntzeitvolumen
$\dot{Q}_T$ totales Herzzeitvolumen
S   Sauerstoffsättigung (%)
C   Sauerstoffgehalt (ml/100 ml)
a   arteriell
A   alveolär
c   pulmonal-kapillar
$\bar{v}$ gemischt-venös
p_B atmosphärischer Druck
RQ   respiratorischer Quotient

$$\frac{\dot{Q}_S}{\dot{Q}_T} = \frac{C_c - C_a}{C_c - C_v} \tag{1}$$

Der kapillare Sauerstoffgehalt kann nur experimentell gemessen werden. Man geht jedoch davon aus, daß die kapillare Sauerstoffspannung gleich der alveolären Sauerstoffspannung ist (2):

$$p_c O_2 = p_A O_2 \tag{2}$$

Die alveoläre Sauerstoffspannung ($p_A O_2$) berechnet sich nach Formel (2a)

$$p_A O_2 = (p_{Bar} \cdot F_I O_2) - \left(p_a CO_2 \cdot \left[F_I O_2 + \frac{1 - F_I O_2}{RQ} \right] \right) \tag{2a}$$

Der Einfluß des inspiratorischen Quotienten (RQ) auf $p_A O_2$ wird mit steigendem $F_I O_2$ kleiner und bei $F_I O_2 = 1$ irrelevant. Auch der Einfluß des $p_a CO_2$ auf $p_A O_2$ wird bei hohem $F_I O_2$ prozentual niedriger.

Als Vereinfachung wird deshalb $p_A O_2$ zur Bestimmung von $\dot{Q}_S / \dot{Q}_T$ meist bei $F_I O_2 = 1$ berechnet. Unter Atmung von reinem Sauerstoff während 20 min, ausgehend von atmosphärischem Druck, vermindert um den Wasserdampfdruck bei Körpertemperatur ($p_A H_2 O$) und die arterielle Kohlensäurespannung, berechnet sich $p_A O_2$ nach der einfachen Formel (3):

$$p_AO_2 = p_B - (p_AH_2O + p_aCO_2) \tag{3}$$

Wasserdampfdruck bei 37 °C ($=$ Körpertemperatur) $=47$ mm Hg ($\approx 6{,}3$ kPa). ($p_B =$ Barometerdruck).

Aus der damit bestimmten kapillaren Sauerstoffspannung kann der kapillare Sauerstoffgehalt berechnet werden, sofern 100%ige Sättigung angenommen werden kann, d. h. in der Praxis, solange die kapillare Sauerstoffspannung mindestens 150 mm Hg (20 kPa) beträgt. Diese Voraussetzung muß auf jeden Fall zutreffen, solange die arterielle Sauerstoffspannung über 150 mm Hg (20 kPa) beträgt, da die kapillare Sauerstoffspannung höher sein muß als die arterielle. Mit Hilfe dieser Gleichsetzungen kann nun die oben angegebene Shunt-formel (1) in eine Form gebracht werden, die verwirrend scheint, die sich aber für die Berechnung des Quotienten $\dot{Q}_S/\dot{Q}_T$ eignet, da sämtliche darin vorkommenden Größen am Patienten leicht meßbar sind (4):

$$\frac{\dot{Q}_S}{\dot{Q}_T} = \frac{(p_A - p_a) \cdot 0{,}0031}{(C_a - C_v) + (p_A - p_a) \cdot 0{,}0031} \tag{4}$$

wobei der arterielle Sauerstoffgehalt (C_a) und der gemischt-venöse Sauerstoffgehalt ($C_{\bar{v}}$) nach Formeln (5) und (6) berechnet werden:

$$C_a = Hb \cdot 1{,}34 + p_a \cdot 0{,}0031 \tag{5}$$

$$C_{\bar{v}} = Hb \cdot 1{,}34 \cdot S_{\bar{v}} \tag{6}$$

Bei dieser Berechnung wird lediglich der physikalisch gelöste Sauerstoff im gemischt-venösen Blut vernachlässigt. Die Größenordnung dieser vernachlässigten Sauerstoffmenge beträgt 0,15 ml/100 ml und variiert von etwa 0,1–0,2 ml/100 ml. Diese Vernachlässigung führt in der Tat nicht zu einer fehlerhaften Berechnung von $\dot{Q}_S/\dot{Q}_T$. *In der Praxis müssen somit für die Berechnung von $\dot{Q}_S/\dot{Q}_T$ bestimmt werden:* Hb, p_aO_2 (bei $F_IO_2 = 1$) und $S_{\bar{v}}$. Die *Berechnung von $\dot{Q}_S/\dot{Q}_T$ (4)* ist aber zu aufwendig, als daß sie während der Behandlung eines Patienten regelmäßig durchgeführt werden könnte, das Resultat muß deshalb in *computergerechneten Tabellen oder in Nomogrammen [243], die sich auf der Station befinden, nachgesehen* werden können. In Kap. 2 werden derartige Nomogramme wiedergegeben.

Da in den letzten Jahren programmierbare Taschenrechner sehr billig geworden sind und der eigene praktische Umgang mit diesen Zahlen nicht nur eine „saubere" Therapie ermöglicht, sondern auch das Verständnis der Zusammenhänge schult, soll dem Leser der Einstieg in solche Rechnungen durch folgende Angaben erleichtert werden.

Außer den bisher erwähnten Zusammenhängen benützen wir den von Thomas [268] angegebenen Algorithmus für die normale Sauerstoffdissoziationskurve (S_{O_2}).

$$S_{O_2} = \frac{n^4 + An^3 + Bn^2 + Cn}{n^4 - An^3 - Dn^2 + En + F}$$

$$= \frac{n^3 + An^2 + Bn + C}{n^3 + An^2 + Dn + E + \dfrac{F}{n}}$$

$$
\begin{aligned}
n &= pO_2 \text{ virtuell} \\
A &= 15,0 \\
B &= 2\,045,0 \\
C &= 2\,000,0 \\
D &= 2\,400,0 \\
E &= 31\,100,0 \\
F &= 2\,400\,000,0
\end{aligned}
$$

Cave: pO_2 wird als negativer Wert verwendet!

Um den Leser zu ermutigen und anzuregen, sind in Abb. 11 entsprechende Ausdrucke (Texas TI 59 mit Drucker PC 100 C) wiedergegeben (Programm s. Anhang 2).

Weitere Algorithmen, um aus pO_2 auf S_{O_2} zu schließen, finden sich bei [221, 227]. Leider gibt es keine geschlossene Gleichung, aus der von S_{O_2} auf pO_2 abgeleitet werden kann.

1.4.2 Arteriovenöse Differenz

Die arteriovenöse Sauerstoffgehaltsdifferenz (AVD oder $C_a - C_{\bar{v}}$) wird durch Subtraktion des gemischt-venösen Sauerstoffgehaltes ($C_{\bar{v}}$) vom arteriellen Sauerstoffgehalt (C_a) berechnet. Wenn die arte-

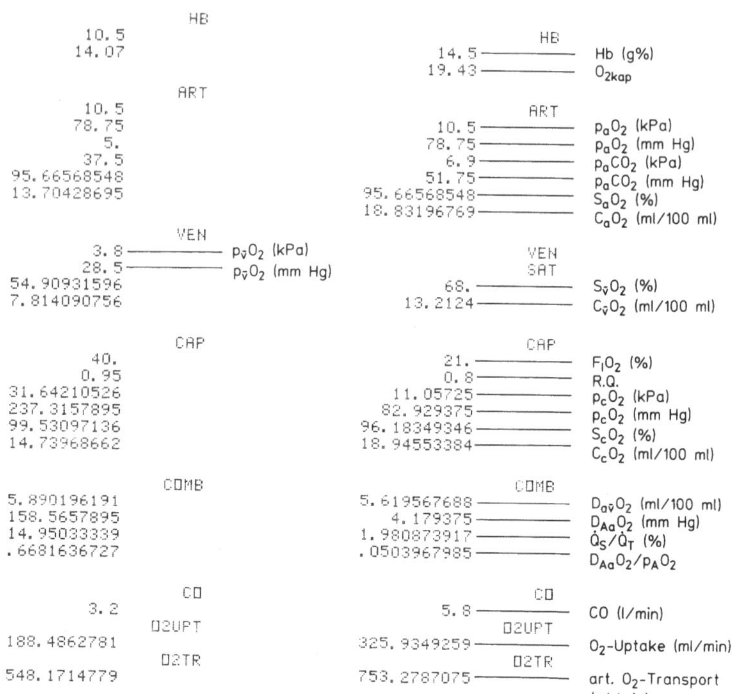

Abb. 11. Beispiel von berechneten Zusammenhängen von pO₂, SO₂, CO₂ etc., siehe Anhang 2, Seite 238

rielle Sauerstoffspannung über 150 mm Hg (20 kPa) beträgt, kann C_a als Summe von Sauerstoffkapazität plus physikalisch gelöstem Sauerstoff bei der gemessenen Sauerstoffspannung berechnet werden. Für den gemischt-venösen Sauerstoffgehalt wird wiederum (wie bei der Berechnung von $\dot{Q}_S/\dot{Q}_T$) die physikalisch gelöste Sauerstoffmenge vernachlässigt.

1.4.3 Alveoläre Ventilation und Totraumventilation

Nach Bestimmung der mittleren CO_2-Konzentration ($F_{\bar{E}}CO_2$) im Ausatmungsgas kann die mittlere exspiratorische Kohlensäurespannung nach Formel (7) [261] berechnet werden:

$$p_{\overline{E}}CO_2 = \frac{p_{Bar} - 21 \text{ mm Hg } (2,8 \text{ kPa})}{100} \cdot F_{\overline{E}}CO_2 \qquad (7)$$

wobei

p_{Bar}	Barometerstand
21 mm Hg (2,8 kPa)	Wasserdampfdruck bei 22 °C

Da die in der Alveole befindliche CO_2-Menge gleich der ausgeatmeten CO_2-Menge ist, ist das Produkt von alveolärer Ventilation (V_A) und alveolärer Kohlensäurespannung ($p_A CO_2$) gleich dem Produkt von ganzem Atemzugsvolumen (V_T, „tidal volume") und der Kohlensäurespannung der gemischten Ausatmungsluft ($p_{\overline{E}}CO_2$) (8):

$$V_A \cdot p_A CO_2 = V_T \cdot p_{\overline{E}} CO_2 \qquad (8)$$

Formel (8) läßt sich in Formel (9) umwandeln:

$$\frac{V_A}{V_T} = \frac{p_E CO_2}{p_A CO_2} \qquad (9)$$

Da die Gleichsetzung des alveolären ($p_A CO_2$) und des arteriellen ($p_a CO_2$) Kohlensäuredrucks als akzeptiert gilt (10),

$$p_A CO_2 = p_a CO_2 \qquad (10)$$

kann die Formel (9) auch als Formel (11) ausgedrückt werden:

$$\frac{V_A}{V_T} = \frac{p_E CO_2}{p_a CO_2} \qquad (11)$$

Üblicherweise wird aber nicht das Verhältnis von alveolärer Ventilation zu totaler Ventilation, sondern das Verhältnis von Totraumvolumen (V_D, „dead volume") zum ganzen Atemzugvolumen (V_T) angegeben (12). Da

$$V_D = V_T - V_A \qquad (12)$$

ergibt sich für:

$$\frac{V_D}{V_T} = 1 - \frac{p_E CO_2}{p_a CO_2} \quad \text{oder} \qquad (13\,a)$$

$$\frac{V_D}{V_T} = \frac{p_a CO_2 - p_E CO_2}{p_a CO_2} \qquad (13\,b)$$

In der *Praxis wird demnach zur Bestimmung des Quotienten V_D/V_T die Ausatmungsluft gesammelt (Abb. 8) und gleichzeitig eine arterielle Blutprobe* entnommen. In der gemischten Ausatmungsluft wird die *Kohlensäurekonzentration* bestimmt und nach Formel (7) die mittlere exspiratorische Kohlensäurespannung ($p_E CO_2$) berechnet. Zusammen mit der *arteriellen Kohlensäurespannung* ($p_a CO_2$) sind nun alle Elemente der Formel (13) vorhanden). Die Formel ist so einfach, namentlich in Form von (13 b), daß V_D/V_T mit dem auf jeder Station vorhandenen Taschenrechner ohne Zeitverlust berechnet werden kann.

Mit dieser Formel zur Berechnung von V_D/V_T wird allerdings der Totraum des Patienten vom Totraum der Schlauchverbindungen zwischen Trachea und Ventil (bzw. Y-Stück) nicht unterschieden. Ebenfalls bleibt der Totraumeffekt des inspiratorisch komprimierten (bzw. exspiratorisch sich dekomprimierenden) Gasvolumens innerhalb des Respirators und der Verbindungsschläuche unberücksichtigt. Das so berechnete V_D/V_T ist also zu groß, d. h. der Patient wird zu „pessimistisch" beurteilt. Dieser Fehler wird nur relevant bei hohem endinspiratorischem Atemwegsdruck, fällt aber eher ins Gewicht bei großem komprimierbarem Apparatevolumen, bei voluminösen Schläuchen mit großer Compliance und bei voluminösem Verbindungsschlauch zwischen Trachea und Ventil (bzw. Y-Stück). Wird das Atemhubvolumen gemessen und liegen die erwähnten technischen Angaben vor, so kann das korrigierte V_D/V_T (mit Hilfe eines programmierbaren Taschenrechners) in Abhängigkeit vom endinspiratorischen Atemwegsdruck leicht berechnet werden; wir wollen uns hier aber damit begnügen, auf die Einschränkung der angegebenen Formel hinzuweisen.

1.4.4 Sauerstoffaufnahme, Herzminutenvolumen nach Fick

Nach Bestimmung der Differenz zwischen inspiratorischer Sauerstoffkonzentration und mittlerer exspiratorischer Sauerstoffkonzentration wird durch Multiplikation dieser Differenz mit dem Atemminutenvolumen die Sauerstoffaufnahme berechnet. Nach dem Fickschen Prinzip wird das Herzminutenvolumen als Quotient von Sauerstoffaufnahme und arteriovenöser Sauerstoffdifferenz berechnet. Die Schwierigkeiten dieser Messung und die sich daraus ergebenden Einschränkungen über die Zuverlässigkeit der Methode wurden bereits besprochen (s.S.33). Bei Zimmerluftatmung ist sie allerdings zuverlässig durchführbar.

1.4.5 Kohlensäureabgabe

Da die Bestimmung der mittleren exspiratorischen Kohlensäurekonzentration ungleich einfacher und genauer ist als diejenige der inspiratorisch-exspiratorischen Sauerstoffdifferenz, ist die Berechnung der Kohlensäureabgabe sehr viel zuverlässiger als diejenige der Sauerstoffaufnahme. Dazu wird nach Formel (14) die Kohlensäurekonzentration der gemischten Ausatmungsluft mit der totalen Ventilation (= Atemminutenvolumen) multipliziert. Die Kohlensäureabgabe erlaubt zwar − ohne Kenntnis des respiratorischen Quotienten − nicht die exakte Berechnung des Herzminutenvolumens, aber sie ist ein *hervorragendes Maß für die Stoffwechselsituation.*

$$CO_2\text{-Abgabe} = F_{\bar{E}}CO_2 \cdot \dot{V} \tag{14}$$

Wie das Herzzeitvolumen wird sie sinnvollerweise pro m^2 Körperoberfläche angegeben.

1.4.6 Effektive Compliance

Die effektive Compliance bei Überdruckbeatmung wird als Quotient von exspiriertem Atemzugvolumen durch endinspiratorischen Druck berechnet. Kaum je kann man davon ausgehen, daß endinspiratorisch bzw. endexspiratorisch bereits Ruhebedingungen eingetreten sind, wenn die nächste Atemphase beginnt; man muß deshalb von „dynamischer" oder „quasi-statischer" Compliance sprechen (ml/cm H_2O oder ml/mbar). Der Vergleich verschiedener Patienten ist schwierig. Die Bestimmung der effektiven Compliance pro m^2 Körperoberfläche bedeutet zwar eine Verbesserung, ist aber keineswegs befriedigend (ml/cm $H_2O \cdot m^2$).

Soll die effektive Compliance bei Beatmung mit positiv endexspiratorischem Druck (PEEP) berechnet werden, so bestehen dafür an und für sich 2 Möglichkeiten: 1) Das Atemhubvolumen wird durch die inspiratorisch-exspiratorische Druckdifferenz dividiert, was dem wohl üblichen Vorgehen entspricht. 2) Das Atemhubvolumen wird während *einer* Exspiration gegen Barometerdruck gemessen (d.h. der PEEP wird während dieser Exspiration aufgehoben) und durch den endinspiratorischen Druck dividiert, was seltener so durchgeführt wird. Im Einzelfall muß klargestellt werden, welche Methode zur Anwendung gelangt, und selbstverständlich ist es unzulässig, das Atemhubvolumen durch den endinspiratorischen Druck zu dividieren.

Die bisher beschriebene effektive Compliance entspricht einer pauschalen Angabe über die Dehnbarkeit der Lunge und der Brustwand, über die Verschiebbarkeit des Zwerchfells, ja sogar über unwillkürliche und willkürliche muskuläre Abwehr gegen die Beatmung.

Wird aber vom intratrachealen endinspiratorischen Druck der intrathorakale endinspiratorische Druck subtrahiert, so kann die Compliance der Lunge allein angegeben werden. Bei starrem Thorax oder massivem Zwerchfellhochstand ist sie eine hilfreiche Größe zur Differentialdiagnose und Führung der weiteren Therapie.

Leider verfügen wir heute aber noch nicht über eine nichtinvasive präzise Methode, um am liegenden Patienten den intrathorakalen Druck zuverlässig zu messen. Die Ösophagusperfusionsmethode (s. S. 18) gibt zwar gute Mittelwerte, wird aber ungenau bei hohen endinspiratorischen Spitzenwerten; sie eignet sich deshalb nur zur Berechnung der transmuralen hämodynamischen Druckwerte. Mußte dem Patienten ein intrathorakales Drain eingelegt werden, so kann die Druckmessung im künstlichen Pneumothorax versucht werden. Die Messung des intrathorakalen Drucks am liegenden Patienten mit Hilfe der Ösophagusballonsonde kann nicht allgemein empfohlen werden. Mit allen Methoden wird man heute unter intensivmedizinischen Bedingungen Fehler hinnehmen müssen.

2. Interpretation der Befunde

Nachdem in Kap. 1 beschrieben wurde, *was* am beatmeten Patienten beobachtet, gemessen und berechnet werden kann, müssen wir uns jetzt überlegen, *wie* die Beobachtungen, Messungen und Berechnungen interpretiert werden können.

2.1 Einfache Modellvorstellung vom Gasaustausch

Es wird im folgenden ein Modell vom Gasaustausch benutzt, das es erlaubt, am Patienten und mit einfachen Mitteln über Störungen des Gasaustausches quantitative Aussagen zu machen. Dieses Modell präsentiert die Lunge als homogenes Organ, zusammengesetzt aus einer riesigen Zahl von Alveolen, alle in identischem Funktionszustand. Diese Betrachtung nimmt weder Rücksicht auf die Schwerkraft, derzufolge unten gelegene Lungenteile stärkeren hydrostatischen Drücken unterliegen als oben gelegene, noch auf die asymmetrische Verzweigung des Bronchialsystems, derzufolge innerhalb kleiner Regionen im Millimeterbereich (d. h. im Bereich einer ventilatorischen Einheit oder distal eines Bronchiolus respiratorius) sich sehr unterschiedliche anatomische Verhältnisse und funktionelle Bedingungen finden. Die von diesem einfachen Modell abgeleitete Vorstellung von der Lungenfunktion hat deshalb nur eingeschränkte Gültigkeit, so daß später auch noch von diesen Einschränkungen die Rede sein muß.

An der alveolokapillären Membran (Abb. 12) findet der Austausch von Kohlensäure und Sauerstoff statt. In unserem Modell wird die

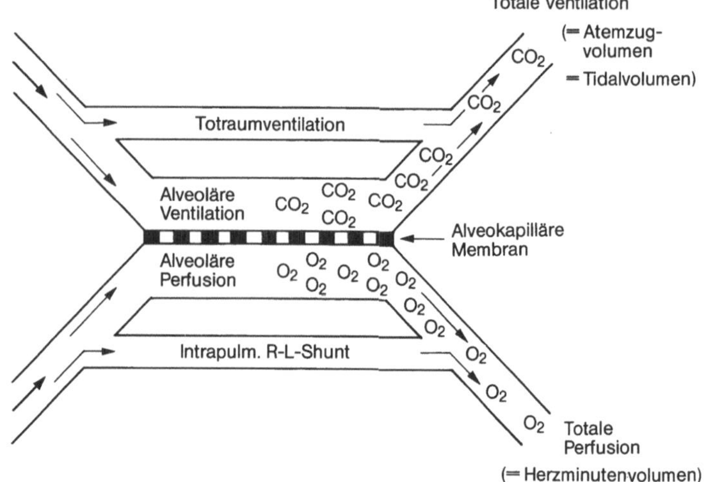

Abb. 12. Schematische Darstellung des Gasaustauschs. Die totale Ventilation setzt sich zusammen aus alveolärer Ventilation und Totraumventilation. Das Herzminutenvolumen setzt sich zusammen aus alveolärer Perfusion und intrapulmonalem Rechts-Links-Shunt

Lunge als ein System betrachtet, in dem ein Teil der Einatmungsluft über die alveolokapilläre Membran Kohlensäure aufnimmt, die dann mit der Ausatmungsluft weggeführt wird. Dieser Anteil des Atemminutenvolumens hat in den Alveolen am Gasaustausch teilgenommen und wird als *alveoläre Ventilation* (V_A) bezeichnet. Der andere Teil des Atemminutenvolumens wird wieder ausgeatmet, ohne daß er am Gasaustausch teilgenommen hat, als wäre mit ihm ein Totraum belüftet worden; dieser Anteil am Atemminutenvolumen wird als *Totraumventilation* ($V_D = V_{Dead}$ = funktionelle Totraumventilation) bezeichnet. Das Ausatmungsgas (Atemzugvolumen = V_T = V_{Tidal}) besteht somit aus einem Gemisch von kohlensäurereichem Alveolarventilationsgas und aus dem kohlensäurefreien Gas der Totraumventilation. *Je größer der relative Anteil der Totraumventilation am Atemzugsvolumen ist, desto stärker „verdünnt" ist die Kohlensäure in der gemischten Ausatmungsluft.* Die Effizienz der Atmung in bezug auf die Elimination von Kohlensäure könnte deshalb als Verhältnis zwischen alveolärer Ventilation und Totraumventilation definiert werden, wobei sie, wie erwähnt, üblicherweise als Verhältnis von Totraumvolumen zu Atemzugvolumen angegeben wird (V_D/V_T).

Ganz analog nimmt ein Teil des Herzminutenvolumens an der Alveolar-Kapillar-Membran Sauerstoff auf *(alveoläre Perfusion)*. Der andere Teil des Herzminutenvolumens strömt durch die Lunge, nimmt aber nicht am Gasaustausch teil *(Shuntperfusion)*. Dieses Shuntblut mischt sich nichtoxygeniert dem arterialisierten Blut bei, d. h. es entsteht ein *intrapulmonaler Rechts-links-Shunt*. Die Effizienz der Lungendurchblutung kann deshalb als Verhältnis zwischen alveolärer Perfusion und intrapulmonalem Rechts-links-Shunt definiert werden. Üblicherweise wird auch hier das Verhältnis von Shuntperfusion ($\dot{Q}_S$) zu totalem Herzminutenvolumen ($\dot{Q}_T$) angegeben ($=\dot{Q}_S/\dot{Q}_T$).

2.2 Totraumventilation

Beträgt die arterielle Kohlensäurespannung 40 mm Hg (5,5 kPa), so wird nach erfolgtem Gasaustausch auch in der Alveole die Kohlensäurespannung 40 mm Hg (5,5 kPa) betragen: bei einem gesamten Gasdruck ($=100\%$) von 690 mm Hg (92 kPa) entspricht dies einem alveolären Kohlensäuregehalt von etwa 5,8 %. Bei der normalen Ruhekohlensäureproduktion des Erwachsenen von etwa 250 ml/min beträgt die alveoläre Ventilation damit etwa 4,3 l/min. Anders ausgedrückt: 4,3 l Atemgas müssen am Gasaustausch teilnehmen, damit der p_aCO_2 auf 40 mm Hg (5,5 kPa) bleibt.

Normalerweise nimmt die Totraumventilation 30 % des gesamten Atemminutenvolumens in Anspruch und die alveoläre Ventilation etwa 70 %, d. h. das Verhältnis zwischen Totraumvolumen zu Atemzugvolumen (V_D/V_T) beträgt etwa 0,3. Bei einer alveolären Ventilation von 4,3 l/min und einem V_D/V_T von 0,3 berechnet sich das Atemminutenvolumen zu 6,1 l/min. Ist aber eine Störung in der Lunge aufgetreten, derzufolge die funktionelle Totraumventilation einen höheren Anteil am Atemminutenvolumen einnimmt, z. B. bei einer Pneumonie mit einem Anstieg des V_D/V_T auf 0,6, dann entspricht die alveoläre Ventilation nur noch 40 % der gesamten Ventilation, d. h. unser Patient benötigt bei einem V_D/V_T von 0,6 ein Atemminutenvolumen von 10,7 l/min, um die alveoläre Ventilation von 4,3 l/min zu gewährleisten. Somit gilt: *Die Kompensationsmöglichkeit einer erhöhten Totraumventilation besteht in einer Vergrößerung des Atemminutenvolumens,* und zwar soweit, bis sein alveolärer Anteil wieder der geforderten alveolären Ventilation entspricht. Bei Spontanatmung ist dann das klinische Leitsymptom die Tachypnoe.

Totraumventilation

V_{Dead}/V_{Tidal}

normal: V_D/V_T	$=$	0,3
d. h. Totraumventilation	$=$	30 %
alveoläre Ventilation	$=$	70 %
totale Ventilation $=$ Atemminutenvolumen		$=100 \%$

Alveoläre Ventilation $= 4,3$ l/min

bei $V_D/V_T = 0,3$
    4,3 l/min $= 70 \%$
    totale Ventilation $= 100 \% = 6,1$ l/min

bei $V_D/V_T = 0,6$
    4,3 l/min $= 40 \%$
    totale Ventilation $= 100 \% = 10,7$ l/min

bei $V_D/V_T = 0,8$
    4,3 l/min $= 20 \%$
    totale Ventilation $= 100 \% = 21,5$ l/min

Ein meßbarer Anstieg des V_D/V_T bedeutet, daß in einem bestimmten Lungenbezirk die Perfusion nahezu sistiert und der Bezirk dennoch ventiliert wird, d. h. regional ist das V_D/V_T auf praktisch unendlich angestiegen. Damit wird verständlich, daß ein akuter Anstieg des Totraumquotienten V_D/V_T außer bei Lungenembolie auch bei hypovolämischem Schock beobachtet wird, wo mit dem reduzierten Herzzeitvolumen infolge der Schwerkraft nur noch basale Teile der Lungen perfundiert werden [101, 112, 174]. Eine regionale Reduktion der Lungenperfusion ist auch bei Septikämie und nach langer, schwerer pulmonaler Hypertension Ursache eines erhöhten V_D/V_T [190].

Werden unter Beatmung Nachbarbezirke von Atelektasen kompensatorisch überventiliert, so ist ebenfalls ein Anstieg des V_D/V_T festzustellen; es werden nämlich damit auch die höchstgelegenen Bezirke der Lungen ventiliert, in denen nur eine geringe Perfusion besteht. Da pathologischen Verteilungsänderungen der Perfusion nie eine vollständig angepaßte Verteilungsänderung der Ventilation folgt, hat sogar *jede Situation, die über eine regionale Erniedrigung des Ventilations-Perfusions-Quotienten zu einem Shunt führt, eine Neuverteilung der Perfusion zur Folge, welche ihrerseits eine Erhöhung des V_D/V_T verursacht.* Es ist deshalb nicht erstaunlich, daß wir praktisch immer einen Anstieg der Totraumventilation (V_D/V_T) vorfinden, wenn der intrapulmonale Rechts-links-Shunt ($\dot{Q}_S/\dot{Q}_T$) vergrößert ist. Bei akuten Änderungen korrelieren die beiden Funktionsgrößen zwar nicht quantitativ, aber fast nie ist die eine normal und die andere wesentlich pathologisch verändert.

Beim Gesunden beträgt das V_D/V_T 0,3–0,4, während bei Emphysematikern die Totraumventilation erhöht sein kann. Unmittelbar postoperativ nach Laparotomien oder Thorakotomien finden sich am Patienten ohne Emphysem Werte um 0,5; sie steigen auch bei unauffälligem Verlauf in den ersten 24 postoperativen Stunden noch auf etwa 0,55.

Bemerkenswert ist, daß stark erhöhte V_D/V_T-Werte fast immer mit röntgenologisch faßbaren Veränderungen der Lunge einhergehen, während relativ stark erhöhte Werte von $\dot{Q}_S/\dot{Q}_T$ auch bei normalem Lungenröntgenbild gefunden werden können. Im Spätstadium (proliferatives Stadium) des akuten Atemnotsyndroms des Erwachsenen (ARDS), wenn die Fibrose mit Kapillaruntergang dominiert, ist das V_D/V_T stark erhöht, so daß diese Patienten mit hohem Atemminutenvolumen beatmet werden müssen, während die Sauerstoffversorgung relativ unproblematisch sein kann; erst wenn ein bronchopneumonischer Schub hinzutritt, steigt $\dot{Q}_S/\dot{Q}_T$, und F_IO_2 muß nun erhöht werden.

Nach Thoraxtrauma oder Thorakotomie beansprucht die Atemarbeit einen größeren Anteil am gesamten Stoffwechsel als beim Gesunden in Ruheatmung. Wenn außerdem die Totraumventilation gegenüber der alveolären Ventilation zunimmt, so kann der Nutzeffekt der Atmung so schlecht werden, daß eine auch nur kleine zusätzliche Kohlensäureelimination soviel zusätzliche Atemarbeit erfordert, daß die dadurch zusätzlich verursachte Kohlensäureproduktion die gewonnene Kohlensäureelimination übersteigt.

In dieser Situation erschöpft sich der Patient an seiner eigenen Atmung. In der Tat ist *Spontanatmung bei einem V_D/V_T von über 0,7 nicht möglich*.

2.3 Intrapulmonaler Rechts-links-Shunt

Der intrapulmonale Rechts-links-Shunt beträgt beim Gesunden 1–5% des Herzminutenvolumens, d.h. 1–5% des Herzminutenvolumens zirkulieren schon normalerweise durch die Lunge ohne am Gasaustausch teilzunehmen. Nimmt der Anteil des geshunteten (nicht arterialisierten) Blutes zu, so wird dadurch der Sauerstoffgehalt des gemischten arteriellen Blutes erniedrigt, d.h. *bei erhöhtem intrapulmonalem Rechts-links-Shunt* entsteht eine arterielle Hypoxie – eine Zyanose. Diese Zyanose entsteht völlig *unabhängig von der pathologisch-anatomischen Ursache* des erhöhten intrapulmonalen Rechts-links-Shunts (z.B. Pneumonie oder Atelektase).

Intrapulmonaler R-L-Shunt

$\dot{Q}_{Shunt}/\dot{Q}_{Total}$

normal: $\dot{Q}_S/\dot{Q}_T = 0,03$	=	3%
d.h. Shuntperfusion	=	3%
alveoläre Perfusion	=	97%
totale Perfusion	=	100%

$\dot{Q}_S/\dot{Q}_T$ kann sich beim Gesunden unter verschiedenen Bedingungen ändern. Wir halten es jedoch nicht für zweckmäßig, gewisse, unter bestimmten Bedingungen (z.B. in Ruhe, oder unter Arbeit etc.) gemessene Werte, von $\dot{Q}_S/\dot{Q}_T$ mit Bezeichnungen wie „physiologischer Shunt", „anatomischer Shunt" etc. zu versehen, da solche Bezeichnungen kausale Mechanismen als bewiesen vortäuschen, obwohl es sich um völlig spekulative Hypothesen handelt.

Wir müssen aber betonen, daß die *aus der Funktion berechnete Größe* des intrapulmonalen Rechts-links-Shunts (deshalb hier die Bezeichnung: *„funktioneller Rechts-links-Shunt"*) nicht nur von pathologisch-anatomischen Veränderungen der Lunge, sondern auch von vielen funktionellen Änderungen der Atmung und des Kreislaufs beeinflußt wird. Von einigen solcher klinisch wichtigen Zusammenhänge wird ausführlicher die Rede sein.

Die Kompensationsmöglichkeit eines erhöhten intrapulmonalen Rechts-links-Shunts für den Behandelnden besteht darin, dem Patienten eine erhöhte inspiratorische Sauerstoffkonzentration anzubieten. Dadurch wird der Sauerstoffdruck des alveolär-perfundierenden Blutes über die Norm erhöht, und nach Zumischung des rechts-links-geshunteten Blutes – d.h. des gemischt-venösen Blutes – kann eine normale gemischt-arterielle Sauerstoffspannung resultieren. Wie noch zu besprechen sein wird, sind aber dieser Kompensationsmöglichkeit *enge Grenzen* gesetzt.

Zur Kompensation eines erhöhten intrapulmonalen Rechts-links-Shunts reagiert der Organismus in der Regel mit Steigerung des Herzzeitvolumens. Genügen die „Reserven" des Herzens dazu nicht, so kann eine Herzinsuffizienz infolge dieser Gasaustauschstörung manifest werden.

Bei der Interpretation des intrapulmonalen Rechts-links-Shunts in einer bestimmten klinischen Situation muß zunächst ausgeschlossen werden, daß eine alveoläre Hypoventilation Ursache der arteriellen Untersättigung ist und damit einen intrapulmonalen Rechts-links-Shunt nur vortäuscht, d.h. *die Voraussetzung zur Interpretation eines arteriellen Sauerstoffdrucks ist eine normale arterielle Kohlensäurespannung.* Außerdem müssen aber die nachfolgend erläuterten Mechanismen in Rechnung gestellt werden.

2.3.1 Intrapulmonaler Rechts-links-Shunt und Schock

Durch Vergleich einmaliger Untersuchungen an verschiedenen Patientenkollektiven wurde festgestellt, daß der Rechts-links-Shunt bei schockierten Patienten höher ist als bei nichtschockierten [183, 187]. Es wurde von diesen Autoren der Schluß gezogen, daß der Schock ursächlich zu einer Erhöhung des Rechts-links-Shunts führe. Damit gewann der intrapulmonale Rechts-links-Shunt prognostische Bedeutung. Verfolgte man den Verlauf bei Patienten, deren Rechts-links-Shunt mehr als 40 % des Herzminutenvolumens ausmachte, ergab sich in dieser Gruppe tatsächlich eine Mortalität von mehr als 50 %. Unseres Erachtens erlaubt aber erst die wiederholte Bestimmung des Rechts-links-Shunts an ein und demselben Patienten, Veränderungen zu erfassen und damit Faktoren kennenzulernen, die diese Veränderungen verursacht haben.

Wenn man sich vor Augen hält, daß die arterielle Untersättigung entsteht, indem das zum Herzen zurückkehrende venöse Blut als Kurzschluß durch die Lunge hindurchströmt und sich als venöses Blut dem arterialisierten Blut beimischt, so ist zu erwarten, daß die arterielle Sauerstoffuntersättigung nicht nur abhängt vom Anteil des geshunteten Blutes am Herzminutenvolumen ($\dot{Q}_S/\dot{Q}_T$), sondern auch vom Sauerstoffgehalt des zum rechten Herzen zurückkehrenden Blutes. *Je niedriger der Sauerstoffgehalt dieses gemischt-venösen Blutes ist, desto stärker muß sich eine bestimmte Zumischung von Shuntblut auf die arterielle Untersättigung auswirken.* Somit erwarten wir, z. B. beim Auftreten eines Schockzustands, bei dem ja die arteriovenöse Sauerstoffdifferenz ansteigt, bei dem also die gemischt-venöse Sauerstoffsättigung abfällt, daß bei gleichbleibendem $\dot{Q}_S/\dot{Q}_T$ der p_aO_2 abfällt. Wird jedoch am Patienten die Veränderung des intrapulmonalen Shunts verfolgt, während er einen Schockzustand mit Abfall des Herzminutenvolumens und Anstieg der arteriovenösen Sauerstoffdifferenz erleidet, so zeigt sich ein völlig anderes Verhalten (Abb. 13; [127]). Die Kurve des intrapulmonalen Shunts verläuft zu derjenigen der arteriovenösen Sauerstoffdifferenz spiegelbildlich. Dies führt dazu, daß der p_aO_2 mit oder ohne Schock praktisch konstant bleibt, d. h. bei Auftreten einer Minderdurchblutung der Lungen entsteht durch einen im Detail noch nicht geklärten Mechanismus eine Verminderung des intrapulmonalen Rechts-links-Shunts. Damit hat sich gezeigt, daß ein Schockzustand per se nicht zu einer zentralen Zyanose führt, daß vielmehr *in Schocksituationen, in denen ein erniedrigter pO_2 festgestellt wird, neben dem Schock zusätzlich auch bereits eine pulmonale Veränderung vorliegen muß.*

Abb. 14 zeigt den Zusammenhang von intrapulmonalem Rechts-links-Shunt und der arteriovenösen Sauerstoffdifferenz als Ausdruck des Herzminutenvolumens bei einer Anzahl von Patienten, die kurzzeitig in einen schweren Schockzustand gerieten und erfolgreich behandelt werden konnten [295]. In jedem Fall sinkt der intra-

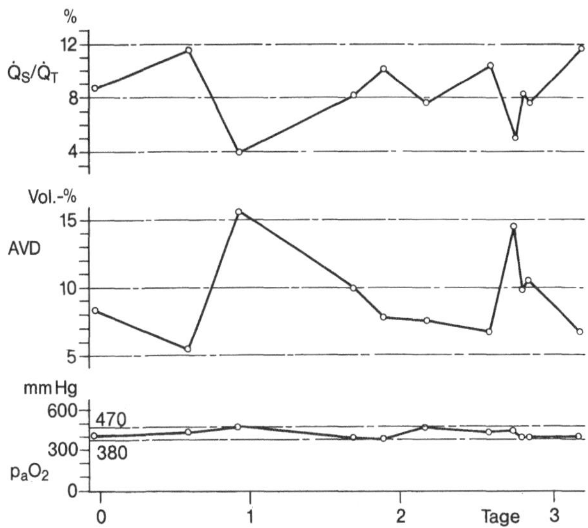

Abb. 13. Intrapulmonaler Rechts-links-Shunt ($\dot{Q}_S/\dot{Q}_T$) und arteriovenöse Sauerstoffdifferenz (AVD) als Maß für das Herzminutenvolumen. Die beiden Kurven verhalten sich spiegelbildlich, während sich der p_aO_2 in engen Grenzen konstant hält [zwischen 380 und 470 mm Hg (50,7 und 62,7 kPa)]. Patient mit koronarer Herzkrankheit nach Aortenklappenersatz. Die Lowflow-Phasen entstanden durch akute Herzrhythmusstörungen

pulmonale Rechts-links-Shunt während des Anstiegs der arteriovenösen Sauerstoffdifferenz und umgekehrt. Der Mittelwert der AVD in der Schockphase ist nahezu doppelt so hoch wie die mittlere AVD vor oder nach Schock; der Mittelwert des $\dot{Q}_S/\dot{Q}_T$ im Schock etwa halb so groß wie der Mittelwert von $\dot{Q}_S/\dot{Q}_T$ vor oder nach Schock.

2.3.2 Intrapulmonaler Rechts-links-Shunt und Herzminutenvolumen

Mit wiederholten Messungen am selben Patienten wurde von verschiedenen Untersuchern festgestellt, daß ein Anstieg des Herzminutenvolumens mit einem Anstieg des intrapulmonalen Rechtslinks-Shunts verbunden ist. So fand sich eine Zunahme des intrapulmonalen Rechts-links-Shunts, wenn unter Arbeit das Herzminuten-

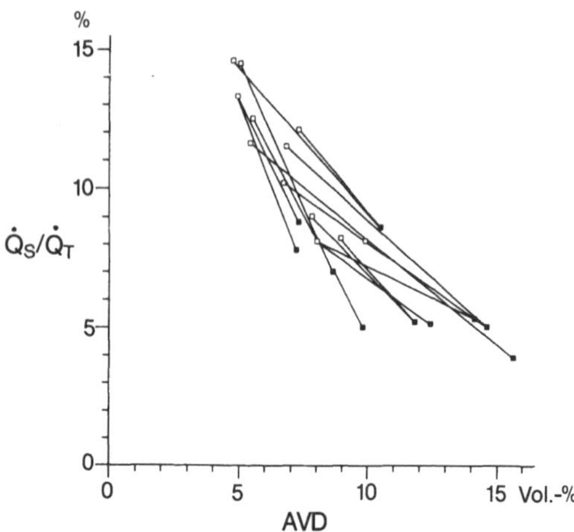

Abb. 14. $\dot{Q}_S/\dot{Q}_T$ und AVD während des akuten Auftretens und Verschwindens von Low-flow-Bedingungen (s. Text). □ ohne Schock, ■ im Schock). Einzelwerte von 8 derartigen sehr schnellen Veränderungen in einer oder in beiden Richtungen

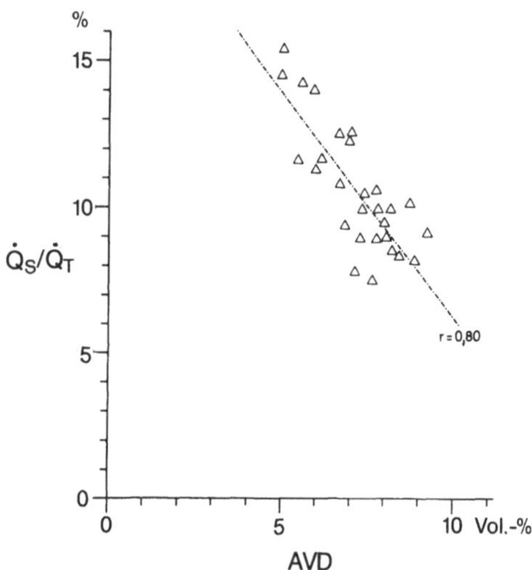

Abb. 15. Intrapulmonaler Rechts-links-Shunt ($\dot{Q}_S/\dot{Q}_T$) und AVD 24–72 h nach Operationsende (s. Text)

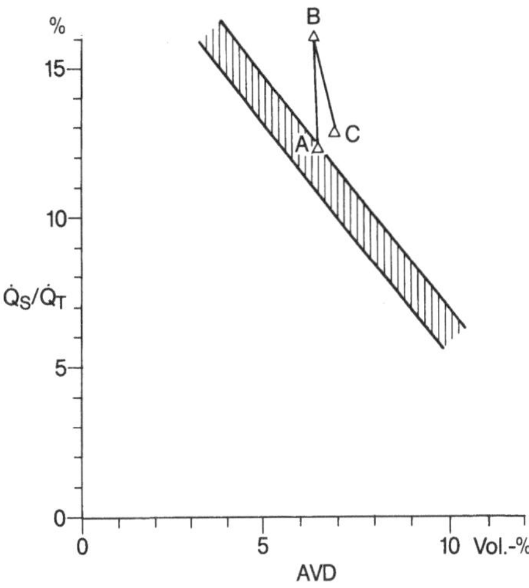

Abb. 16. Intrapulmonaler Rechts-links-Shunt ($\dot{Q}_S/\dot{Q}_T$) und arteriovenöse Sauerstoffdifferenz (AVD) 24–72 h nach Operationsende mit der schraffierten Normzone. Punkte, welche außerhalb der ermittelten Normzone liegen, zeigen eine Veränderung der pulmonalen Situation an. Beim wiedergegebenen Beispiel kam es nach normaler Ausgangssituation (Punkt A) infolge zu starker positiver Flüssigkeitsbilanz innerhalb einiger Stunden zu einer leichten „Flüssigkeitslunge". Der in dieser Situation registrierte Punkt B liegt außerhalb der Normzone und weist auf eine echte Störung der Lungenfunktion hin. Unter diuretischer Therapie war diese Lungenfunktionsstörung innerhalb weniger Stunden reversibel (Punkt C)

volumen über den Ruhewert ansteigt. Auch bei Steigerung des Herzminutenvolumens durch Infusion von Isoproterenol steigt der Rechts-links-Shunt an. Diese Untersuchungen ergaben auch, daß nicht Isoproterenol als solches, sondern das durch Isoproterenol vergrößerte Herzminutenvolumen für den Anstieg des Rechts-links-Shunts verantwortlich ist [223]. Wurde nämlich die Isoproterenolinfusion fortgesetzt, das Herzminutenvolumen aber mit Hilfe von Tourniquets wieder auf den Ruhewert gesenkt, so fiel der Rechts-links-Shunt trotz der fortgeführten Isoproterenolmedikation wieder ab. In der Tat gibt es zwischen intrapulmonalem Rechts-links-Shunt und Herzminutenvolumen bzw. arteriovenöser Sauerstoffdifferenz generelle Normbeziehungen (Abb. 15). Dieser Zusammenhang ist bemerkenswert, weil erst im Vergleich zu diesem Normverhalten festgestellt werden kann, ob ein zur Diskussion stehender Wert von $\dot{Q}_S/\dot{Q}_T$ als pathologisch zu beurteilen ist; anders ausgedrückt: Veränderungen, die nur ein Hin- und Hergleiten auf der Normbeziehung zwischen $\dot{Q}_S/\dot{Q}_T$ und Herzminutenvolumen ausdrücken, sind nicht als Verbesserung oder Verschlechterung der Lungenfunktion zu interpretieren. Erst ein Ausbrechen aus dieser Normbeziehung, d.h. z.B. ein Anstieg des intrapulmonalen Rechts-links-Shunts bei gleichbleibendem Herzminutenvolumen erlaubt die Feststellung einer echten Lungenfunktionsstörung, und nur dieser relativ erhöhte Shunt bedarf besonderer Abklärung und Therapie, wie das Beispiel in Abb. 16 zeigt.

2.3.3 Aussagewert des alveoloarteriellen Sauerstoffgradienten ($D_{Aa}O_2$)

Da bei Verminderung des Herzminutenvolumens die gemischt-venöse Sättigung sinkt, müßte — wie ausgeführt — bei konstantem Verhältnis von intrapulmonalem Rechts-links-Shunt zu Herzminutenvolumen jeder Abfall des Herzminutenvolumens eine Erniedrigung des Sauerstoffpartialdrucks des arteriellen Blutes und damit eine Vergrößerung des alveoloarteriellen Sauerstoffgradienten zur Folge haben. Zur Illustration dieser Überlegungen sind in Tabelle 1 verschiedene nach der Shuntformel berechnete Werte von intrapulmonalem Rechts-links-Shunt zusammengestellt. Die Werte wurden unter unterschiedlicher Annahme von Hämoglobin, gemischt-venöser Sättigung und alveoloarterieller Sauerstoffpartialdruckdifferenz nach der Shuntformel berechnet. Die Tabelle zeigt, daß die Schätzung des intrapulmonalen Rechts-links-Shunts allein aufgrund der alveoloarteriellen Sauerstoffpartialdruckdifferenz und unter Vernachlässigung von Hämoglobin und gemischt-venöser Sättigung zu erstaunlich großen Fehlern führt.

Abb. 17 zeigt die Abhängigkeit der $D_{Aa}O_2$ von $\dot{Q}_S/\dot{Q}_T$ bei verschiedenen inspiratorischen Sauerstoffkonzentrationen. Dabei wird ersichtlich: $D_{Aa}O_2$ steigt mit steigendem $\dot{Q}_S/\dot{Q}_T$. *Zu jedem F_IO_2 gehört eine besondere (eigene) Kurve.* Jede Kurve ist bei höherem $\dot{Q}_S/\dot{Q}_T$ flacher und bei niedrigerem $\dot{Q}_S/\dot{Q}_T$ steiler. Der Übergang von der flachen

Tabelle 1. Intrapulmonaler Rechts-links-Shunt ($\dot{Q}_S/\dot{Q}_T$) in Abhängigkeit vom Hämoglobingehalt (Hb), p_aO_2 und gemischt-venöser Sauerstoffsättigung ($S_{\bar{v}}$), berechnet nach der Shuntformel. $\dot{Q}_S/\dot{Q}_T$-Werte unter 2% werden bei Patienten nie gemessen und sind deshalb als „ – " eingetragen; Werte von 14% und mehr wurden als „stark erhöhter intrapulmonaler Rechts-links-Shunt" hervorgehoben

| | p_aO_2 | | $S_{\bar{v}}\%$ | | |
	[mm Hg (kPa)]		20	40	80
	100	(13,3)	**16**	**23**	**40**
	200	(26,7)	13	**19**	**33**
Hb = 8 g%	300	(40)	10	**14**	**26**
	400	(53,3)	7	10	**18**
	500	(66,7)	4	6	11
	600	(80)	–	–	3
	100	(13,3)	**11**	**17**	**32**
	200	(26,7)	9	**14**	**26**
Hb = 12 g%	300	(40)	7	11	**20**
	400	(53,3)	5	8	**14**
	500	(66,7)	3	5	9
	600	(80)	–	–	3
	100	(13,3)	9	13	**27**
	200	(26,7)	7	11	**22**
Hb = 16 g%	300	(40)	6	8	**17**
	400	(53,3)	4	6	12
	500	(66,7)	2	4	7
	600	(80)	–	–	–

zur steilen Kurvenform entspricht nicht einem bestimmten $\dot{Q}_S/\dot{Q}_T$-Wert, sondern einem bestimmten arteriellen p_{O_2}: D_{AaO_2} steigt steil bis zu einem p_aO_2 von 125 mm Hg (16,7 kPa) und ist flach, sobald p_aO_2 unter 95 mm Hg (12,7 kPa) fällt, d. h. sobald die arterielle Sauerstoffsättigung auf (meßbare) niedrige Werte abfällt. Ein zumindest begrenzt sinnvolles Maß für die venöse Beimischung ist die D_{AaO_2} also nur bei jeweils einem bestimmten konstanten und möglichst niedrigen F_IO_2, d. h. eigentlich nur bei konstanter Atmung von Raumluft [115, 228, 269, 276].

Die notwendige inspiratorische Sauerstoffkonzentration. In Abb. 18 ist die Beziehung des arteriellen Sauerstoffdrucks (p_aO_2) und des intra-

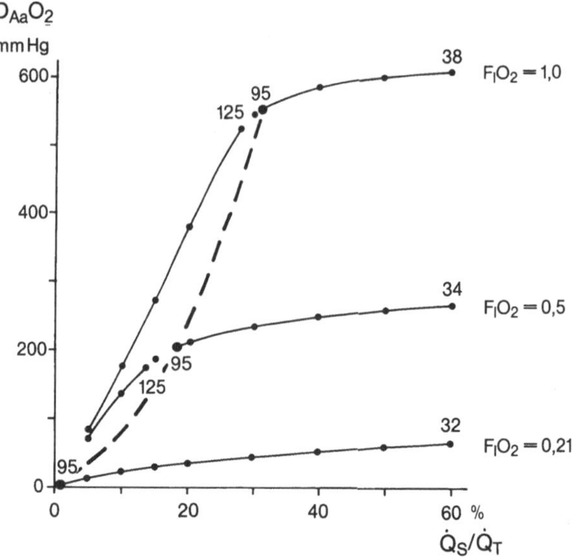

Abb. 17. Alveoloarterielle Sauerstoffspannungsdifferenz ($D_{Aa}O_2$) und intrapulmonaler Rechts-links-Shunt ($\dot{Q}_S/\dot{Q}_T$) bei verschiedenen inspiratorischen Sauerstoffkonzentrationen (F_IO_2). Zu den arteriellen pO_2-Werten 95 (12,7 kPa) und 125 mm Hg (16,7 kPa) sind die zugehörigen $D_{Aa}O_2$-Werte besonders gekennzeichnet (◆). Außerdem sind die p_aO_2-Werte für $\dot{Q}_S/\dot{Q}_T = 60\%$ direkt eingetragen (△)

pulmonalen Rechts-links-Shunts ($\dot{Q}_S/\dot{Q}_T$) bei verschiedenen alveolären Sauerstoffspannungen (p_AO_2) eingezeichnet. Bei gegebenem $\dot{Q}_S/\dot{Q}_T$ kann nun diejenige alveoläre Sauerstoffspannung abgelesen und damit diejenige inspiratorische Sauerstoffkonzentration angegeben werden, die zum gewünschten arteriellen Sauerstoffdruck führt. Beispiel (Abb. 19): so muß bei einem $\dot{Q}_S/\dot{Q}_T$ von 7% (A) mit einem p_AO_2 von 250 mm Hg (33,3 kPa) (B) beatmet werden, damit bei einer AVD von 6 Vol.-% eine arterielle Sauerstoffspannung von 135 mm Hg (18 kPa) gemessen wird (C).

Der alveoloarterielle Sauerstoffgradient in Abhängigkeit von der inspiratorischen Sauerstoffkonzentration (Abb. 19). Verfolgt man die Linie gleicher alveolärer Sauerstoffspannung [$p_AO_2 = 250$ mm Hg

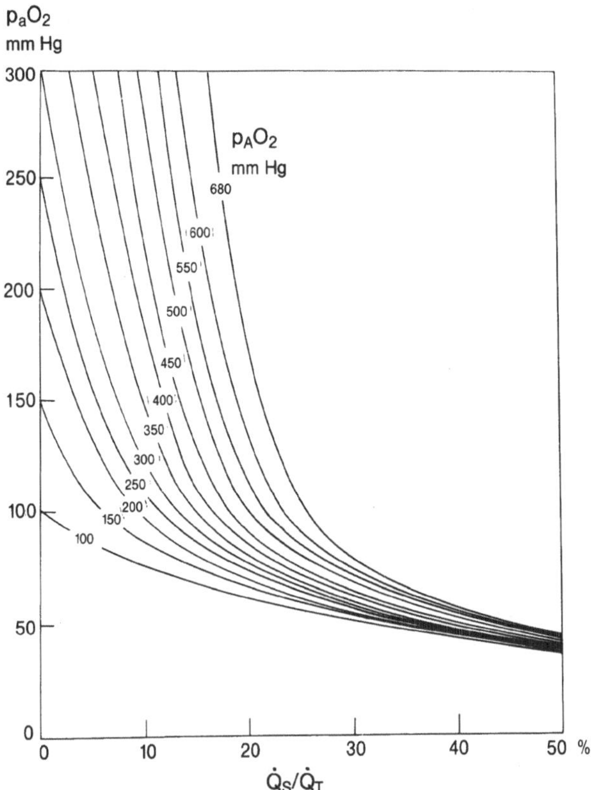

Abb. 18. Arterielle Sauerstoffspannung (p_aO_2) und $\dot{Q}_S/\dot{Q}_T$ bei verschiedener alveolärer Sauerstoffspannung (p_AO_2). Die Kurven wurden berechnet unter Voraussetzung eines Hämoglobins von 15 g%, eines arteriellen pH von 7,4, einer arteriovenösen Sauerstoffdifferenz von 6 ml/100 ml. (Nach [208])

(33,3 kPa)] bei fallendem $\dot{Q}_S/\dot{Q}_T$, bis sie bei $\dot{Q}_S/\dot{Q}_T=0$ die Ordinate schneidet, so fällt p_AO_2 auf p_aO_2 (**D**), denn bei einem $\dot{Q}_S/\dot{Q}_T$ von 0% ist nach den Voraussetzungen der Shuntformel die arterielle Sauerstoffspannung identisch mit der alveolären Sauerstoffspannung. Damit gibt die Distanz von **D** nach **C** den alveoloarteriellen Sauerstoffgradienten bei einer bestimmten alveolären Sauerstoffspannung an; in unserem Beispiel mit einer alveolären Sauerstoffspannung von 250 mm Hg (33,3 kPa), einem $\dot{Q}_S/\dot{Q}_T$ von 7% und einer AVD

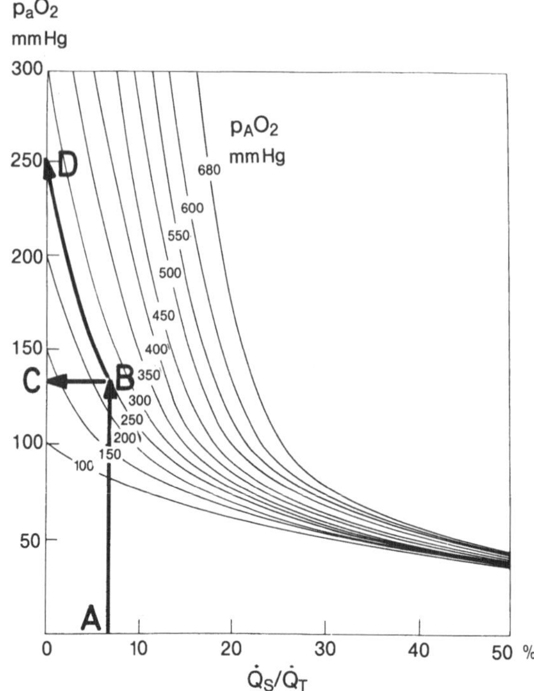

Abb. 19. Vgl. Abb. 18. Bei einem Beispiel mit intrapulmonalem Rechts-links-Shunt mit $\dot{Q}_S/\dot{Q}_T$ von 7%. Bei einem p$_A$O$_2$ von 250 mm Hg (33,3 kPa) ergibt sich ein p$_a$O$_2$ von 135 mm Hg (18 kPa) (**C**). Die Strecke **C–D** ergibt den alveoloarteriellen Sauerstoffspannungsgradienten (s. Text)

von 6 Vol.-% beträgt der alveoloarterielle Gradient 115 mm Hg (15,3 kPa).

Beurteilung des $\dot{Q}_S/\dot{Q}_T$ bei hoher inspiratorischer Sauerstoffkonzentration. Die Darstellung zeigt weiter (Abb. 20), daß bei gegebenem $\dot{Q}_S/\dot{Q}_T$ die alveoloarterielle Sauerstoffdifferenz um so größer ist, je höher gleichzeitig die alveoläre Sauerstoffspannung gewählt wird. Daraus folgt, daß *Änderungen des intrapulmonalen Rechts-links-Shunts bei hoher inspiratorischer Sauerstoffkonzentration leichter feststellbar sind* als bei tiefer.

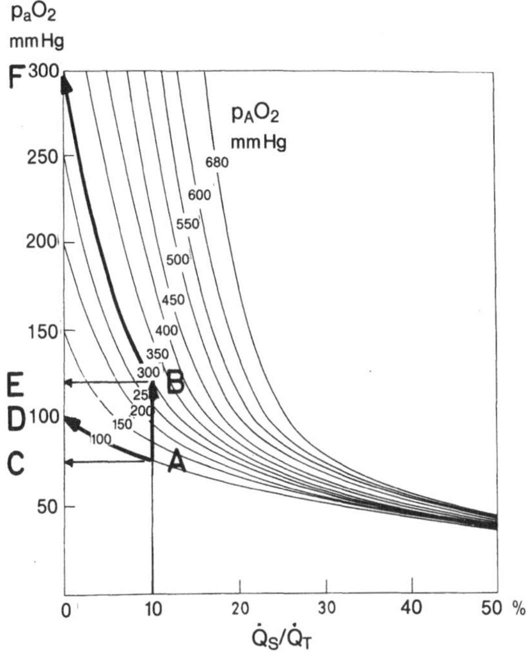

Abb. 20. Vgl. Abb. 18. Bei einem intrapulmonalen Rechts-links-Shunt ($\dot{Q}_S/\dot{Q}_T$) von 10 % und einer alveolären Sauerstoffspannung von 100 mm Hg (13,3 kPa) beträgt der alveoloarterielle Sauerstoffgradient etwa 25 mm Hg (3,3 kPa) (**C–D**). Bei einer alveolären Sauerstoffspannung von 300 mm Hg (40 kPa) und gleichem intrapulmonalem Rechts-links-Shunt beträgt der alveoloarterielle Gradient jedoch 175 mm Hg (23,3 kPa) (**E–F**). Hb = 15 g/ 100 ml. pH = 7,40. AVD = 6 ml/100 ml

Ebenfalls aufschlußreich ist der Zusammenhang zwischen arterieller Sauerstoffspannung und intrapulmonalem Rechts-links-Shunt, wenn das Herzminutenvolumen und damit die arteriovenöse Sauerstoffdifferenz variieren (Abb. 21). Zunächst zeigt sich der generelle umgekehrt proportionale Zusammenhang von p_aO_2 und $\dot{Q}_S/\dot{Q}_T$ [208]. Außerdem wird deutlich, daß für einen gegebenen Shunt (Abb. 22), z. B. für $\dot{Q}_S/\dot{Q}_T = 15$ %, bei Auftreten eines Schocks mit Anstieg der arteriovenösen Differenz von z. B. auf 10 Vol.-% (A nach B) bei einem F_IO_2 von 100 % der p_aO_2 von 440 auf 130 mm Hg (58,7 auf 17,3 kPa) abfällt.

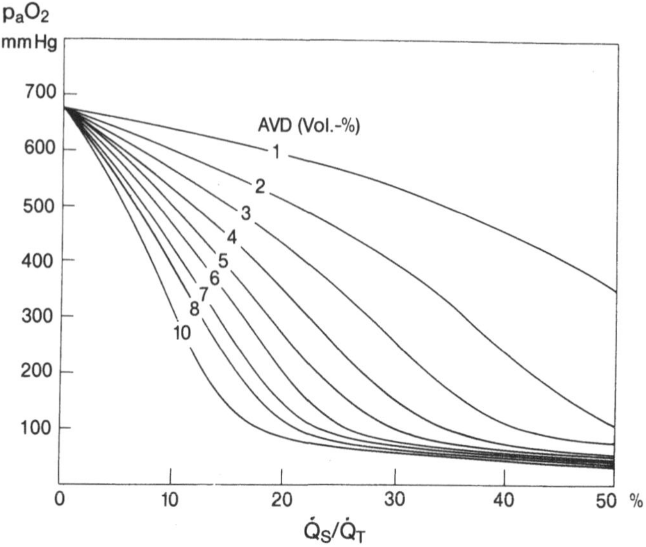

Abb. 21. Arterieller pO_2 und intrapulmonaler Shunt ($\dot{Q}_S/\dot{Q}_T$) bei verschiedener arteriovenöser Sauerstoffgehaltsdifferenz (AVD) als Ausdruck verschiedener Herzzeitvolumina. Die Kurven wurden berechnet unter Voraussetzung eines Hämoglobins von 15 g% und eines arteriellen pH von 7,4 [208]. pH = 7,40, Hb = 15 g/100 ml

Wird diesem *rechnerischen Zusammenhang* aber der empirisch nachgewiesene *funktionelle* Zusammenhang zwischen Herzminutenvolumen und intrapulmonalem Shunt hinzugefügt (s. 2.3.1), so müssen bei Abfall des Herzminutenvolumens und Anstieg der AVD von 4 auf 10 Vol.-% folgende weitere Schritte ablaufen: infolge des funktionellen Zusammenhangs sinkt bei Abfall des Herzminutenvolumens der intrapulmonale Shunt in unserem Beispiel um etwa 10%, d. h. vom Ausgangswert 15% (B) auf den neuen Wert 5% (C); die effektiv resultierende Sauerstoffspannung wird demnach bei 520 mm Hg (69,3 kPa) abgelesen (D). *Durch diese Kombination des formalen Zusammenhanges von $\dot{Q}_S/\dot{Q}_T$ und arterio-venöser Sauerstoffdifferenz sowie der empirischen Abhängigkeit des $\dot{Q}_S/\dot{Q}_T$ vom Herzminutenvolumen kann die Beobachtung erklärt werden, daß bei*

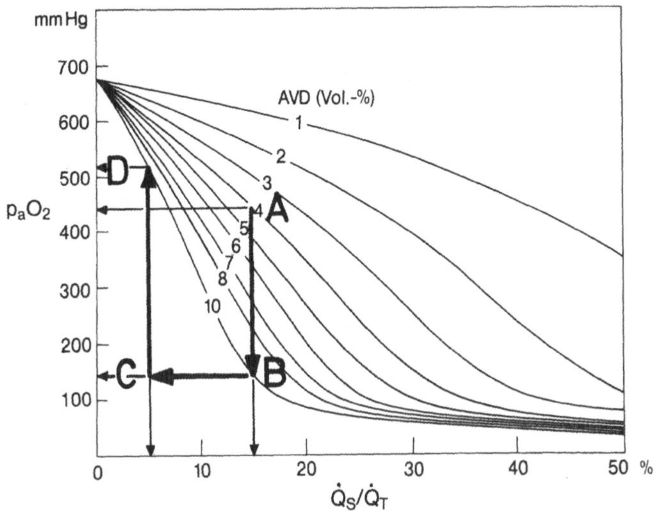

Abb. 22. Kombinierter Effekt (vgl. Abb. 21)

1) der berechenbaren Veränderung des p_aO_2 bei gegebenem $\dot{Q}_S/\dot{Q}_T$ während dem Abfall des Herzminutenvolumens und

2) des empirisch gefundenen Einflusses des Herzzeitvolumens auf $\dot{Q}_S/\dot{Q}_T$.

A Bei einer AVD von 4 Vol.-% und einem $\dot{Q}_S/\dot{Q}_T$ von 15% ergibt sich ein p_aO_2 von 440 mm Hg (58,7 kPa).

B Bei Abfall des Herzzeitvolumens mit Anstieg der AVD auf 10 Vol.-% ergibt sich bei gleichem $\dot{Q}_S/\dot{Q}_T$ von 15% *rechnerisch* ein p_aO_2 von 140 mm Hg (18,7 kPa).

C Bei Abfall des Herzminutenvolumens mit Anstieg der AVD von 4 Vol.-% auf 10 Vol.-% zeigt sich *empirisch* ein Abfall von $\dot{Q}_S/\dot{Q}_T$ von 15% auf etwa 5%.

D Bei $\dot{Q}_S/\dot{Q}_T$ von 5% und einem niedrigen Herzzeitvolumen mit einer AVD von 10 Vol.-% ergibt sich, wiederum *rechnerisch*, ein p_aO_2 von 520 mm Hg (69,3 kPa).

Als kombinierter Effekt des Abfalls des Herzzeitvolumens steigt damit die AVD von 4 Vol.-% auf 10 Vol.-% und der p_aO_2 von 440 auf 520 mm Hg (von 58,7 auf 69,3 kPa) (A nach D)

akutem Auftreten eines low-flow-Syndroms meist eine überraschend hohe arterielle Sauerstoffspannung vorgefunden wird. Diese Zusammenhänge können nicht nur im Tierversuch [244] exakt nachgewiesen (Abb. 23 a, b), sondern auch am Krankenbett immer wieder beobachtet werden; Abb. 24 sei dazu ein Beispiel.

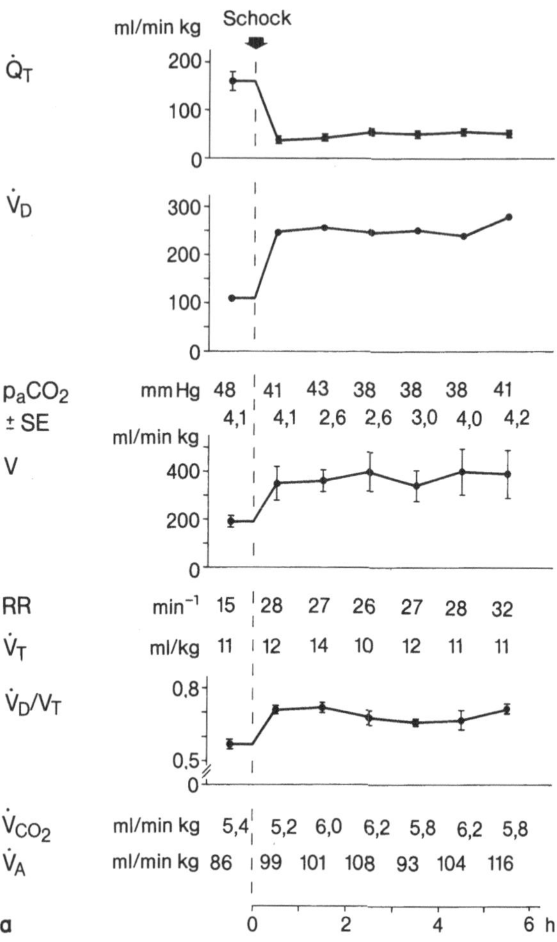

Abb. 23 a, b. Mittelwerte von Messungen am spontanatmenden Hund in oberflächlicher Narkose bei akuter Senkung des Herzminutenvolumens ($\dot{Q}_T$) durch standardisierte hämorrhagische Hypotension auf einen konstant gehaltenen Aortendruck von 50 mm Hg (6,7 kPa). **a** Die Totraumventilation ($\dot{V}_T$) und damit der Totraumquotient (V_D/V_T) steigen akut an. Dennoch bleibt p_aCO_2 praktisch konstant (Mittelwert ± SE, Standardabweichung). Bei ungestörter Regulation der Spontanatmung wird die Konstanz von p_aCO_2 durch massive Steigerung des Atemminutenvolumens ($\dot{V}$) erreicht. Das Atemminutenvolumen wird allein durch Steigerung der Atemfrequenz (RR) erhöht, während das Atemzugvolumen (V_T) unverändert bleibt. Die Kohlensäureeli-

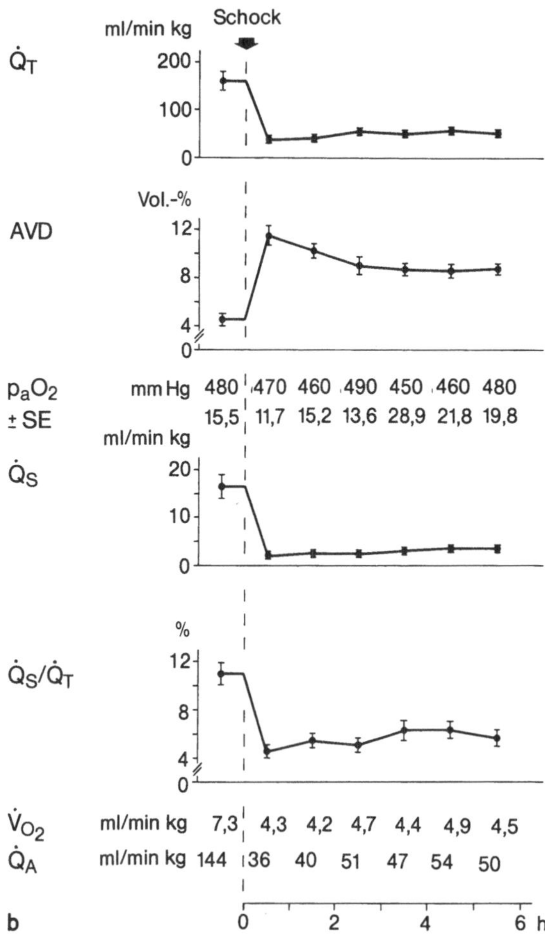

mination (V_{CO_2}) und die alveoläre Ventilation (V_A) ändern sich nur unwesentlich. **b** Beim akuten Abfall des Herzminutenvolumens ($\dot{Q}_T$) steigt die arteriovenöse Sauerstoffdifferenz (AVD) massiv an. Dennoch bleibt p_aO_2 unverändert, solange die Atemregulation nicht gestört ist (bei Spontanatmung mit 95 % Sauerstoff: $F_IO_2 = 0,95$). Der absolute Betrag des durch die Lunge strömenden Blutes, welches nicht am Gasaustausch teilnimmt, d. h. vom rechten zum linken Herzen kurzgeschlossen (geshuntet) wird, nimmt massiv ab ($\dot{Q}_S$). Da beim akuten Abfall des Herzminutenvolumens ($\dot{Q}_T$) das rechts-linkskurzgeschlossene Zeitvolumen weit stärker abfällt, ist $\dot{Q}_S/\dot{Q}_T$ im Schock stark erniedrigt. (Nach [244])

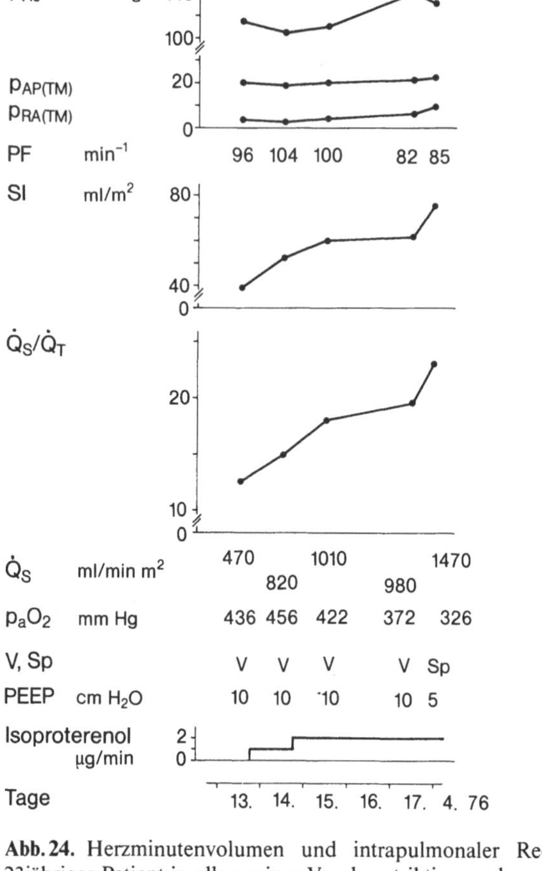

Abb. 24. Herzminutenvolumen und intrapulmonaler Rechts-links-Shunt. 23jähriger Patient in allgemeiner Vasokonstriktion nach septischem Schock. Der Aortendruck p_{Ao} ist nach Volumenzugabe bereits unauffällig. Unter Isoproterenolinfusion gelingt es, das Herzminutenvolumen und die periphere Zirkulation zu normalisieren, wobei der Schlagvolumenindex (St. I) von 40 auf 80 ml/m² ansteigt. Pulmonal-arterieller Druck ($p_{AP(TM)}$, durch gleichzeitige Messung des Ösophagusdrucks wurde der transmurale Druckgradient bestimmt) bleibt etwa konstant. Unter weiterer Volumengabe beginnt die Pulsfrequenz (PF) wieder abzusinken und der Rechtsvorhofdruck ($p_{RA(TM)}$, ebenfalls als transmuraler Druckgradient bestimmt) steigt an: vom Minimum von 3 auf das Maximum von 8 mm Hg (1,1 kPa). Während dieses Anstiegs des Herzminutenvolumens steigt gleichzeitig der prozentuale Anteil des rechtslinks-geshunteten Herzminutenvolumens von etwa 14 % auf 26 %. Tatsäch-

Aus den beschriebenen Zusammenhängen können für die Interpretation am Krankenbett folgende Schlüsse gezogen werden:

1) Der intrapulmonale Rechts-links-Shunt ist leichter bei hoher inspiratorischer Sauerstoffkonzentration zu beurteilen.

2) Aufgrund eines kleinen alveoloarteriellen Sauerstoffgradienten darf nicht geschlossen werden, es liege kein Schock vor.

3) Findet sich im Schock ein hoher alveoloarterieller Sauerstoffgradient, so liegt entweder gleichzeitig eine alveoläre Hypoventilation oder bereits eine zusätzliche schwere Lungenveränderung vor (z. B. Schocklunge, Lappenatelektase, Pneumonie, Lungenödem), oder aber es handelt sich um einen Schock mit septischer Komplikation oder septischer Ursache.

4) Nach dem klassischen Konzept von LICHTHEIM [179] werden atelektatische Lungenbezirke durchblutet, aber nicht belüftet (Abb. 25). Eine Atelektase führt demnach zu einer Erhöhung des intrapulmonalen Rechts-links-Shunts, der sich bei Erhöhung der inspiratorischen Sauerstoffkonzentration auf 100 % nicht ändert.

2.4 Regionale Hypoventilation

Im Gegensatz zum intrapulmonalen Rechts-links-Shunt bei Atelektasen (ganz ohne Belüftung) steht der nur *minderbelüftete Lungenbezirk* bei einer „Verteilungsstörung der Belüftung" („uneven ventilation"). Wird nämlich ein Lungenbezirk (z. B. infolge Bronchialstenose) minderbelüftet und enthält das Atemgas neben Sauerstoff, Kohlensäure und Wasserdampf auch Stickstoff (in relevantem Anteil) so wird in dem minderbelüfteten Lungenbezirk der Sauerstoffpartialdruck nach wenigen Atemzügen infolge Sauerstoffabgabe um einen bestimmten Betrag X [im Beispiel 60 mm Hg (8 kPa)] unter demjeni-

<hr>

lich hat demnach zunächst nur 470 ml, nach Verbesserung des Kreislaufs aber 1470 ml Blut ($\dot{Q}_S$) die Lunge ohne Gasaustausch passiert und als venöse Beimischung den p_aO_2 erniedrigt. Dementsprechend sinkt der p_aO_2 (bei $F_IO_2 = 1$) während der Kreislaufverbesserung von rund 450 auf rund 330 mm Hg (von ~60 auf ~44 kPa) ab (s. S. 58).

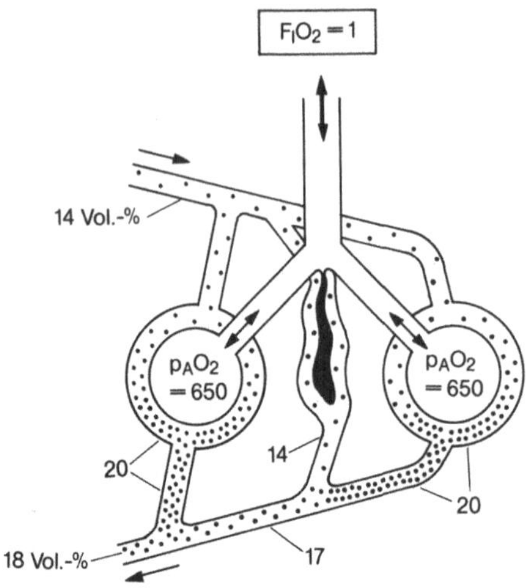

Abb. 25. Die *Atelektase* führt zu einer Perfusion von kollabierten Alveolen und ist auch nachweisbar bei Atmung bzw. Beatmung mit 100 % Sauerstoff. Der Einfluß auf den Sauerstoffgehalt wird vom Anteil des Herzzeitvolumens abhängen, der durch jede der 3 dargestellten Alveolen fließt. In dem wiedergegebenen Modell wird angenommen, daß der Blutfluß in jeder der 3 Alveolen gleich groß und der Sauerstoffgehalt des gemischt-venösen Blutes 14 Vol.-% sei. Der Zusammenfluß des arterialisierten Blutes der rechten Alveole (O_2-Gehalt = 20 Vol.-%) und des nicht arterialisierten Blutes der atelektatischen, mittleren Alveole (O_2-Gehalt = 14 Vol.-%) führt zum Sauerstoffgehalt von 17 Vol.-%. Zwei Teile dieses Blutes mischen sich noch mit einem Teil Blut aus der linken, normal arterialisierenden Alveole, und es entsteht bei einem Shunt von 1:2 ($\dot{Q}_S/\dot{Q}_T = 33\%$) ein arterieller Sauerstoffgehalt von 18 Vol.-%

gen des inspirierten Atemgasgemisches liegen, so daß der minderbelüftete Lungenbezirk Ursache einer venösen Beimischung wird (Abb. 26). Wird das Drittgas (Stickstoff) durch Atmung (bzw. Beatmung) von reinem Sauerstoff eliminiert, so enthält auch der minderbelüftete Lungenbezirk nur noch Sauerstoff, Kohlensäure und Wasserdampf, und die Sauerstoffspannung ist zunächst entsprechend höher, nämlich 650 mm Hg (86,7 kPa). Nach wenigen Atemzügen wird die alveoläre Sauerstoffspannung um denselben Betrag X [im Beispiel 60 mm Hg (8 kPa)] erniedrigt; ausgehend von der hohen inspiratorischen Sauerstoffspannung bleibt sie aber derjenigen in den

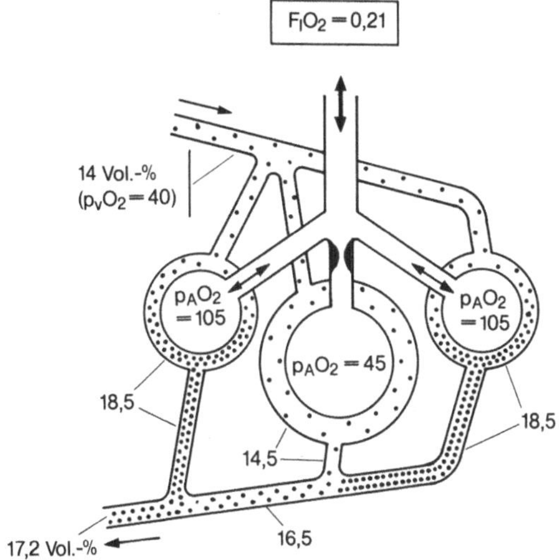

Abb. 26. Die *regionale Hypoventilation bei Zimmerluftatmung* (mittlere überblähte Alveole mit Stenosebronchiolus) führt zu erheblicher venöser Beimischung; vgl. Abb. 25

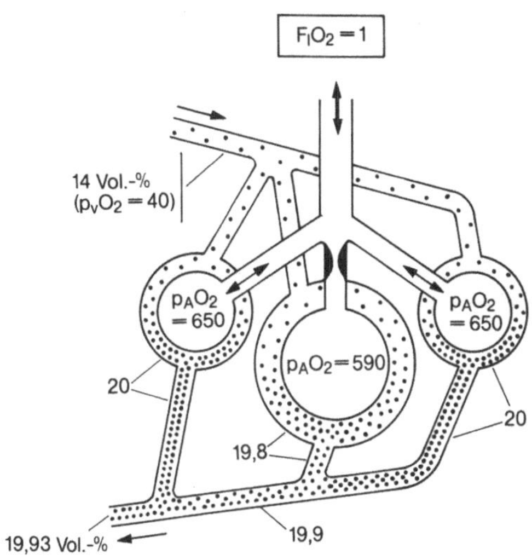

Abb. 27. Die venöse Beimischung infolge *regionaler Hypoventilation unter reinem Sauerstoff* ist kaum meßbar; vgl. Abb. 25

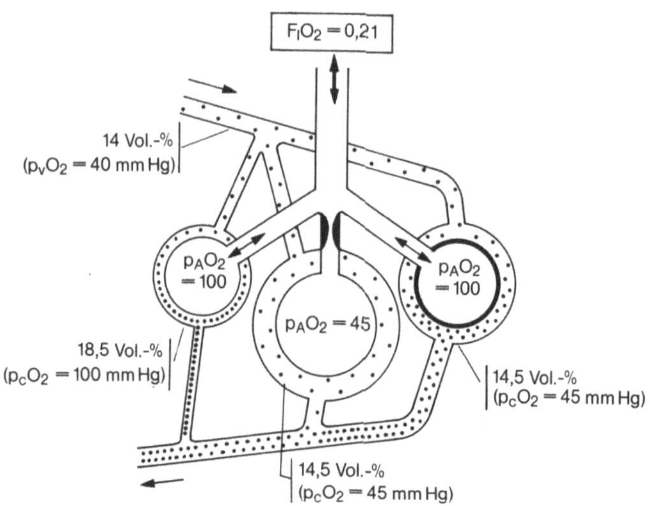

Abb. 28. *Regionale Hypoventilation und „Diffusionsblock".* Die Alveole rechts zeigt die Verhältnisse bei schwerer Diffusionsstörung („Diffusionsblock"). Die große Alveole in der Mitte demonstriert, wie bei schwerer Obstruktion infolge Hypoventilation ein sog. „Diffusionsblock" entstehen kann. In dieser Alveole kann die Sauerstoffspannung so weit abfallen, daß die Phänomene eines Diffusionsblocks entstehen, obwohl normale Verhältnisse an der Alveolar-Kapillar-Membran vorliegen (s. Text)

gut belüfteten Bezirken relativ ähnlich, nämlich 590 anstatt 650 mm Hg (78,7 statt 86,7 kPa) (Abb. 27). Dabei verschwindet die venöse Beimischung praktisch vollständig. *Ein überraschend starker Abfall des arteriellen Sauerstoffdrucks bei der Reduktion einer relativ hohen inspiratorischen Sauerstoffkonzentration (z. B. reiner Sauerstoff) auf eine niedrigere (z. B. 40 %) oder gar auf Zimmerluft (21 %) zeigt an, daß der bei tiefer inspiratorischer Sauerstoffkonzentration vorliegende intrapulmonale Rechts-links-Shunt nicht nur durch „Atelektasen" sondern auch durch regionale Hypoventilation, d. h. durch „uneven ventilation" verursacht ist* (Beispiel Abb. 77). Theoretisch wäre diese große Differenz auch bei extremer Sauerstoffdiffusionsstörung (zwischen Alveolarmembran und Kapillarendothel) zu erwarten (Abb. 28). Doch sind derart extreme Diffusionsstörungen als Folge akuter Veränderungen kaum bekannt. Die „regionale Hypoventilation" wird damit nicht durch Interpretation einer Blutgasanalyse vermutet, sondern durch Vergleich zweier Blutgasanalysen, die bei möglichst unterschiedlicher inspiratorischer Sauerstoffkonzentration gewonnen worden sind. Der Zusammenhang sei noch einmal dargestellt ausgehend von dem Diagramm (Abb. 18), welches p_aO_2 dem intrapulmonalen Rechts-links-Shunt bei unterschiedlichem p_AO_2 zuordnet. Wird beispielsweise (Abb. 29) unter Atmung von reinem Sauerstoff, d.h. bei einem p_AO_2 von 650 mm Hg (86,7 kPa) ein p_aO_2 von 510 mm Hg (68 kPa) [im Beispiel Barometerdruck = 671 mm Hg (89,5 kPa)] gemessen (A), so stellen wir (bei einer AVD von 4 Vol.-%) einen intrapulmonalen Rechts-links-Shunt von 10% fest (A oder B). Bei Atmung von Zimmerluft, d.h. bei einem p_AO_2 von 110 mm Hg (14,7 kPa) (D) müßte dann p_aO_2 82 mm Hg (10,9 kPa) betragen (DE). Wird aber unter Zimmerluftatmung tatsächlich ein p_aO_2 von 66 mm Hg (8,8 kPa) gemessen (F), so muß unter der niedrigen alveolären Sauerstoffspannung von 110 mm Hg (14,7 kPa) (G) eine zusätzliche venöse Beimischung entstanden sein (C–H).

Wir stellen in diesem Beispiel zwei Teile von venöser Beimischung fest: der *erste* Teil (a) zeigt sich bereits unter Atmung von stickstofffreiem Sauerstoff ($\dot{Q}_S/\dot{Q}_T = 10\%$) und führt bei einem p_AO_2 von 110 mm Hg (14,7 kPa) zu einem p_aO_2 von 82 mm Hg (10,9 kPa). Der *zweite* Teil (b) zeigt sich erst unter Atmung eines stickstoffreichen, d.h. sauerstoffärmeren Gasgemisches, er entspricht einem $\dot{Q}_S/\dot{Q}_T$ von weiteren 10% (b) und verursacht unter Zimmerluftatmung einen weiteren Abfall des p_aO_2, nämlich auf 66 mm Hg (8,8 kPa) [303]. *Dieser zweite Teil der venösen Beimischung kommt im wesentlichen durch regionale Minderbelüftung zustande* und ist als akut aufgetretene Veränderung bei der Betreuung von Thoraxtraumen von eminenter Bedeutung (s. S. 141 und 184).

Die bisher beschriebenen Zusammenhänge zwischen intrapulmonalem Rechts-links-Shunt ($\dot{Q}_S/\dot{Q}_T$) und inspiratorischer Sauerstoffkonzentration (F_IO_2) wurden unter der Annahme entwickelt, daß der Funktionszustand der Lunge durch die Änderung der inspiratorischen Sauerstoffkonzentration nicht beeinflußt würde. Tatsächlich ist aber bei Übergang vom therapeutischen F_IO_2 (0,2–0,5) auf reinen Sauerstoff ($F_IO_2 = 1$) mindestens mit 2 Änderungen der Funktion zu rechnen [50, 77, 176, 189, 214, 220, 254, 277]: 1. kann der erhöhte

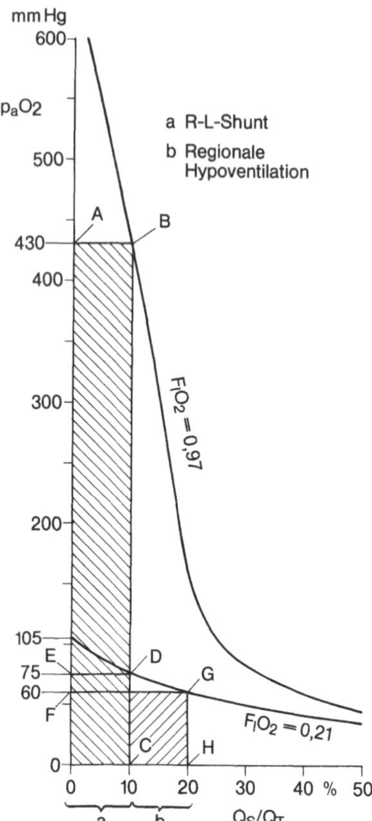

Abb. 29. Arterielle Sauerstoffspannung (p_aO_2) und intrapulmonaler Rechts-links-Shunt ($\dot{Q}_S/\dot{Q}_T$) bei Atmung von reinem Sauerstoff ($F_IO_2 = 0,97$) sowie von Zimmerluft ($F_IO_2 = 0,21$) [vgl. Abb. 18; die beiden Kurven dieser Abbildung wurden aber von uns unter folgenden Voraussetzungen berechnet: AVD = 4 Vol.-%, pH = 7,4, p_aCO_2 = 40 mm Hg (5,3 kPa), Hb = 14 g%, Temp = 370, p_{Bar} = 671 mm Hg (89,5 kPa)]

Der intrapulmonale Rechts-links-Shunt (a) führt bei jeder inspiratorischen Sauerstoffkonzentration zu einer Erniedrigung des p_aO_2 (A bei reinem Sauerstoff; E bei Zimmerluft), die regionale Hypoventilation aber nur bei tiefer Sauerstoffkonzentration; bei Zimmerluft verursacht sie eine zusätzliche venöse Beimischung (b) mit zusätzlichem Abfall des p_aO_2 (F bei Zimmerluft)

p_AO_2 zur Aufhebung von lokal sinnvoller hypoxischer Vasokonstriktion und damit zur Umverteilung der Perfusion bis zu minderbelüfteten Regionen führen und 2. können unter reinem Sauerstoff Resorptionsatelektasen entstehen. Beide Veränderungen erhöhen den Shunt und können im Einzelfall den Effekt einer evtl. vorhandenen regionalen Hypoventilation aufheben oder sogar überwiegen; in einem solchen Fall ist $\dot{Q}_S/\dot{Q}_T$ unter $F_IO_2 = 1$ größer als unter therapeutischem F_IO_2.

Selbst wenn − namentlich unter Beatmung − die Gefahr der Bildung solcher Absorptionsatelektasen realistischerweise nicht allzu hoch eingeschätzt werden muß, ist damit der *Hyperoxygenationstest* (arterielle Blutgasanalyse nach 20 min Atmung/Beatmung mit reinem Sauerstoff) deutlich abgewertet: ist $\dot{Q}_S/\dot{Q}_T$ unter $F_IO_2 = 1$ niedriger, so liegt eine regionale Hypoventilation vor; sie könnte größer sein als abgeschätzt (vgl. Abb. 29) aber nicht kleiner. Ist aber $\dot{Q}_S/\dot{Q}_T$ unter $F_IO_2 = 1$ unverändert oder gar höher, so kann über die Bedeutung der 3 evtl. beteiligten Mechanismen (1. regionale Hypoventilation, 2. Aufhebung der lokalen Perfusionsadaptation an lokale Hypoxie, 3. Bildung von Resorptionsatelektasen) nichts ausgesagt werden.

2.5 Atemfrequenz unter Beatmung

Bei kontrollierter Beatmung und bei unauffälligem Gasaustausch beträgt eine günstige Atemfrequenz 8–10/min. Nach Stunden bis Tagen wird der Patient weniger sediert. Meist ist dann die Kohlensäureproduktion etwas erhöht, und die günstigste Atemfrequenz liegt zwischen 10 und 12/min.

Bei assistierter Überdruckbeatmung wird eine erhöhte Atemfrequenz festgestellt, wenn der wenig sedierte Patient die Dyspnoe subjektiv erlebt. Dyspnoe kann bei normaler arterieller Sauerstoffspannung empfunden werden und sogar zu erniedrigter arterieller Kohlensäurespannung führen (respiratorische Alkalose bei Hyperventilation). Meist ist das Erlebnis des Lufthungers mit Angst verbunden.

Eine erhöhte Atemfrequenz des assistiert Beatmeten kann das erste erkennbare Zeichen eines Bronchospasmus sein. Da aber das uns vertraute Bild *des Bronchospasmus* (giemende Exspirationsbehinderung) oft auch das erste klinische Symptom eines interstitiellen Lungenödems ist, erfordert ein Anstieg der Atemfrequenz unter assistierter Überdruckbeatmung als *potentielles Frühsymptom eines Lungenödems* immer exakte Abklärung.

Steigt unter assistierter druckbegrenzter Beatmung der Trachealdruck zu Beginn des Inspiriums langsam an und wird das Inspirium durch ruckartigen Druckanstieg vorzeitig unterbrochen, dann atmet der Patient gegen den Apparat. Bei Auftreten dieser Gegenatmung sinkt das Atemzugvolumen schlagartig, und unter dem Bild schwerster Unruhe und Dyspnoe steigt die Atemfrequenz an. Die alveoläre Ventilation wird ungenügend, und die arterielle Blutgasanalyse zeigt eine Kohlensäureretention oder sogar eine Hyperkapnie mit Hypoxie. Nur die vorübergehende Erzwingung großer Atemzugvolumina durch drastische Erhöhung des Inspirationsdrucks läßt diesen Circulus vitiosus unterbrechen. Gelegentlich muß dazu der Patient für einige Stunden relaxiert werden.

Bei der versuchsweisen Spontanatmung des intubierten Patienten soll die Atemfrequenz nicht über 20/min ansteigen. Steigt sie über 30/min, so muß in der Regel weiter beatmet werden. Ist die Spontanatemfrequenz unregelmäßig, d.h. wird alle 2–3 min eine sehr langsame Atmung (während einiger Atemzüge Frequenz um 10/min) festgestellt, so findet sich regelmäßig eine Hyperkapnie.

2.6 Effektive Compliance

Die effektive Compliance wird unter Beatmung als Quotient von Atemzugvolumen und endinspiratorischem Trachealdruck (s. S. 39) berechnet. Normalerweise beträgt sie am Erwachsenen etwa

$$\frac{1\,000\ ml}{15\ cm\ H_2O} = {\sim}70\,\frac{ml}{cm\ H_2O}$$

Die effektive Compliance setzt sich zusammen aus der *Thoraxcompliance* (AZV dividiert durch endinspiratorischen intrathorakalen Druck, s. S. 16); sie beträgt ca.

$$\frac{1000\,\text{ml}}{5\,\text{cm H}_2\text{O}} = \sim 200\,\frac{\text{ml}}{\text{cm H}_2\text{O}}$$

und der *Lungencompliance* (AZV dividiert durch endinspiratorischen transpulmonalen Druckgradienten, s. S. 17)

$$\frac{1000\,\text{ml}}{10\,\text{cm H}_2\text{O}} = \sim 100\,\frac{\text{ml}}{\text{cm H}_2\text{O}}$$

Zur genauen Berechnung der Compliance (und ihrer Komponenten) muß der endinspiratorische Druck im strömungsfreien Zustand, d. h. am Ende eines Inflation holds (s. S. 147) abgelesen werden.
Eine langsame Erniedrigung der effektiven Compliance tritt meist infolge Verschlechterung der Lungencompliance auf. Schnell auftretende Erniedrigung der effektiven Compliance (innerhalb weniger Minuten) ist fast immer auf ungenügende Sedation infolge erniedrigter Thoraxcompliance zurückzuführen. Bei Patienten mit vaskulärer pulmonaler Hypertension kann aber auch in tiefer Sedation und sogar unter Relaxation eine schnell wechselnde effektive Compliance beobachtet werden. Auch ein Bronchospasmus führt oft zu einer akuten Erniedrigung der effektiven Compliance. Einerseits kann dann je nach Einstellung des Beatmungsgerätes die benötigte Exspirationszeit zu lang werden, so daß die funktionelle Residualkapazität erhöht wird und der folgende Atemzug sich auf dieses erhöhte Residualvolumen aufpfropft; andererseits löst Bronchospasmus Angst aus, was zu Erregung und erhöhtem Muskeltonus der Bauchwand und des Thorax führt, d. h. zur Erniedrigung der thorakalen Komponente der effektiven Compliance. Bei akut erniedrigter effektiver Compliance muß in jedem Fall
1. ausgeschlossen werden, ob nicht der Tubus tiefer geglitten ist und den Abgang des linken Hauptbronchus verlegt;
2. untersucht werden, ob ein Pneumothorax aufgetreten ist.
Wird eine über Tage andauernde Erniedrigung der effektiven Compliance festgestellt, so liegt immer eine schwere Lungenveränderung

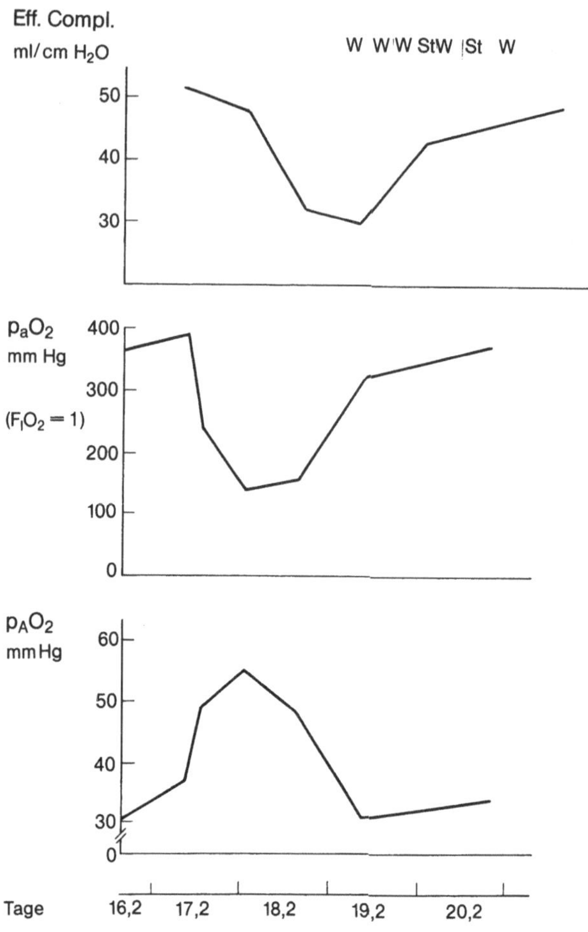

Abb. 30. Postoperativer Meteorismus, effektive Compliance und Gasaustausch. Der 63jährige Patient wird nach Resektion eines Ösophaguskarzinoms volumenkontrolliert (Atemfrequenz 8/min., Atemzugvolumen 1,3 l) mit PEEP 10 cm H₂O beatmet. In den ersten 2 postoperativen Tagen (16. und 17.2.) bildet sich während der an und für sich normalen postoperativen Darmatonie ein massiver Meteorismus. Dieser führt zu eindrücklicher Zwerchfellhochdrängung mit Erniedrigung der effektiven Compliance von 50 auf 30 ml/cm H₂O. Durch die damit verkleinerte funktionelle Residualkapazität häufen sich diffus verteilte Mikroatelektasen an, und der intrapulmonale Rechts-links-Shunt vergrößert sich massiv, so daß (bei F_IO₂ = 1) der arte-

vor [30]. In diesen Fällen geht dem Abfall der Compliance auch ein Anstieg des V_D/V_T und des intrapulmonalen Rechts-links-Shunts parallel; meist geht der Anstieg der Compliance den Gasaustauschstörungen sogar um einige Stunden (bis zu 24 h) voraus. Bei Lungenveränderungen infolge Sepsis steigt dann gleichzeitig auch der pulmonal-vaskuläre Widerstand, d. h. der mittlere Druck in der A. pulmonalis.

Endlich muß betont werden, daß nicht nur der Lagewechsel von Rückenlage in Seitenlage, sondern auch die verschiedenen Grade der Oberkörperschräglage die effektive Compliance verändern können. Daraus folgt:

1) Veränderungen der effektiven Compliance können ohne Kenntnis der gleichzeitig vollzogenen Lageänderungen nicht zuverlässig interpretiert werden.
2) Bei druckbegrenzter Beatmung muß nach jedem Lagewechsel das Atemzugvolumen und Atemminutenvolumen durch erneute Messung kontrolliert und ggf. durch Veränderung des Inspirationsdrucks wieder auf den gewünschten Wert eingestellt werden.

Weiterhin kann die effektive Compliance durch Zwerchfellhochstand, z. B. durch die postoperativ nicht seltene Überblähung des Magens oder durch Ileus zustande kommen. Nach Einlegen einer Magen- bzw. Miller-Abbott-Sonde oder nach Zökostomie bei Dickdarmileus erfolgt dann oft die Normalisierung der effektiven Compliance in wenigen Stunden (Abb. 30).

Wird eine solche Beobachtung unter Messung des Ösophagusdrucks gemacht, so kann festgestellt werden, daß die *pulmonale* Compliance immer normal war; formal gesehen war somit die *thorakale* Compliance erniedrigt, wenn auch in einer solchen Situation (Überblähung des Abdomens) der Terminus „Thoraxcompliance" nicht mehr sinngemäß ist.

---

rielle pO_2 um mehr als 200 mm Hg (26,7 kPa) abfällt. Auch der Totraumquotient steigt an, so daß (zur Erfassung des Phänomens wurde die Beatmungsmechanik jeweils für 1 h auf die 1. Einstellung reduziert, während in der Phase des erhöhten Totraumquotienten über 23 h/Tag selbstverständlich mit höherem Atemminutenvolumen beatmet worden ist) der arterielle pCO_2 bis auf 55 mm Hg (7,3 kPa) ansteigt. Beim Einsetzen der Darmtätigkeit am 3. und 4. postoperativen Tag (18. und 19.2.) normalisieren sich alle 3 Parameter schlagartig (*W* Winde, *St* Stuhl)

2.7 Atemminutenvolumen und Atemhubvolumen

Eine Erhöhung des Atemminutenvolumens ist notwendig, wenn das V_D/V_T oder die Kohlensäureproduktion angestiegen sind. Fieber, Schüttelfrost, Erregungszustände etc. können zur Erhöhung der Kohlensäureproduktion führen. In diesen Fällen muß stärker sediert oder sogar relaxiert werden. Gelegentlich muß die Körpertemperatur mittels physikalischer Kühlung (auf 32 °C) gesenkt werden; unterhalb von etwa 31 °C nimmt die Wahrscheinlichkeit des spontanen Kammerflimmerns rasch zu.

Eine plötzliche Erniedrigung des Atemhubvolumens bei volumenkontrollierter Beatmung bedeutet immer einen technischen Defekt. Die undichte Stelle ist sofort zu suchen und zu eliminieren. Sie kann im Ventilator, an Verbindungsschläuchen oder Verbindern, am Vernebler oder am Cuff in der Trachea lokalisiert sein.

„Spontane" größere Veränderungen des Atemhubvolumens sind selbstverständlich nur bei druckbegrenzten Beatmungsgeräten zu sehen, sie gehen definitionsgemäß immer Veränderungen der effektiven Compliance parallel.

In der Praxis ist es meist schwierig, zwischen Erniedrigung der Compliance (Dehnbarkeit) und Erhöhung der Resistance (Strömungswiderstand) zu unterscheiden. Ist die effektive Compliance erniedrigt, so kann sie oft bis zu einem gewissen Grad durch Erniedrigung des Flows verbessert werden, d. h. das Atemhubvolumen kann bei gleichem endinspiratorischem Druck allein durch Verlangsamung der Inspiration erhöht werden. Bei Anstieg des endinspiratorischen Drucks auf stark erhöhte Werte soll jedenfalls immer von diesem Mechanismus Gebrauch gemacht werden.

2.8 Kritik der vorgelegten Konzepte

Die heute am Krankenbett durchführbaren Meßmethoden lassen Meßwerte bestimmen (wie z. B. V_T, $p_{AW(I)}$, $p_{AW(E)}$, Einzelgasfraktionen im inspiratorischen und exspiratorischen Atemgas, Partialdrük-

ke einzelner Gase im arteriellen oder gemischt-venösen Blut etc.).
Mit diesen Werten können wir den Verlauf quantitativ beschreiben,
und ihre Veränderungen orientieren über Heilung oder Mißerfolg.

Im Bemühen, das Zustandekommen dieser Meßwerte mit den uns
bekannten morphologischen, chemischen und anderen Beobachtungen in einen logischen Zusammenhang zu bringen, entwerfen wir
funktionelle Konzepte. Aufgrund solcher Konzepte (Modelle, Vorstellungen) werden mit mehr oder weniger einfachen Rechenoperationen die gemessenen Zahlenwerte verknüpft; dabei entstehen neue
Zahlen, die zur quantitativen Beschreibung von Funktionen und
Funktionsstörungen verwendet werden. Innerhalb eines Konzepts
ist eine aus korrekten Meßresultaten berechnete Funktionsgröße
„richtig"; „wahr" ist sie deshalb nicht. Solange aber die mit diesem
Konzept gestellten Prognosen zutreffen, sind die entsprechenden
Funktionsgrößen praktisch, und solange eine aufgrund dieser Konzepte vorgeschlagene Therapie erfolgreich ist, sind die entsprechenden Funktionsgrößen nützlich.

Ein Dilemma entsteht, wenn klinisch weiterhin praktische und nützliche Konzepte im Lichte neuerer Befunde plötzlich zu wenig differenziert, widersprüchlich oder nicht mehr haltbar erscheinen. Beim
größeren Teil der in diesem Buch dargestellten intensivmedizinisch-pulmonologischen Konzepte wird dieses Dilemma schon heute
sichtbar. Wir raten dem Kliniker in einer solchen Situation, die funktionellen Größen, die wiederholt schon richtig prognostizieren ließen, und die therapeutischen Konzepte, die sich schon vielfach als
erfolgreich erwiesen haben, nur zögernd zu verlassen, eingedenk der
Tatsache, daß Wissenschaft und Logik wohl zur Landkarte führen,
nicht aber zur Landschaft.

3. Beatmungsweg

In einfachen Fällen (z. B. für kurze Narkosen) kann während einiger Stunden mit der Maske beatmet werden. Auch in einer Grenzsituation, in der Anlaß zur Hoffnung besteht, daß eine eigentliche Beatmungstherapie vermieden werden könne, kann mit einer atemmechanischen Behandlung per Maske das Ziel nicht selten erreicht werden; diese Technik wird beim Weaning besprochen werden. Über längere Zeit kann ein sicherer Beatmungsweg aber nur über einen intratrachealen Tubus garantiert werden. In der Notsituation muß die vorbereitende initiale Maskenbeatmung die Situation zunächst soweit verbessern, daß eine Intubation mit geringerem Risiko durchgeführt werden kann.

3.1 Orotrachealer Tubus

Während einer Operation oder nach notfallmäßiger Intubation ist der Patient durch den Mund intubiert. Dieser Tubus kann nach unserer Erfahrung am bewußtlosen, am sedierten oder am zuverlässig kooperativen Patienten einige Tage belassen werden, falls es sich um einen gewebefreundlichen Kunststofftubus handelt. Sobald der Patient vom Operationstisch auf das Bett umgelagert worden ist, wird die Fixation des Tubus vereinfacht, damit die regelmäßige Reinigung der Zähne und der Mundhöhle mit Borax-Glycerin möglich ist. Die Mundreinigung wird stündlich durchgeführt, weil damit das oft quälende Durstgefühl vermindert wird. Der *Fixation* ist große Aufmerksamkeit zu widmen, da eine Selbstextubation des Patienten katastrophale Folgen haben kann (Abb. 31). Die ideale Fixation bleibt

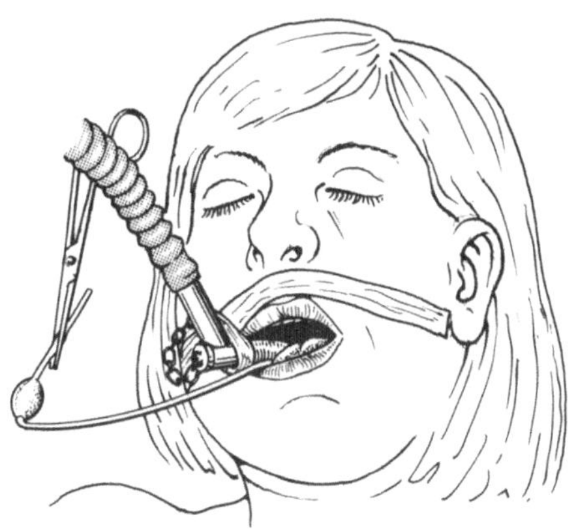

Abb. 31. Fixation des orotrachealen Tubus (s. Text und vgl. Abb. 33)

immer ein Kompromiß: die Selbstextubation bei überraschender Verwirrtheit muß unmöglich sein, und dennoch soll es für den Patienten einigermaßen bequem bleiben. Schlucken ist ohne Auslösen von unangenehmem Würgen kaum möglich, deshalb können nur wenige orotracheal intubierte Patienten trinken, und der Rachen muß periodisch freigesaugt werden. Für die orale und für die nasotracheale Intubation wird dasselbe Kunststoffprodukt verwendet; oral eingeführt ist der Tubus deshalb zu lang und soll gekürzt, d.h. abgeschnitten werden.

Da der Krümmungsradius des nasalen Tubus im Rachen sehr unterschiedlich und veränderlich ist, kann er (unabhängig von der Erfahrung des Anästhesisten!) zu tief liegen, in den rechten Hauptbronchus gleiten und den linken Hauptbronchus verlegen. Die Auskultation nach Intubation zeigt nur, ob zu diesem Zeitpunkt der linke Hauptbronchus verlegt ist. Ob aber bei einer kleinen Bewegung von Kopf oder Hals diese Gefahr droht, ist mit Auskultation nicht festzustellen. *Ein Thoraxröntgenbild nach nasotrachealer Intubation zur Lokalisation des Tubusendes in bezug auf die Carina ist deshalb obligatorisch.* Wird der Cuff mit einem Röntgenkontrastmittel gefüllt (s.S.92), so wird die Beurteilung der anatomischen Beziehung zwischen Bifurkation und Tubusende auf den technisch meist unbefriedigenden Röntgenbildern erleichtert.

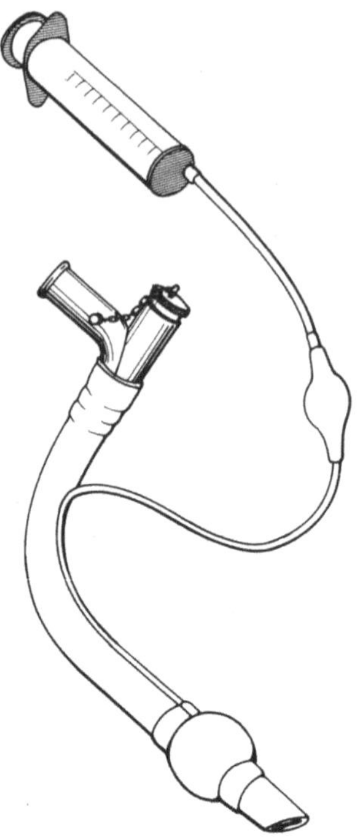

Abb. 32. Oxford-Non-Kinking-Tubus (ONK-Tubus). Der harte dicklumige ONK-Tubus ist rechtwinklig gebogen. Das Tiefertreten des Tubus in den rechten Hauptbronchus ist deshalb nahezu unmöglich. Das Material (Gummi) verbietet, daß der Patient länger als 24 h durch die Glottis intubiert bleibt.

Der orale Tubus ist *kurz und weitlumig*. Die Trachealtoilette ist damit einfach, schonend und schnell.

Beim steifen gewinkelten ONK-Tubus ist die Verlagerung, d. h. das Tiefergleiten in den rechten Hauptbronchus (mit akuter Verlegung des linken Hauptbronchus) kaum möglich; der mit ONK-Tubus intubierte Patient kann auf der Intensivpflegestation ohne Bedenken stündlich umgelagert werden; eine Röntgenkontrolle ist kaum notwendig. Der ONK-Tubus ist somit für Transporte und für kurze Zeit auf Intensivpflegestationen geeignet (Abb. 32). Wird der Gummitubus länger als 24 h belassen, so entstehen häufig *Ulzerationen und Granulationen an der Glottis.* Sie verursachen nach Extubation Schlußunfähigkeit der Stimmbänder mit Aspirationsgefahr und geschwächtem Hustenstoß. Auch subglottische Stenosen können sich entwickeln. Ist der Patient mit einem Gummitubus intubiert und soll länger oral intubiert bleiben, so *muß* er folglich innerhalb von 24 h vom Gummitubus auf einen Kunststofftubus umintubiert werden. Jetzt muß auch entschieden werden, ob bei Gelegenheit der Umintubation wieder oral oder nasotracheal intubiert werden soll.

3.2 Nasotrachealer Tubus

Der nasotracheale Tubus wird auf der Intensivpflegestation gegenüber dem oralen bevorzugt. Er kann besser fixiert werden (als der orotracheale), und Komplikationen durch Lageänderungen des Tubus (Herausgleiten oder Tieferrutschen) sind seltener.
Voraussetzungen der nasotrachealen Intubation am nichtnarkotisierten Patienten sind die gute Lokalanästhesie und die Schleimhautabschwellung des unteren Nasenganges und des Rachens. Dies kann durch Einsprayen eines Lokalanästhetikums und Eintropfen von Otrivin erreicht werden oder aber durch Austupfen mit Kokain [Kokain HCl 4%; 4 ml in Stechampullen abfüllen lassen, damit zulässige Einzeldosis (160 mg) nicht überschritten wird; färben, da für externen Gebrauch]. Wenn Aspirationsgefahr praktisch ausgeschlossen werden kann, darf primär nasotracheal intubiert werden. Bei ausgeprägter Dyspnoe gelingt die nasotracheale Intubation meistens blind (ohne Laryngoskop), d.h. subjektiv besonders schonend. Viel häufiger aber wird primär oral und sekundär nasotracheal intubiert. Wurde für eine Operation oral intubiert, so erfolgt das Auswechseln des oralen gegen den nasalen Tubus am schonendsten am Ende der Operation auf dem Operationstisch. Sind aber Kreislauf und/oder Beatmung noch nicht stabilisiert oder besteht noch eine Gerinnungsstörung, so muß die Umintubation verschoben werden.
Bei Kindern unter 12 Jahren sind der untere Nasengang und die Glottis im Vergleich zur Luftröhre so weit, daß die Überdruckbeatmung über einen nasotrachealen Tubus ohne Cuff ohne Luftverlust durchgeführt werden kann. In allen anderen Fällen wird nasotracheal ein Kunststofftubus mit vorgedehntem Cuff eingelegt.
Ein kommerziell gelieferter nasotrachealer Tubus ist praktisch immer zu lang. Ungekürzt krümmt er sich außerhalb der Nase nach

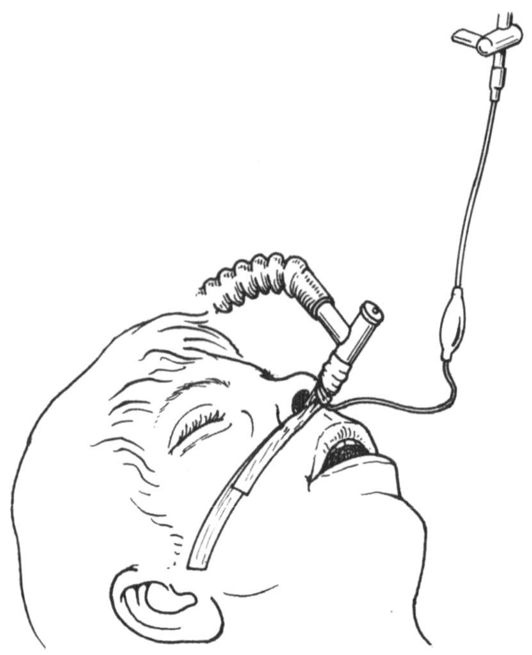

Abb. 33. Fixation des nasotrachealen Tubus. Ein erster Heftpflasterstreifen wird mit dem zusätzlichen Klebemittel Mastisol quer oberhalb der Oberlippe und über die Wangen bis zu den Ohrläppchen geklebt. Mastisol löst sich auch auf transpirierender Haut nicht. Darüber wird ein zweiter Heftpflasterstreifen unter gleichzeitiger Umschlingung des Tubus geklebt

kaudal und behindert die Trachealtoilette. Er muß deshalb 1 cm außerhalb der Nase abgeschnitten und mit dem dickstmöglichen Verbindungsstück versehen werden. Die Fixation erfolgt ähnlich wie diejenige des oralen Tubus nur über dem Nasenrücken oder der Oberlippe (Abb. 33). Auch nach nasotrachealer Intubation ist eine radiologische Kontrolle der Lage des unteren Tubusendes obligatorisch.

Der nasotracheale Tubus hat gegenüber dem oralen Tubus den Vorteil, daß er einige Stunden nach Einlegen keine Würgereflexe mehr auslöst, daß der Patient den Mund geschlossen halten und ohne Schwierigkeit *trinken* kann.

Einer Gefahr muß sich das Pflegepersonal immer bewußt sein: Der nasotracheale Tubus kann hinter dem weichen Gaumen abknicken. Das Lumen wird dann von rund zu oval oder sogar „hantelförmig". Wird beachtet, daß beim trachealen Absaugen ein Aspirationskatheter bisher bewährter Größe plötzlich nur noch mit Mühe durch den Tubus geschoben werden kann, so wird daran die Abknickung des Tubus rechtzeitig erkannt, d. h. bevor ein Beatmungshindernis entsteht. Ist die Extubation noch nicht möglich, so muß unverzüglich der Tubus gewechselt oder tracheotomiert werden. Diese Situation findet sich etwa einmal auf 100 nasotracheal intubierte Patienten. Selten tritt dieses Hindernis schon zu Beginn, d. h. kurz nach der Intubation auf, meist erst nach 36–48 h.

3.3. Tracheotomietubus

Zunehmend werden an manchen Zentren auch Erwachsene über einen nasotrachealen Tubus wochenlang beatmet. Wer aber regelmäßig zuvor nasotracheal intubierte Patienten später tracheoskopiert, beobachtet einen derartigen „Reichtum" von pathologischen Veränderungen im unmittelbar subglottischen Raum, daß er sich bewußt wird, daß eine nicht kleine Zahl der nach Langzeitintubation vorerst symptomlosen Patienten vielleicht Symptome bekommen können, wenn der Intensivmediziner den Kontakt mit dem Patienten bereits verloren hat (auch die Urethrastenosen der Pars pendulans entwickeln sich erst Monate nachdem wir unseren männlichen Patienten den Blasenkatheter auf der Intensivpflegestation „erfolgreich" entfernt haben!). Wird versucht, den subglottischen Raum einem geringeren Dauertrauma auszusetzen, indem mit relativ englumigen Tuben intubiert wird, so wird unweigerlich die Tracheobronchialtoilette weniger effektiv und der pulmonale Verlauf dadurch belastet; diese Komplikation der Langzeitintubation erscheint dann auf einem anderen Konto, jedoch bezahlt wiederum der Patient. Auch sehen wir immer wieder Verläufe, und zwar nicht nur bei Patienten mit Gesichtsschädelfrakturen, in denen nach der Tracheotomie plötzlich Entfieberung auftritt, so daß nachträglich zu diskutieren ist, ob der nasotracheale Tubus durch Drainagebehinderung eine eitrig septische Nebenhöhlenentzündung unterhalten hat. Auch die Tatsache, daß die Schleimaspiration aus dem linksseitigen Bronchialseptum (ohne Bronchoskop) durch den nasotrachealen Tubus nur in 8% der Absaugmanöver gelingt, durch die Tracheotomiekanüle aber in 25%, mag solche Verläufe erklären [6]. Zusätzlich ist als Argument zu würdigen, daß bei unserer Technik die Komplikationsrate nach Tracheotomie außerordentlich niedrig ist [47]. Aus diesen Gründen empfehlen wir in der Regel die Tracheotomie, wenn beim Erwachsenen länger als 6–7 Tage beatmet werden muß. Neben der Prophylaxe gegen Veränderungen im Glottis- oder Subglottisbereich hat sie den Vorteil, daß ohne dramatische Reintubation auch noch Tage nach Spontanatmung und Dekanülierung leicht und rasch wieder rekanüliert und auf Beatmung zurückgewechselt werden kann; sie erlaubt also eine *„reversible Extubation"*. Deshalb entschließen wir uns um so leichter zur Tracheotomie, je weniger der Zustand des Patienten eine sichere Voraussage des Verlaufs erlaubt. Die Vorteile der Tracheotomie sind:

1) kürzester Tubus, am leichtesten sauberzuhalten, auch für schwierige Tracheobronchialtoilette geeignet.
2) Tubus leicht auswechselbar,
3) Extubation „reversibel".

3.4 Tracheotomie

Mit Ausnahme von schweren Zerstörungen im Kiefergebiet, Verletzungen des Kehlkopfes und Verbrennung des Halses gibt es kaum noch Indikationen für eine Notfalltracheotomie. Der Notfallpatient wird heute intubiert, Kreislauf und Beatmung werden normalisiert, und die Tracheotomie erfolgt bei optimalem Allgemeinzustand. Zeitpunkt und Bedingungen der Tracheotomie können frei gewählt werden; die Tracheotomie ist damit ein *Wahleingriff* und soll deshalb nur unter den günstigsten Bedingungen durchgeführt werden.

3.4.1 Organisation der Tracheotomie

Damit der Patient nicht auf einen Operationstisch umgelagert werden muß und die (evtl. elektronische) Überwachung durch den Transport in den Operationssaal nicht unterbrochen wird, führen wir die *Tracheotomie immer im Bett* auf der Intensivpflegestation durch. Das Bett wird dazu lediglich mit dem Kopfende von der Wand abgeschoben, so daß eine Schwester nach Abdecken des Operationsfeldes das Gesicht des Patienten beobachten und nach Eröffnung der Trachea den liegenden Tubus zurückziehen kann.

Während des Eingriffs wird die elektronische Überwachung (Drücke und EKG) und die Therapie (Infusionen und vasoaktive Medikamente) ununterbrochen fortgeführt. Verfügt man nicht über eine arterielle Druckkanüle, so muß eine Blutdruckmanschette mit darunter fixiertem Stethoskop so befestigt und verlängert sein, daß der Blutdruck nach Riva-Rocci vom Kopf her kontrolliert werden kann, ohne daß die Operation unterbrochen werden muß. Auch nach Abdecken des Operationsfeldes muß durch entsprechende Verlängerungen der Infusionslinien jederzeit die intravenöse Applikation von Sedativa, Antiarrhythmika etc. möglich sein.

Besteht eine *erhöhte Rektaltemperatur,* so wird sie in der Phase der Tracheotomie, in welcher der Körper durch die sterilen Tücher stärker zugedeckt ist, evtl. schnell ansteigen. Steht keine Kühlmatratze zur Verfügung, so wird der febrile Patient mit einer dünnen Plastikfolie bedeckt und in Eis eingepackt, sobald die nötige Sedationstiefe erreicht ist; erst dann wird das Operationsfeld steril abgedeckt. Mit dieser Technik wird während der Tracheotomie kein Temperaturanstieg entstehen.

3.4.2 Analgesie

Die *allgemeine Anästhesie* ist der lokalen vorzuziehen. Eine eigentliche Narkose mit einem bisher nicht verabreichten Hypnotikum führt aber oft zu Blutdruckabfall, der dann eine größere Volumenzufuhr erfordert. Lachgas soll nicht angewendet werden, weil es eine (aktive) pulmonal-vaskuläre Hypertension verursacht und weil viele dieser Patienten mehr als 40% Sauerstoff benötigen. Folgendes Schema hat sich bewährt:

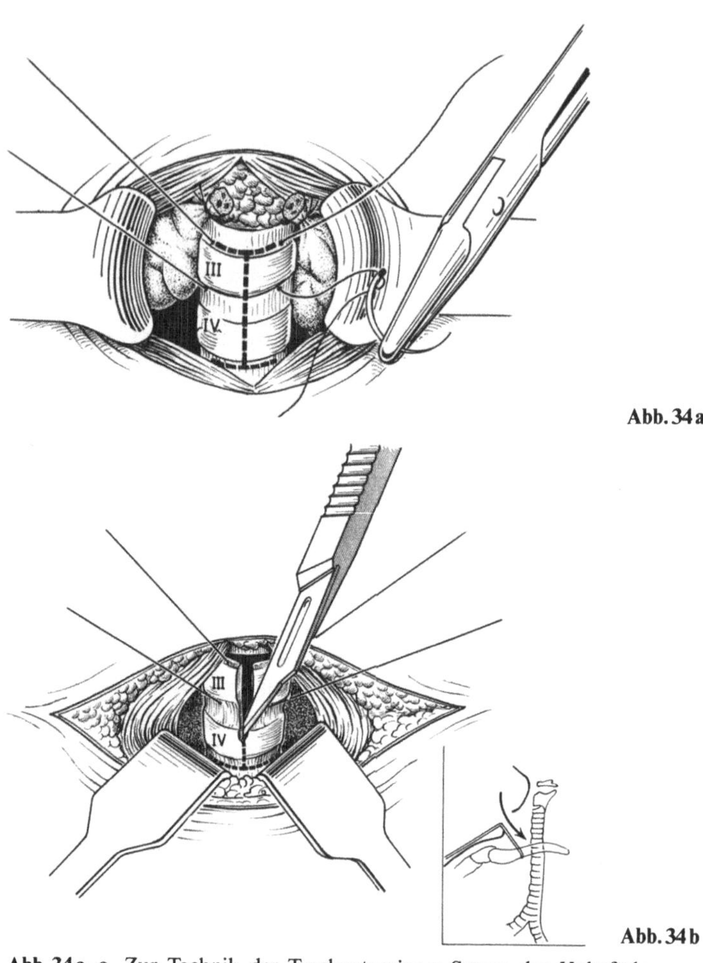

Abb. 34a–c. Zur Technik der Tracheotomie: **a** Setzen der Haltefäden am
3. Trachealring (----- = geplante Schnittführung). **b** Hochziehen der Haltefäden und Inzision der Trachea: Durchtrennen des 3. und 4. Ringes in der
Medianlinie, quere Verlängerung des Schnitts oberhalb des 3. und unterhalb
des 4. Ringes. Der Querschnitt zeigt die Hakenstellung bei kurzer Trachea.
c Hochziehen der beiden türflügelartigen Klappen mit weichen Klemmen
und Einführen der Trachealkanüle. Mit dem abgebildeten Handgriff zieht
der Operateur mit seiner linken Hand die Trachea sich entgegen. Mit dem
Daumen dreht er die eine weiche Klemme durch Druck in Pfeilrichtung (▲)
um den Mittelfinger als Drehpunkt (●) und öffnet damit die Trachea nach

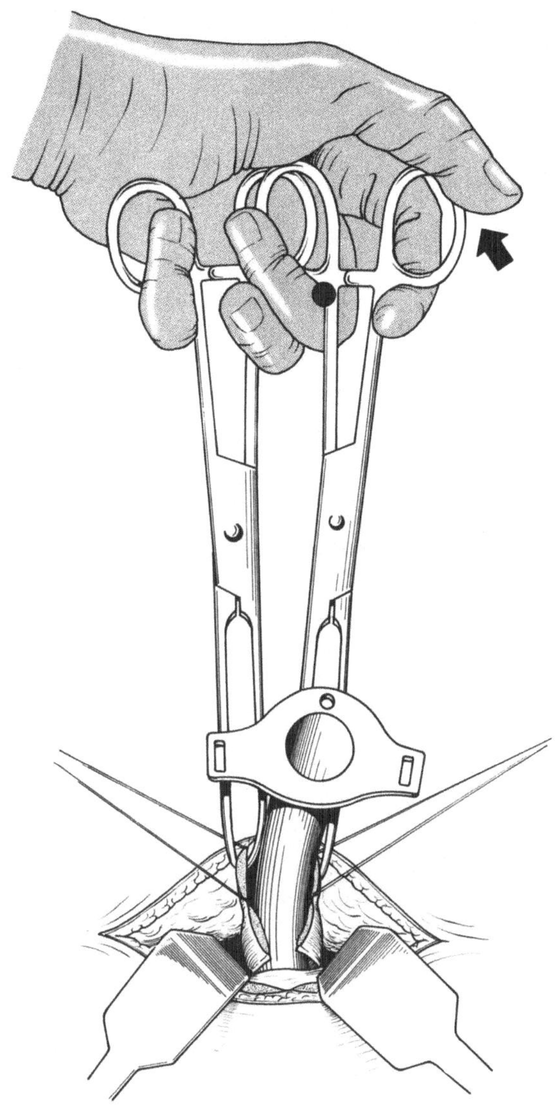

Abb. 34 c

Maß. Das Tracheostoma kommt nun dem Operateur wie ein Trichter entgegen, und die Kanüle kann mit der rechten Hand ohne Gewalt und unter guter Sicht eingeführt werden

Diejenige Analgetikadosis, die in den letzten 24 h stündlich gegeben werden mußte (z. B. *5 oder 10 mg Morphin i. v.*), wird jetzt *alle 10 min* intravenös injiziert. Das bisher verwendete Sedativum wird vorübergehend höher dosiert. Vor jeder repetitiven Injektion wird der *Blutdruck* gemessen. Nach 40, spätestens 90 min kann damit die Tracheotomie (gelegentlich mit zusätzlicher Lokalanästhesie) durchgeführt werden. Bei dieser Taktik wird nie ein bedrohlicher Blutdruckabfall gesehen. Zumindest besteht nun eine starke Analgesie mit tiefer Sedation und sicherer Amnesie. Ist der Patient volumenkontrolliert beatmet, so wird an der Einstellung des Respirators nichts geändert. Führt der Hautschnitt nur noch zu leichten Reflexbewegungen, so wird nach dieser Analgesie und Sedation zusätzlich mit einer einmaligen intravenösen Injektion von z. B. 0,1 mg Pancuronium/kg KG relaxiert. Bis die relaxierende Wirkung abgeklungen ist, ist die Tracheotomie beendet.

3.4.3 Technik der Tracheotomie

Obwohl die Tracheotomie außerhalb des OP durchgeführt wird, dürfen weder in bezug auf die *Sterilität* noch auf die *operative Technik* irgendwelche Konzessionen gemacht werden. Wegen der häufigen Gerinnungsstörungen nach Schock, Trauma, Sepsis oder nach Anwendung des extrakorporalen Kreislaufs wird die Tracheotomie auch auf der Intensivstation mit *Diathermie* und minutiöser Blutstillung durchgeführt. Ein gutes *Operationslicht* ist unentbehrlich. Da man nicht unter Zeitdruck steht, ist die kosmetisch weit bessere *Querinzision der Haut* der schnelleren, aber später häßlichen Längsinzision vorzuziehen. Einige Minuten vor Eröffnung der Trachea wird die inspiratorische Sauerstoffkonzentration auf 100% erhöht. An den 3. Trachealring werden *Haltefäden* gesetzt, und ohne Beachtung der relativen Lage zum (meist durchtrennten) Isthmus der Schilddrüse werden der *3. und 4. Trachealring in der Medianlinie durchtrennt.* Zwischen 2. und 3. sowie zwischen 4. und 5. Trachealring wird die Inzision nach beiden Seiten quer nach außen geführt (Abb. 34 a–c). Die beiden Hälften des 3. und 4. Trachealringes werden nun doppeltorartig mit weichen Klemmen nach vorne gezogen, und nach Zurückziehen des Intubationstubus kann ohne Verwendung des traumatisierenden sog. Spreizers die Trachealkanüle eingeführt werden. Der Tracheotomiekanal zwischen Haut und Trachea wird mit einer desinfizierenden Mèche locker abgestopft. Die Haltefäden werden einige Tage belassen. Mit ihrer Hilfe ist ein evtl. notwendiger Kanülenwechsel auch in den ersten Tagen einfach. Später ist der bindegewebige Kanal um die Kanüle bereits so derb ausgebildet, daß ein evtl. notwendiger Kanülenwechsel nicht mehr durch Hochziehen dieser Haltefäden erleichtert werden muß.

Die beschriebene Durchführung der Tracheotomie bringt vielleicht einen gewissen organisatorischen Aufwand für die Intensivpflegestation, garantiert aber unter lückenloser Überwachung und Therapie auch beim Schwerkranken einen ungefährlichen Eingriff und führt zu den besten lokalen Spätresultaten [47].

3.4.4 Tracheotomie und Infektion

Da für viele herzchirurgische Eingriffe der Zugang durch Sternumlängsspaltung gewählt wird, können bei gleichzeitig durchgeführter Tracheotomie die beiden Wunden zumindest partiell und im Hinblick auf die bakteriologische Besiedelung miteinander kommunizieren. Die intubierte Trachea ist nach einiger Zeit zu einem hohen Prozentsatz bakteriell besiedelt, obwohl klinisch dabei selten eine Entzündung festgestellt wird. Das Infektionsrisiko der sternalen Wunde ist deshalb eine echte Belastung der Tracheotomie. Um die Gefahr der *retrosternalen Infektion* möglichst klein zu halten, sind wir immer mehr dazu übergegangen, selbst in Fällen, in denen sich eine Tracheotomie als unumgänglich voraussehen läßt, diese nicht unmittelbar im Anschluß an die Operation durchzuführen. *Postoperativ legen wir eher einen nasotrachealen Tubus ein und tracheotomieren nach 2–3 Tagen.* Wir sind der Meinung, daß in dieser Zeit in der Thorakotomiewunde bereits gewisse Verklebungen entstanden sind, die eine innere Kommunikation des Tracheotomiekanales mit dem Mediastinum erschweren. Außerdem legt man für die *Sternumlängsspaltung einen Y-förmigen Hautschnitt* an, dessen kraniales Ende etwa auf Höhe der Syndesmosis sterni (Angulus Ludovici) liegt, so daß es möglich ist, die Verbände der Tracheotomie- und der Thorakotomiewunde absolut getrennt zu behandeln. Die äußere

Kommunikation der beiden Wundgebiete wird dadurch vermieden. Die *bronchopulmonale Infektion* nach Tracheotomie ist nach unserer Erfahrung nicht häufiger als nach oro- oder nasotrachealer Intubation gleicher Dauer. Die immer wieder geäußerte Vermutung, die Pflege eines Tracheotomierten sei infektionsträchtiger als diejenige eines Intubierten, ist nie belegt worden. Bei beiden Zugängen zur Trachea ist für die Prognose die disziplinierte sterile Tracheobronchialtoilette das Entscheidende. Die Tracheobronchialtoilette kann aber über die kurze Tracheotomiekanalkanüle gründlicher erfolgen, so daß nicht selten eine produktive Pneumonie nach der Tracheotomie in kurzer Zeit einen besseren Verlauf nimmt.

3.5 Mechanische Schäden infolge des Tubus

Die Prognose nach schwerem Trauma, großen chirurgischen Eingriffen, respiratorischer Insuffizienz und Schock jeder Ursache konnte wesentlich verbessert werden, seitdem die künstliche Beatmung in ausgewählten Fällen liberal über Tage oder sogar Wochen durchgeführt wird. Um so enttäuschender ist es, wenn ein solcher Patient nach einiger Zeit vom primären Leiden geheilt ist, aber als Komplikation der Beatmung eine *Trachealstenose* oder gar eine *tracheoösophageale Fistel* auftritt, so daß der Patient wegen der Stenose einem großen Eingriff an der Trachea unterzogen werden muß oder infolge der Fistel den rezidivierenden Aspirationspneumonien erliegt.
Aus Literaturangaben über die Häufigkeit von Kanülenkomplikationen erhält man sehr unterschiedliche Angaben. Diese Unterschiede können wohl aus dem Zusammenhang zwischen der Indikation zur Kanülierung, der in Abhängigkeit von der Indikation gewählten Kanüle und ihren unterschiedlichen Gefahren erklärt werden (s. Tabelle 2). Außerdem bestehen Zusammenhänge zwischen Lokalisation der Schädigung und Folge des Schadens (s. Tabelle 3) [99, 150, 210, 248].
Diese Zusammenhänge machen verständlich, daß z. B. auf einer neurochirurgischen Abteilung die *Gefäßarrosion* eine gefürchtete Komplikation darstellt, ist doch ein größerer Teil der kanülierten

Tabelle 2. Indikation, Wahl und Gefahr der Trachealkanüle

Zweck der Kanüle	Gewählte Kanüle	Gefahr
1. Tracheobronchiales Absaugen bei ungenügendem Aushusten	Einfache Trachealkanüle (z. B. Silberkanüle, wenn möglich Sprechkanüle)	Trachealschaden am unteren Kanülenrand, selten Gefäßarrosion
2. Verhinderung der Aspiration bei gestörtem Schluckmechanismus	Kanüle mit blähbarem Cuff (oral, nasal oder per Tracheotomie)	Wie 1., zusätzlich: Granulationen in der Cuffgegend infolge oberflächlicher Ulzerationen; bei transglottischer Intubation zusätzlich glottische und subglottische Granulationen
3. Überdruckbeatmung bei respiratorischer Insuffizienz	Wie 2., zusätzlich: seitliche Verbindung zum Ventilator mit verschließbarer Öffnung für tracheobronchiales Absaugen	Wie 2., zusätzlich: tiefe Ulzerationen mit Tracheomalazie (funktionelle Stenose), später evtl. tracheoösophageale Fistel oder nach Extubation organische Stenose durch fibrotische Defektheilung

neurochirurgischen Patienten allein wegen ungenügenden Aushustens tracheotomiert und hat lediglich eine lockere Kanüle (z. B. eine Metallkanüle zur Tracheobronchialtoilette). Im Gegensatz dazu sieht man auf einer thoraxchirurgischen Station als schwerste Kanülenkomplikation eher eine tracheoösophageale Fistel, weil hier Patienten in schlechtem Allgemeinzustand mit niedrigem Herzminutenvolumen und respiratorischer Insuffizienz gelegentlich über Wochen mit hohem Atemwegsdruck und damit hohem Cuffdruck beatmet werden müssen. In einem solchen Krankengut ist der *überwiegende Teil der Trachealschäden in der Cuffgegend* lokalisiert. COOPER u. GRILLO [53] untersuchten autoptisch Patienten, die bis zu ihrem Tode künstlich beatmet wurden und stellte an der Trachea Nekrosen im Cuffgebiet fest, und zwar in jedem Fall, wenn länger als 24 h beatmet worden ist. Diese Nekrosen entstehen als Drucknekro-

Tabelle 3. Schäden infolge von intratrachealem Tubus

Lokalisation der Schädigung	Ätiologie	Folge	Therapie	Prophylaxe
Epiglottis, Glottis, unmittelbar subglottisch (bei oro- oder nasotrachealem Tubus)	Druck	Granulationen, Ulzera, Ödem mit erschwertem Aushusten und aphonischer Stimme, selten Stenose	Steroide	Entfernen der Kanüle, wenn nötig: Ersetzen durch Tracheotomie
An Tracheostoma (bei Tracheotomietubus)	Bewegung, Infekt (?), falsche chirurgische Technik	Stenose durch ventrale Narbe oder Granulationen, lokale Blutung	Lokale Abtragung, plastische Operation, operative Revision und Blutstillung	Gute Fixation der Kanüle, chirurgische Technik!
Am Cuff	Tracheomalazie durch Druck	Zirkuläre Stenose, tracheoösophageale Fistel	Resektion oder Dauerkanüle, Gastrostomie	Minimaler Druck im vorgedehnten Cuff, Vermeiden der Magensonde
Am Tubusende	Ulzerationen durch Druck bei Metallkanülen oder lockeren Kanülen	Granulationen, (selten) Arrosion eines großen Halsgefäßes	Abtragung	Korrekte Lage eines möglichst weiten Tubus

sen um so eher, je stärker und länger das Trachealepithel durch den geblähten Cuff komprimiert ist. Deshalb muß man jede Möglichkeit nutzen, den *Cuffdruck zu erniedrigen,* ohne eine Undichtigkeit in Kauf nehmen zu müssen. Folgende 4 Punkte können dazu beitragen [297, 299]:

1) Wir wissen von der Tracheoskopie, daß der Querschnitt der Trachea nicht rund ist (Abb. 35). Der Originalcuff hat aber immer längs-

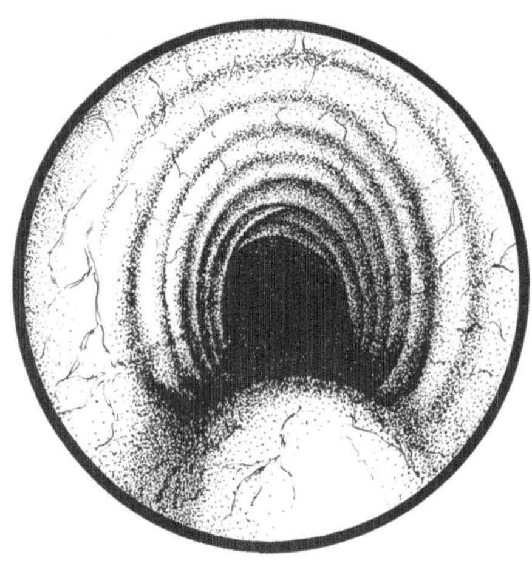

Abb. 35. Normaler bronchoskopischer Befund, hier erhoben 10 Tage nach Entfernung der Tracheotomiekanüle, nachdem 14 Tage lang beatmet worden ist. Der normale Querschnitt der Trachea ist nicht kreisförmig!

ovale Ei- oder Kugelform, so daß er mit Druck stark gebläht werden muß, bis die Trachea so weit deformiert ist, daß auch sie kreisförmigen Querschnitt zeigt und sich damit dem Cuff dicht anlegt. Dabei entsteht eine sehr unterschiedliche Druckbelastung der einzelnen Epithelzonen. GEFFIN u. PONTOPPIDAN [109] schlugen 1969 deshalb vor, den *Cuff vorzudehnen,* so daß er sich als *schlaffer Sack* ohne wesentlichen Druck entfaltet und sich der anatomischen Form der Trachea anmodelliert. Tuben mit vorgedehntem Cuff sind heute im Handel als „low pressure cuff" in guter Qualität zu erhalten. Seit einigen Jahren wird auch ein Tubus mit sog. „high volume low pressure cuff" angeboten; sein Cuff faßt ohne wesentliche Druckerhöhung ca. 100 ml. Diese Konstruktion demonstriert ein mögliches Mißverständnis der Idee von GEFFIN u. PONTOPPIDAN. Der ideale Cuff entfaltet sich ohne Druckanstieg, ist — sobald vollständig entfaltet — auch unter Druck kaum mehr dehnbar und zeigt dann Walzenform. Der ideale Cuff ist also nicht durch besonders große Elastizität, sondern durch besonders leichte Entfaltbarkeit, jedoch mit Eigenform, ausgezeichnet; am *plötzlichen* Druckanstieg ist erkennbar, wenn der Cuff entfaltet, die Trachea gegen den Tubus aber noch nicht abge-

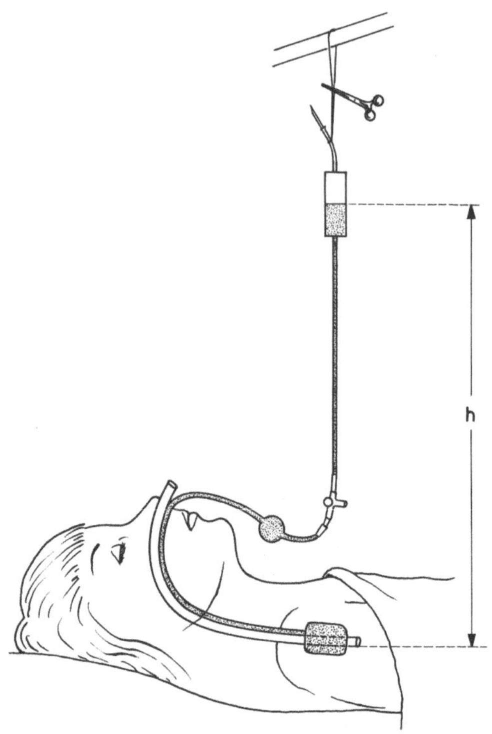

Abb. 36. Schema eines nasotrachealen Tubus mit vorgeblähtem Cuff, der mit dem offenen Steigrohrsystem gebläht ist. Als Steigrohr wird ein kommerziell erhältliches Infusionsbesteck verwendet. Der zur Manschette führende Verbindungsschlauch wird über einen (Wegwerf-) Dreiwegehahn mit dem Infusionsbesteck verbunden. Über den Dreiwegehahn kann die Manschette leicht entlüftet und das System gefüllt werden. Die Höhe h gibt den minimalen hydrostatischen Druck an, mit welchem die Manschette gegen die Trachea endinspiratorisch abgedichtet worden ist, diese minimale Höhe wird durch Heben und Senken des Infusionsbestecks leicht eruiert und eingestellt. Das Flüssigkeitsniveau soll im Tropfenzähler sein

dichtet ist, d. h. wenn entweder ein zu enger Tubus eingelegt wurde oder aber sich eine tracheale Komplikation (Trachealdilatation) abzeichnet.

2) Der Cuff soll individuell mit minimalem Druck gebläht werden, nur so stark, daß auch am Ende der Inspiration kein Atemgas ent-

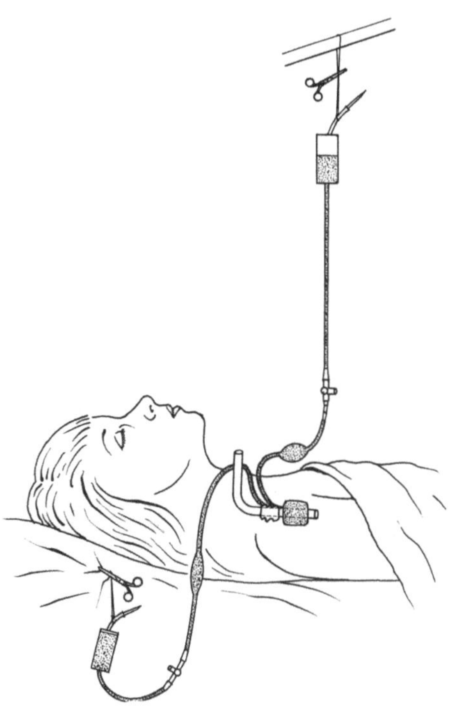

Abb. 37 a, b. Beim Doppelcufftubus des Tracheotomierten wird (z. B. im 2-h-Rhythmus) abwechselnd das eine oder andere Steigrohrsystem (= Infusionsbesteck) tiefgehängt und damit der zugehörige Cuff entlastet bzw. hochgehängt und damit der zugehörige Cuff gebläht

lang der Kanüle entweicht. Die Bestimmung des zur Blähung gerade ausreichenden Luftvolumens ist aber zeitraubend, so daß der Cuff in praxi regelmäßig unnötig stark gebläht wird. Aus diesem Grund soll der *Cuff* nicht mit Luft, sondern über ein Steigrohr *mit Flüssigkeit gebläht* werden (Abb. 36). Als Steigrohr wird ein kommerziell erhältliches Infusionsbesteck verwendet. Das Infusionsbesteck wird während der Beatmung so lange gehoben oder gesenkt, bis der minimale, aber abdichtende Druck, d.h. die optimale Höhe des Niveaus im Tropfenzähler des Infusionsbestecks eruiert ist. In dieser Höhe wird das Infusionsbesteck mit einem Bändchen am Infusionsständer auf-

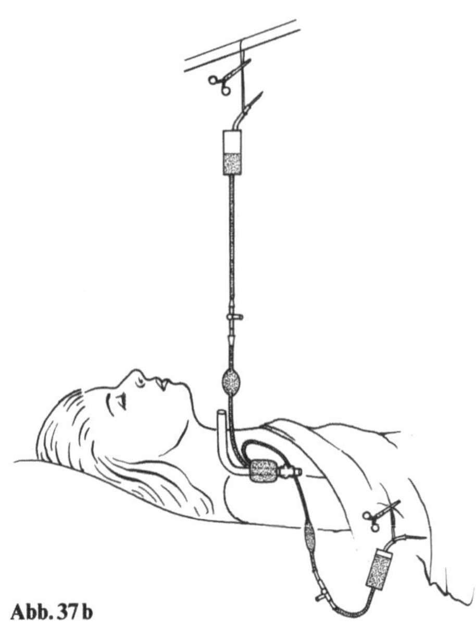

Abb. 37 b

gehängt. Die Bestimmung des optimalen Niveaus dauert kaum eine halbe Minute. Das offene Flüssigkeitsniveau im Tropfenzähler des Infusionsbestecks zeigt den Abschlußdruck an. Änderungen der Haltung von Kopf und Hals führen zur Formänderung der Trachea; dabei entweicht die Flüssigkeit in das nach oben offene Infusionsbesteck, oder sie läuft in den Cuff zurück, ohne daß sich dabei der Druck ändert. Beim *Doppelcufftubus* werden die beiden Manschetten mit getrennten Infusionsbestecken einzeln gebläht. Zur Schonung des Trachealepithels bleibt wechselweise die eine oder die andere Manschette entlastet, indem das Infusionsbesteck seitlich am Bett unter dem Patientenniveau angehakt wird, so daß die Flüssigkeit aus dem Cuff in das Infusionsbesteck zurückgehebert wird (Abb. 37 a, b).

3) Einen weiteren Vorteil erreicht man durch Füllung des Infusionsbestecks mit einem wäßrigen, resorbierbaren *Röntgenkontrastmittel* (Abb. 38). Damit zeigt sich im *Routineröntgenthoraxbild,* sozusagen als „Dreingabe", der röntgendichte *Cuff abgebildet* und erlaubt die

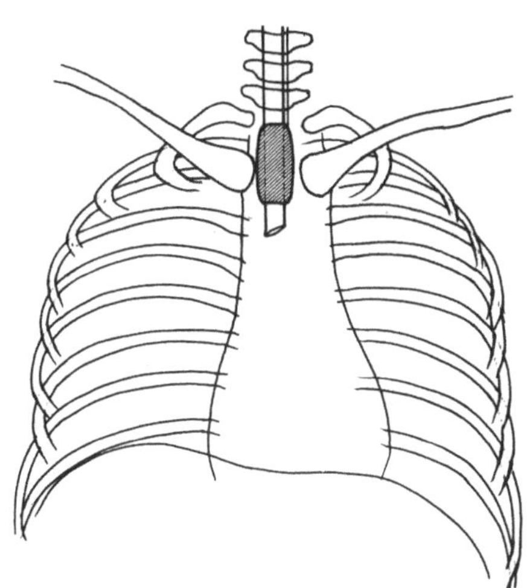

Abb. 38. Zeichnung nach einer Routineröntgenaufnahme des Thorax am 1. postoperativen Tag einer nasotracheal intubierten Patientin, bei der die Manschette mit dem Steigrohrsystem gebläht und das System mit einem resorbierbaren Röntgenkontrastmittel gefüllt worden ist. Der auf großer Fläche der Trachea anliegende Cuff ist röntgenologisch dargestellt

genaue Kontrolle der Kanülenlage sowie die exakte Beurteilung des Verhältnisses zwischen Außendurchmesser der Kanüle und Innendurchmesser der Trachea. Es sind meist sogar die Aussparungen der Trachealspangen zu erkennen, die anzeigen, daß sich der Cuff ohne Gewalt dem anatomischen Lumen der Trachea anmodelliert (Abb. 39 a, b).

4) Je geringer die Differenz zwischen Außendurchmesser der Kanüle und Innendurchmesser der Trachea, um so größer ist die abdichtende Berührungsfläche zwischen Cuff und Trachealwand, weshalb sowohl bei nasotrachealer Intubation als auch nach Tracheotomie immer die *weitestmögliche Kanüle* eingeführt werden soll. Die Sichtbarmachung des Cuffs im Röntgenbild durch die Kontrastmittelfüllung erlaubt jeweils festzustellen, ob wirklich die weitestmögliche Kanüle eingeführt worden ist.

In einer prospektiven Studie wurden bei allen unseren Patienten, die mindestens über 24 h intubiert und beatmet waren, eventuelle Schä-

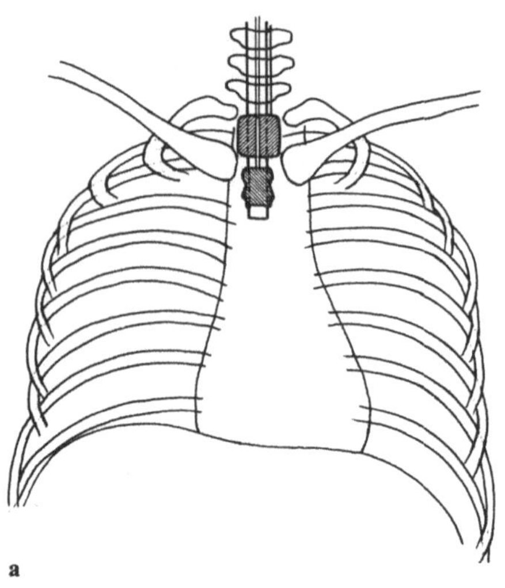

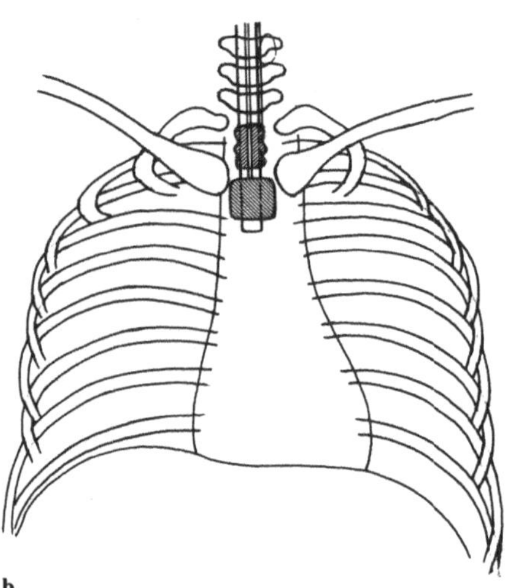

Abb. 39a, b. Zeichnungen nach Routineröntgenbildern. Doppelcufftubus, bei welchem zur Schonung des Trachealepithels im 2-h-Rhythmus wechselweise die kaudale (**b**) oder die kraniale (**a**) Manschette gebläht wird. Die druckentlastete Manschette ist jeweils als Schatten noch zu erkennen

den infolge des Tubus tracheoskopisch oder im Falle eines Exitus histologisch gesucht. In keinem Fall fanden sich an der Kanülenspitze oder im Cuffgebiet definitive pathologische Befunde. Bei den Tracheotomierten zeigte sich gelegentlich in der Gegend der Tracheotomie eine Auswölbung der Trachea nach vorne, d. h. eine „gotische" Spitzbogenform; nie fand sich eine Stenose. Auch Arrosionsblutungen wurden nicht beobachtet, seit konsequent die 4 besprochenen Punkte beachtet wurden.

Hingegen fanden sich bei den nur nasotracheal intubierten Patienten oder bei jenen, die nach längerer nasotrachealer Intubation sekundär tracheotomiert wurden, bei etwa *20% Granulationen an der Glottis oder unmittelbar subglottisch,* welche endoskopisch abgetragen werden mußten. Diese unerwartet häufigen Veränderungen im glottischen oder subglottischen Raum lassen bei Beatmung über einen nasotrachealen Tubus die Indikation zur Tracheotomie stellen, wenn der Patient länger als 6–7 Tage intubiert bleiben muß. Unter Beachtung der aufgeführten Vorsichtsmaßnahmen scheinen heute Kanülenkomplikationen vermeidbar.

3.6 Bemerkungen zur Taktik der Tubuswahl

Notfallmäßige Intubation bedeutet oraler Tubus. Steht ein schwieriger Transport bevor, ist ein harter rechtwinkliger ONK-Tubus zu verwenden. Bei starker Dyspnoe kann die blinde nasotracheale Intubation versucht werden, wenn genügend Zeit zur Verfügung steht und keine Aspiration droht.

Der nasotracheale Tubus soll nur eingelegt werden, wenn genügend Zeit zur Verfügung steht und der Kreislauf des Patienten stabil ist. Bei Schädelbasisfraktur mit Eröffnung der Nasennebenhöhlen soll – mit Rücksicht auf das Risiko einer Meningitis – die Drainage der Nebenhöhlen nicht mit einem nasalen Tubus erschwert werden. Solange eine schwere Gerinnungsstörung nicht behoben ist, soll das Manöver der nasotrachealen Intubation nicht gewagt werden.

Sowohl der nasotracheale als auch der orale Tubus können lange in situ bleiben und – wenn verstopft – auch ausgewechselt werden.

Wir neigen eher zur Tracheotomie,

- je stärker der Patient in Gefahr wäre bei *zu* früher Extubation (reversible Extubation),
- je mehr die Schädel-Hirn-Verletzung mit komplizierten Gesichtsschädelfrakturen oder mit langdauernder Bewußtlosigkeit im Vordergrund steht,
- je mehr der Patient nach Extubation auf Atemübungen mit positivem Atemwegsdruck (CPAP, CPPB, IPPV) per Gesichtsmaske oder per Mundstück angewiesen sein wird, diese aber nicht durchführen kann (wegen Gesichtsverletzungen und Schmerzen) oder nicht durchführen soll, weil
- wegen Schädelbasisfraktur mit Liquorfistel — bei Erhöhung des Drucks in Mund und Rachen dem Entstehen einer Meningitis Vorschub geleistet würde.

4. Differenzierte Beatmung

Vor Jahrzehnten hatte die mechanische Beatmung lediglich die Aufgabe, die gestörte eigene Atemtätigkeit zu ersetzen („Eiserne Lunge"). In Situationen des Dauerersatzes der Spontanatmung (d. h. bei extrapulmonal bedingter respiratorischer Insuffizienz, z. B. bei irreversibler Atemlähmung infolge Poliomyelitis) mag dieses Ziel der künstlichen Beatmung unverändert geblieben sein. Jedoch bei intrapulmonal bedingter respiratorischer Insuffizienz und nach Trauma oder Operation hat sich dieses Ziel infolge zunehmender Erkenntnisse und zunehmendem Angebot an technischen Möglichkeiten völlig gewandelt. Es besteht heute darin, bei ungestörtem Kreislauf die natürliche Spontanatmung möglichst sicher und möglichst schnell wieder herbeizuführen. Um dieses Ziel zu erreichen, werden *bewußt und mit großem Gewinn auch Beatmungscharakteristika gewählt, die von den Charakteristika der normalen Spontanatmung stark abweichen.* Die Taktik, mit Absicht vorübergehend eine scheinbar „pathologische" Beatmung anzuwenden, um die „normale" Spontanatmung möglichst schnell und sicher zu erreichen, hat die künstliche Beatmung zu einem hervorragenden und differenzierten therapeutischen Instrument werden lassen. Diese Taktik machen sich häufig weder Benutzer noch Konstrukteure von Respiratoren genügend bewußt.

4.1 Verschiedene Prinzipien der Überdruckbeatmung

Nachdem in der Periode der Poliomyelitisepidemien die volumenkontrollierten Ventilatoren das Feld beherrschten, haben sich später

– wohl auch aus finanziellen Gründen – die druckbegrenzten Apparate immer mehr durchgesetzt. Der damals oft gehörte Streit „volumenkontrollierte" versus „druckbegrenzte" Beatmung ist heute einer differenzierteren Betrachtungsweise gewichen.

Unter dem Druck eines immer größeren Anteils sehr gut informierter Kunden werden von den Produzenten auch zunehmend differenzierte Beatmungsmaschinen entwickelt und angeboten. Die Auswahl ist heute so reich, daß fast für jede Beatmungssituation ein speziell guter Apparat erhältlich ist. Da aber jeder Respirator ein eigenes Lager von Zubehörteilen, einen eigenen Wartungsdienst und eine längere Einführungsperiode beim Pflegepersonal benötigt, um ausreichende Sicherheit für die Beatmung zu gewinnen, ist man versucht, eine Station mit nur einem Fabrikat auszurüsten. Da die Anschaffungskosten zwischen sFr. 2000,– und sFr. 60000,– variieren, spielen bei Entscheidungen für die Ausrüstung einer Station auch wirtschaftliche Faktoren eine Rolle.

Die optimale Auswahl der Respiratoren für eine bestimmte Intensivpflegestation wird von der Eigenart des betreffenden Krankengutes und der für sie typischen Häufung einzelner Schwierigkeiten abhängen. Man wird sich überlegen müssen, für wieviel Prozent der Behandlungstage ein ganz bestimmter, vielleicht komplizierter (und deshalb teurer) Apparat unerläßlich ist, in wieviel Prozent der einfachere (und billigere) Apparat genügt und in wieviel Prozent der Behandlungsdauer ein billiger Apparat sogar Vorteile bringt. So ist z. B. in der späten Phase der Entwöhnung vom Respirator oder erst recht bei der assistierten Spontanatmung des extubierten Patienten ein billiger druckbegrenzter Apparat jedem volumenkontrollierten Ventilator überlegen. Man sollte also eine Abteilung nicht zu variantenreich, aber auch nicht allzu einseitig ausrüsten.

Im folgenden werden 7 verschiedene Beatmungsprinzipien beschrieben. Die Apparate selbst dienen dabei nur der Illustration. Mit dieser Darstellung soll dem dafür Verantwortlichen ermöglicht werden, für seine Patienten ein Respiratorbedarfsheft anzulegen, dieses mit den Angeboten kritisch zu vergleichen und selbst zu entscheiden, welche Apparate seinen Aufzeichnungen am ehesten entsprechen. Für die Apparate selbst sei auf einschlägige Literatur verwiesen [8, 42, 43, 49, 65, 88, 100, 113, 144, 222, 251, 252, 270, 271, 280, 286].

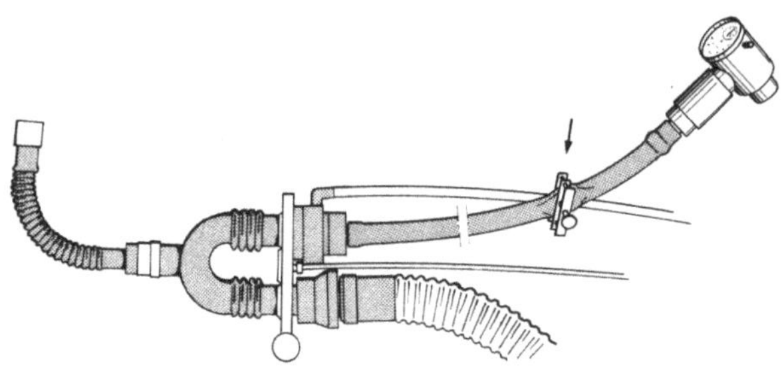

Abb. 40. Schema einer improvisierten, aber absolut tauglichen Exspirationsbremse. Der Verbindungsschlauch vom Ausatmungsstutzen zum Flow-Meter
wird mit einem Quetschhahn, unter Beobachtung des Druckverlaufs am Monitor des Beatmungsgerätes, zunehmend stenosiert. Die Bremse ist dann maximal eingestellt, wenn der endexspiratorische Druck erst unmittelbar vor
Beginn der nächsten Inspiration erreicht wird (s. S. 102)

4.1.1 Druckbegrenzte Beatmung

Mit regulierbarer (innerhalb der Inspirationsphase aber meist konstanter) Flußgeschwindigkeit strömt das Atemgas zum Patienten, bis
im Apparat ein bestimmter, vorgewählter Druck erreicht ist. Daraufhin öffnet sich das Ausatmungsventil, so daß sich die passive Exspiration vollzieht, bis die Thoraxruhelage wieder erreicht ist [132, 133].
Die dem Beginn der Ausatmung folgende „Apnoezeit" kann varia-
bel begrenzt werden, so daß damit eine Atemfrequenz definiert wird,
welche nicht unterschritten werden kann *(kontrollierte Beatmung)*.
Bei Lufthunger kann der Patient selbst durch eine Einatmungsbewe-
gung einen Unterdruck im Respirator erzeugen. Erreicht dieser Unterdruck den vorwählbaren Grenzwert (Triggerempfindlichkeit), so
beginnt die nächste Inspiration vorzeitig *(assistierte Beatmung)*.
Zwei einfache Zusätze stehen zur Ergänzung jedes druckbegrenzten
Ventilators zur Verfügung, damit auch mit PEEP beatmet werden
kann:
1) eine künstliche Stenose auf der Ausatmungsseite des Ventilkop-
   fes (sog. Exspirationsbremse; Abb. 40, 41),
2) Ausatmung durch einen Schlauch, der unter Wasser mündet
   (Abb. 39).

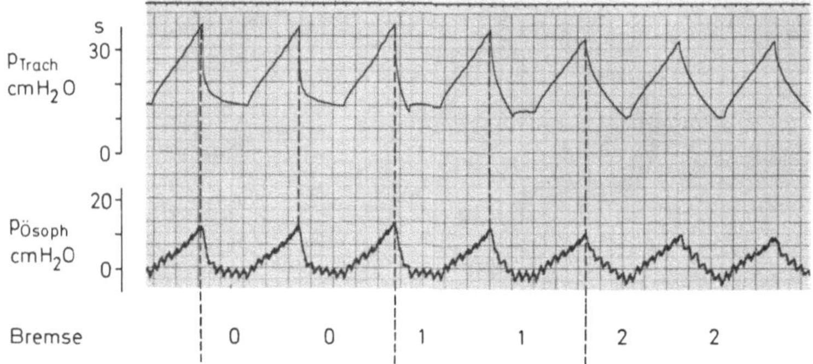

Abb. 41. Intratrachealer Druck und intrathorakaler Druck bei volumenkontrollierter Beatmung (Atemfrequenz = 8/min, Atemzugvolumen = 15 ml/kg KG) mit PEEP. Ausatmungsbremse von links nach rechts zunehmend verstärkt
0 ohne Bremse,
1 minimale Bremse, die sich eben bemerkbar macht,
2 maximale Ausatmungsbremse: der endexspiratorische Druck wird erst bei Beginn der nächsten Inspiration erreicht

Wird PEEP nur durch eine Widerstandserhöhung der Exspiration herbeigeführt (Variante 1), so wird der alveoläre Druck wohl verzögert, aber am Ende der Exspiration eben doch auf atmosphärischen Druck sinken. Wird die Exspirationszeit gezielt kurz gewählt, so beginnt allerdings die nächste Inspiration, bevor der endexspiratorische Druck auf 0 gesunken ist; die Höhe des mit der Exspirationsbremse erreichten PEEP ist folglich zeit- und patientenabhängig und damit kaum konstant zu halten. Diese Anordnung bewährt sich jedoch bei exspiratorischem Bronchialkollaps (Abb. 40, 41). Zur wirklich zuverlässigen Anwendung des PEEP muß aber der exakten Begrenzung des endexspiratorischen Drucks durch einen unter Wasser mündenden Ausatmungsschlauch (Variante 2) der Vorzug gegeben werden. Durch Änderung der Eintauchtiefe kann der endexspiratorische positive Druck beliebig gewählt werden. Zur Kontrolle des Atemzugvolumens dürfen selbstverständlich die mechanischen Bedingungen nicht verändert werden. Das Spirometer muß deshalb zwischen Ventilkopf und Flasche oder (viel einfacher) hinter die Flasche gesetzt werden (Abb. 42).

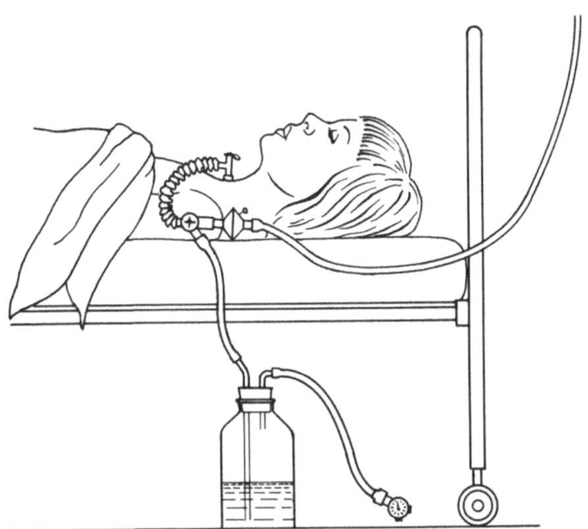

Abb. 42. Einfache Einrichtung zur Beatmung mit PEEP. Das Ausatmungsgas wird über einen weiten Schlauch vom Exspirationsstutzen des Atemventils zu einem unter Wasser mündenden Stab abgeleitet. Der endexspiratorische Druck wird damit durch die Eintauchtiefe des Stabes definiert. Zur Kontrolle des exspirierten Atemhub- bzw. -minutenvolumens darf die Unterwasserableitung des exspirierten Gases selbstverständlich nicht unterbrochen werden, d. h. das Spirometer muß hinter die Flasche gesetzt werden

Die druckbegrenzte Beatmung hat folgende *Vorteile*:

- Der Patient kann den Ventilator im eigenen Atemrhythmus steuern. Bei Hustenstößen entsteht kein Überdruck, und der Apparat paßt sich dem durch den Hustenstoß unterbrochenen Atemrhythmus an. Bei subjektiver Dyspnoe verschafft sich der Patient eine höhere Atemfrequenz.
- Der Fluß kann sehr niedrig gewählt werden, so daß der Druck nur langsam ansteigt. Damit werden bei tiefer Compliance und unregelmäßiger Resistance die Bezirke mit niedriger Resistance nur wenig überbläht, d. h. die Lunge wird trotz ungleichmäßiger Resistance relativ gleichmäßig belüftet.
- Bei Undichtigkeit, z. B. am Cuff wird der Luftverlust durch Verlängerung der Inspirationsphase kompensiert.

– Bei pneumothoraxgefährdeten Patienten wird der endexspiratorische Druck auch bei Hustenanfällen kaum überschritten.
– Therapeutische Inhalationen sind leicht möglich.

Demgegenüber bestehen als *Nachteile*:

– Bei sich spontan ändernder Compliance oder Resistance ändert sich das Atemhubvolumen, d.h. bei plötzlicher Erhöhung des Bronchialwiderstands oder bei plötzlichem Tonusanstieg der Atemmuskulatur wird der *Patient hypoventiliert.* Umgekehrt wird der Patient bei Verbesserung der Compliance, z. B. nach Verabreichen eines Sedativums, hyperventiliert. Derart abrupte und häufige Änderungen der Compliance zeigen sich nicht nur bei Patienten mit Bronchospasmus, sondern erstaunlicherweise auch bei Patienten mit instabilem Thorax (z. B. nach Rippenserienfrakturen) und bei Patienten mit erhöhtem pulmonal-arteriellem Widerstand. Bei ihnen muß der druckbegrenzte Apparat gelegentlich alle 5 min neu eingestellt werden, und da diese Veränderungen nie vorausgesehen werden können, muß bei Anwendung eines druckbegrenzten Respirators das Atemhubvolumen in kurzen Abständen (gelegentlich alle 15 min) gemessen und durch Veränderung des Inspirationsdrucks wieder neu eingestellt werden. Die Bedienung der druckbegrenzten Apparate ist bei diesen Patienten sehr *zeitraubend* und arbeitsaufwendig.

– Zu einer anderen Form der Hypoventilation kommt es, wenn der Patient schon nach einer sehr kurzen (aktiven oder passiven) Exspirationsbewegung wieder mit aktiver Inspiration beginnt, d. h. wenn er den druckbegrenzten Ventilator nach volumenmäßig ungenügender Exspiration wieder triggert. Die folgende Inspiration pfropft sich auf eine abnorm hohe funktionelle Residualkapazität auf, während das nächste Atemhubvolumen durch den schon vorgewählten Inspirationsdruck begrenzt ist und damit kleiner ausfällt.

Beide Formen der Beatmungsstörung sind an Veränderungen des Beatmungsrhythmus akustisch sehr leicht zu erkennen, indem das Inspirium kürzer wird. Bei der zuerst genannten Variante verändert sich das Verhältnis Inspirium/Exspirium bei konstanter Exspirationszeit, und die Atemfrequenz steigt nur wenig an. Bei der zweiten Variante sind beide Teile des Atemzyklus verkürzt, und die Atemfrequenz steigt wesentlich an.

- Der regelmäßige tiefe Atemzug („deep sigh") muß von Hand verabreicht werden.
- Die Geräte müssen teilweise mit einem besonderen Sauerstoffmischgerät gespeist werden, denn in vielen Geräten ist kein O_2-Mischer eingebaut, oder der O_2-Mischer ist nicht zuverlässig.

4.1.2 Druckbegrenzte – volumenkontrollierte Beatmung

Der „Volume Controller" ist ein Gerät, das zwischen den druckbegrenzten Ventilator und den Ventilkopf geschaltet, den zum Patienten fließenden Gasfluß (elektronisch) mißt („Volumenrezeptor") und nach Erreichen eines vorwählbaren inspirierten Volumens das pneumatisch betriebene Ventil des druckbegrenzten Respirators auf Exspiration umschaltet. Der inspiratorische Maximaldruck wird am Respirator etwa 10 cm H_2O höhergesetzt als es zu diesem Zeitpunkt für das notwendige Atemhubvolumen erforderlich ist. Fällt nun plötzlich die Compliance, so wird bei gleichem Flow nach gleicher Zeit mit gleichem Atemhubvolumen ein höherer Druck erreicht, bis der Volume Controller nach Erreichen dieses eingestellten Atemhubvolumens auf Exspiration umschaltet, d. h. bei hoher Compliance schaltet der „Volume Controller" auf Exspiration, selbst wenn der am Respirator vorgewählte Grenzdruck nicht erreicht ist. Steigt umgekehrt bei tiefer Compliance der Druck bis zu dem am druckbegrenzenden Respirator vorgewählten inspiratorischen Maximaldruck, so schaltet das Magnetventil innerhalb des Respirators auf Exspiration, selbst wenn das am Volume Controller gewählte Atemhubvolumen noch nicht erreicht ist.
Mit Hilfe der Deep-sigh-Automatik kann mit wählbarer Frequenz periodisch ein ebenfalls volumenkontrollierter tiefer Atemzug verabreicht werden, der allerdings bei Erreichen des im Ventilator eingestellten Grenzdrucks ebenfalls abgebrochen wird. Die Arbeitsweise dieser Gerätekombination kann folgendermaßen zusammengefaßt werden: Am Respirator kann der maximale Inspirationsdruck und am Volume Controller das maximale inspiratorische Volumen begrenzt werden.
Vorteile:
- Änderungen des Beatmungsvolumens infolge Änderungen von Compliance oder Resistance können bis zu einem gewissen Grad

verhindert werden, indem bis zu einem vorgewählten Grenzwert der endinspiratorische Druck variieren kann.
— Regelmäßiger „deep sigh" kann durch den Automaten ausgelöst werden.
— Die Atemfrequenz kann vom Patienten bestimmt werden, d. h. kontrollierte und assistierte Beatmung sind möglich.
— Tiefer inspiratorischer Flow mit entsprechend gleichmäßiger Beatmung ist (wie beim druckbegrenzten Gerät allein) einstellbar.
— Therapeutische Inhalationen sind leicht möglich.

Nachteile:
— Das Atemhubvolumen wird als Inspirationsvolumen gemessen, d. h. bei Undichtigkeit am Tubus wird der Patient hypoventiliert, ohne daß sich der Atemrhythmus ändert.
— Die bis heute lieferbaren Geräte sind störungsanfällig.

4.1.3 Volumenkontrollierte Beatmung

Das einfachste Modell eines volumenkontrollierten Respirators ist eine Kolbenpumpe. Ein vorgewähltes Atemhubvolumen wird ohne Rücksicht auf die dabei entstehenden Atemwegsdrücke zum Patienten gepreßt. Das Verhältnis zwischen Inspirationszeit und Exspirationszeit ist bei ihnen bei einigen Apparaten fixiert; die Inspirationszeit ist durch Wahl der Atemfrequenz gegeben. Die Charakteristik des inspiratorischen Flows ist bei den verschiedenen Geräten unterschiedlich und kann bei einigen beeinflußt werden. Der inspiratorische Flow ist eine Funktion von Flußcharakteristik, Atemhubvolumen und Inspirationszeit (= Atemfrequenz). Seine Kurvenform ist abhängig von der Bauart des Ventilators (z. B. sinusförmiger Flow beim einfachen Kolbenprinzip). Ein Überdruckventil verhindert Überblähung, bei manchen volumenkontrollierten Apparaten kann ein konstantes endexspiratorisches Druckplateau (PEEP) eingestellt werden. Eine beliebige inspiratorische Sauerstoffkonzentration kann im Apparat selbst gemischt werden.

Vorteile:
— Wechselnde Compliance oder Resistance werden mit „Gewalt" überwunden, und ein konstantes Atemminutenvolumen ist damit garantiert.
— Das Problem der Befeuchtung ist bei vielen Geräten gut gelöst.

Nachteile:

- Der Patient kann weder den Atemrhythmus noch die Atemfrequenz beeinflussen. Er muß sich fügen. Bei Unruhe entsteht ein unökonomischer Kampf zwischen Apparat und Patient.
- Der Flow kann bei einigen Apparaten nicht direkt beeinfluß werden, d. h. bei dieser Art der Beatmung kann nicht gezielt eine gleichmäßige Belüftung der ganzen Lunge begünstigt werden.
- Bei einer *Undichtigkeit* am System oder am Cuff wird der Patient *hypoventiliert,* ohne daß am Atemrhythmus, d. h. am Atemgeräusch, etwas auffällt.
- Therapeutische Inhalation ist meist nur auf komplizierte Weise möglich.

4.1.4 Assistierte volumenkontrollierte Beatmung mit variablem Fluß

In neuerer Zeit werden zunehmend Apparate gebaut, die manche Vorteile in sich vereinigen. Die Beatmungscharakteristika müssen nicht mehr als durch die Konstruktion fixiert hingenommen werden, sondern lassen sich den Bedürfnissen der klinischen Situation anpassen. So können von einem zeitgemäßen volumenkontrollierten Respirator folgende Leistungen verlangt werden (Abb. 43):

1) Der inspiratorische Flow kann variiert werden. Damit kann mit tiefem Flow bei ungleichmäßiger Resistance dennoch eine relativ gleichmäßige Belüftung der Lunge erzielt werden.
2) Der endinspiratorische Zustand kann (als Druckplateau) über eine wählbare Zeit gehalten werden (inspiratorische Nullflußphase oder *Inflation hold*), bevor das Ventil auf Ausatmung umschaltet. Man erreicht damit eine insgesamt längere Inspirationsphase mit relativer Verkürzung der Exspirationsphase.
3) Der PEEP ist direkt wählbar.
4) Bei variabler Triggerempfindlichkeit kann der Patient die Inspiration selbst einleiten, d. h. es kann volumenkontrolliert assistiert beatmet werden.
5) Der Apparat mischt eine frei wählbare inspiratorische Sauerstoffkonzentration.
6) Ohne Änderung der Flußcharakteristik des Atemhubvolumens oder der inspiratorischen O_2-Konzentration können die therapeutischen Inhalate direkt eingebracht und vernebelt werden.

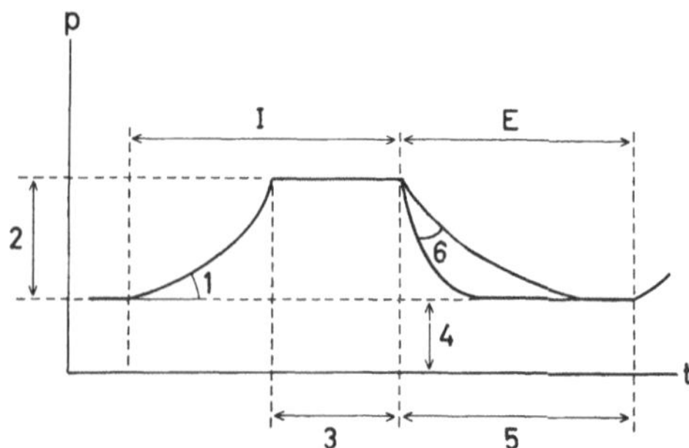

Abb. 43. Intratrachealer Druckverlauf bei einer der gegebenen Situation nahezu individuell angepaßten Beatmungsmechanik. Es bestehen im wesentlichen 6 Variablen:

(1) Der inspiratorische Gasfluß (ml/s) wird gewählt, so daß durch Resistance und Compliance die Druckanstiegskurve beeinflußt wird (1. Teil des Inspiriums).

(2) Das Atemzugvolumen wird gewählt, woraus bei gegebener Druckanstiegskurve der maximale Inspirationsdruck resultiert.

(3) Die Länge des inspiratorischen Plateaus wird gewählt (2. Teil des Inspiriums), wodurch durch Addition des 1. und 2. Teils des Inspiriums die gesamte Inspirationslänge *(I)* definiert ist.

(4) Der endexspiratorische Minimaldruck (PEEP) wird gewählt.

(5) Die Exspirationszeit *(E)* wird gewählt, so daß die Länge des gesamten Atemzyklus (Inspirationszeit plus Exspirationszeit) und somit die Atemfrequenz definiert ist.

(6) Die Geschwindigkeit wird gewählt, mit welcher der Druck nach Beginn der Ausatmung abfällt, indem das Ausströmen des Gases mehr oder weniger (am häufigsten gar nicht) gebremst wird (s. Abb. 41).

7) Automatischer „deep sigh" mit wählbarem Volumen und Frequenz.

8) Apparat, Ventile und Schläuche sind leicht zu sterilisieren.

9) Die Anordnung der Bedienungsknöpfe ist übersichtlich.

10) Differenzierte Alarmanlagen warnen bei verschiedenen Störungen.

PEEP

Es muß hier auf zwei unterschiedliche technische Realisationen des PEEP hingewiesen werden [161, 249]. Bei der einen (Variante A, z. B. Monaghan M 250) wird das Ausatmungsventil geschlossen, sobald der Druck den vorgewählten PEEP erreicht hat; Nachteil: infolge kleiner, fast immer vorhandener Undichtigkeiten sinkt der PEEP anschließend noch etwas ab, d.h. in exspiratorischer Nullflußphase fällt der Atemwegsdruck, und das Lungenvolumen nimmt ab. Bei der anderen (Variante B, z.B. IMV Bird) wird der PEEP durch einen Gegenfluß im Ausatmungsteil des Ventils erzeugt; Vorteil: der PEEP bleibt bis zum Ende der Exspirationsphase konstant. Aber bei Variante B fließt das Gas, mit welchem der PEEP erzeugt wird, ebenfalls über den Ausatmungsstutzen ab. Wird nun das Atemhubvolumen als Ausatmungsvolumen über den Exspirationsstutzen gemessen, so wird das zur Erzeugung des PEEP eingeblasene Gas miterfaßt, d.h. die Messung des Atemhubvolumens ist falsch zu hoch und das Atemhubvolumen selbst auf einfache Weise nicht kontrollierbar. Auch wird das Ausatmungsgas durch das zur PEEP-Erzeugung eingeblasene (CO_2-freie) Treibgas verdünnt, so daß die Bestimmung des V_D/V_T nach Formel (13), S.38 nicht möglich ist; die Errechnung der CO_2-Elimination ist aber mit dieser PEEP-Variante korrekt.

4.1.5 Wechseldruckbeatmung

Bei der Wechseldruckbeatmung wird das Exspirium durch einen negativen exspiratorischen Druck (= Sog) unterstützt [245]. Sie verhindert die Behinderung des venösen Rückstroms zum rechten Herzen, welche bei der reinen Positivdruckbeatmung, namentlich in Hypovolämie, nachgewiesen ist [185]. Seitdem aber bekannt wurde, daß die Wechseldruckbeatmung der Bildung von *Atelektasen* Vorschub leistet, sind ihre Indikationen auf extreme Atemwegsstenosen eingeschränkt worden. Die Wechseldruckbeatmung hat heute praktisch keine Bedeutung mehr. Auf die entsprechende Geräteausrüstung kann meist verzichtet werden.

4.1.6 Intermittent mandatory ventilation (IMV)

Bei dieser Art der Beatmung kann der Patient spontan atmen, indem er zwischen den von der Maschine abgegebenen Atemhüben Gas mit der gleichen (eingestellten) Sauerstoffkonzentration und Be-

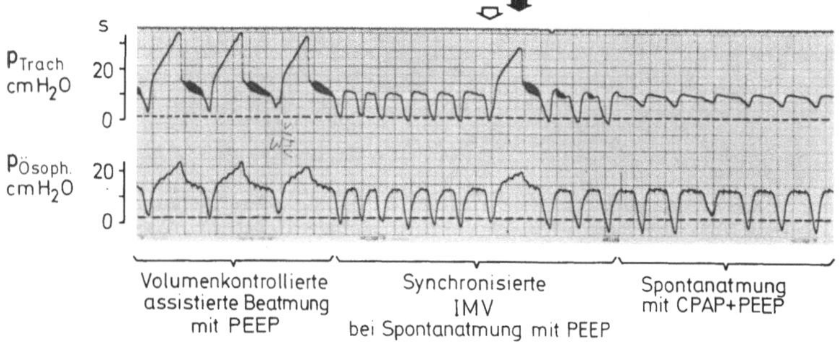

Abb. 44. Synchrone Registrierung des Trachealdruckes und des Ösophagusdruckes. *Links:* unter volumenkontrollierter, assistierter Beatmung mit PEEP (Monaghan M 250). *Mitte:* SIMV (synchronisierte „intermittent mandatory ventilation") bei Spontanatmung mit PEEP, beachte den tiefen inspiratorischen Druck in Trachea und Thorax. Der „fällige" Beatmungsstoß (IMV) wird durch den nächsten inspiratorischen Sog (Druckabfall) ausgelöst (⌀), d. h. synchronisiert erfolgt dann der Beatmungsstoß (➡). *Rechts:* Spontanatmung mit CPAP und PEEP (PEEP-Weaner, s. Abb. 45). Es ist hier deutlich der geringe inspiratorische Druckabfall sichtbar, d. h. die ausgeprägte inspiratorische Atemhilfe (s. S. 112)

feuchtung selbst einatmen kann (Abb. 44, Mitte), wobei die Spontanatmungsfrequenz und die Tiefe der spontan geatmeten Atemzüge dem Patienten überlassen bleibt. Diese Beatmung hat während der Weaning-Phase große Vorteile [246]: Die Beatmungsfrequenz und/ oder das (mechanische) Atemhubvolumen wird von Stunde zu Stunde reduziert, so daß der Patient einen zunehmend größeren Anteil seines Atemminutenvolumens selbst (spontan) atmen muß; das mechanische Training der Spontanatmung kann langsam gesteigert werden, während die tiefen Atemhübe der Beatmung die Bildung von Atelektasen in dieser Phase weiterhin verhindern. Konnte die Beatmungsfrequenz auf etwa 2/min reduziert werden, so ist in der Regel volle Spontanatmung möglich. Bei neueren Geräten ist IMV sowohl während der Beatmung als auch während der Spontanatmung mit PEEP wie auch mit positivem inspiratorischem Druck (CPAP) kombinierbar. Die Methode hat sich zuerst in der Pädiatrie etabliert [123, 160], hat sich aber inzwischen auch am Erwachsenen bewährt [46, 59, 66, 81, 83, 84, 186]. Beginnt das von der Maschine abgegebene Beatmungsatemhubvolumen zufällig (kontrollierte Beatmung!) am Ende einer spontanen Inspirationsbewegung, so wird es auf das spontan inspirierte Atemzugvolumen aufgepfropft, während der Patient schon ausatmen möchte; dies wird vom Patienten als sehr unangenehm empfunden. Bei weiterentwickelten Apparaten wird das Beatmungsatemhubvolumen durch eine spontane Inspirationsbewegung ausgelöst, d. h. die Beatmung ist assistiert (oder „synchronisiert"). Mit dieser Beatmungsweise kann die genügende Spontanatmung oft früher erreicht werden. IMV ist für den Patienten um so anstrengender, je tiefer der inspiratorische Druck sinken muß, bis genügend Gas zum Patienten fließt (s. auch Abb. 44) und je länger (d. h. je mehr ms) der Patient einen Unterdruck erzeugen muß, bis Atemgas einfließt, bis also die spontane Einatmung wirklich stattfindet [19]; auch bei heftiger Spontanatmung sollte der Druck in den Atemwegen höchstens um 2 cm H_2O abfallen, und mehr als 50 ms dürften nicht vergehen, bis Gas einzufließen beginnt.

4.1.7 Spontanatmung mit CPAP und PEEP

Ein Gerät zur Spontanatmung mit CPAP und PEEP ist eigentlich nicht mehr zu den Beatmungsmaschinen zu zählen: ihm fehlt die Automatik. Da sich dieses System aber in der Weaning-Phase so sehr bewährt hat, soll es im Anschluß an IMV hier besprochen werden.
Für Frühgeburten ist das System von GREGORY et al. [123] schon 1971 angegeben worden. Für den Erwachsenen hat sich folgende Anordnung bewährt [69–71]: Dem Patienten wird über ein Sauerstoffmischgerät Gas mit der gewünschten Sauerstoffkonzentration mit hohem Fluß über ein T-Stück angeboten (Abb. 45). Das vom T-Stück wegführende Rohr mündet mit variabler Eintauchtiefe unter Wasser, womit der PEEP eingestellt wird. Ein Teil des Gemisches aus Exspirationsgas und Frischgas strömt über ein zweites T-Stück in einen 4-l-Reservebeutel, der durch Federzug zwischen 2 drehbaren Platten unter Druck gehalten wird. Bei der Einatmung entsteht nun durch den Federzug über die Platte und das Reservoir eine inspiratorische Druckhilfe (s. Abb. 44, rechts), so daß auch in Inspiration der Trachealdruck positiv bleibt („continuous positive airway pressure", CPAP) [31, 95, 114, 226].

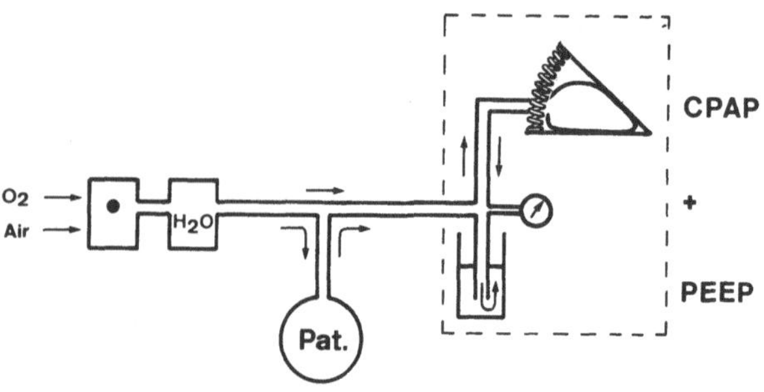

Abb. 45. Schema der Anordnung zur Spontanatmung mit CPAP und PEEP. Sauerstoff und Luft werden zum gewünschten F_IO_2 gemischt und über einen Befeuchter und ein T-Stück zum Patienten geleitet. Der Ausatmungsstutzen des T-Stücks führt weiter zu einer Verzweigung, aus welcher (nach oben) während der Exspiration ein Reservoir aufgebläht wird. Das Reservoir (ein 4-l-Beutel) ist zwischen 2 drehbaren Klappen eingepreßt, welche unter verstellbarer Federzugspannung stehen. Die Inspiration wird durch das unter leichtem Druck stehende Gas im Reservoir unterstützt, so daß auch unter Spontanatmung der inspiratorische Druck immer positiv bleibt. Das gesamte Gas wird (nach unten) unter Wasser abgeleitet, wodurch ein variierbarer positiv endexspiratorischer Druck (PEEP) entsteht. Die Druckwerte (inspiratorisch und exspiratorisch) können am Manometer *(Mitte rechts)* abgelesen werden. Die in der gestrichelten Linie eingefaßten Funktionen mit entsprechenden Monitor- und Warnanlagen sind zu einer einfachen Maschine (PEEP-Weaner) zusammengefaßt

Die Maschine[1] hat Überwachungselemente, die bei Apnoe Alarm auslösen; jedoch fehlt eine automatische Überdruckbeatmung.

Bei einigen Beatmungsgeräten ist die Einrichtung des CPAP (also des inspiratorischen Überdrucks bei Spontanatmung) mit der IMV-Funktion gekoppelt.

Eine neuere Variante bietet CPAP mit inspiratorischer Druckunterstützung an (Abb. 46). Die spontane Exspiration erfolgt (wie bei CPAP) gegen PEEP. Die sich anschließende spontane Inspirationsbewegung erzeugt einen initialen Abfall des Atemwegsdrucks. Sobald dadurch ein Grenzdruck (z. B. Grenzdruck $= 7$ cm H_2O bei PEEP $= 10$ cm H_2O) unterschritten worden ist, bietet die Maschine

---

[1] PEEP-Weaner. Herstellung und Vertrieb: Fa. Gallacchi & Co. Rebgasse 52, CH-4058 Basel

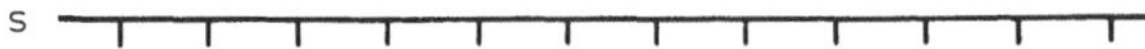
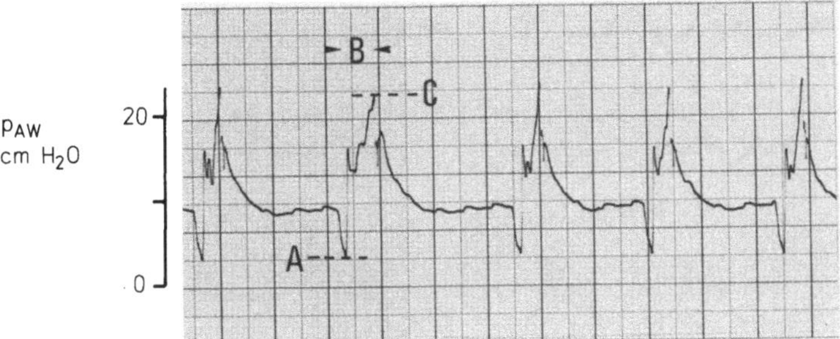

Abb. 46. Atemwegsdruck (p_{AW}) bei Spontanatmung mit CPAP und inspiratorischer Druckunterstützung. Bei Beginn der Inspiration sinkt p_{AW} bis zum Triggerdruck *(A)*; jetzt wird Atemgas unter positivem Druck angeboten *(B)*, bis der Patient durch aktive Exspiration den positiven Inspirationsdruck (Schwellenwert) abbricht *(C)* und aktiv oder passiv gegen PEEP ausatmet

Gas unter (gegenüber dem PEEP-Wert) leicht erhöhtem Druck zur spontanen „druckunterstützten" Einatmung an. Diese Anordnung ist eine Zwischenform zwischen CPAP und druckbegrenzter Überdruckbeatmung mit PEEP.

Abbildung 47 zeigt die verschiedenen Veränderungen des Atemwegsdrucks mit den entsprechenden und konsekutiven Veränderungen des Lungenvolumens, der Grundformen der Spontanatmung und der Überdruckbeatmung. Die Kombination ihrer Elemente erlaubt das Verständnis aller komplizierteren Beatmungsvarianten.

4.1.8 Hochfrequente Beatmung und intratrachealer kontinuierlicher Fluß

Der Nachteil der bisher beschriebenen Überdruckbeatmung ist der unphysiologische, weil positive Atemwegsdruck. Der endinspiratorische Spitzendruck steigt mit zunehmendem Atemhubvolumen und mit abnehmender Compliance. Der mittlere Atemwegsdruck steigt v. a. mit PEEP, mit Inflation hold und mit der Relation von Inspirationszeit zu Exspirationszeit. Der positive Atemwegsdruck bei Über-

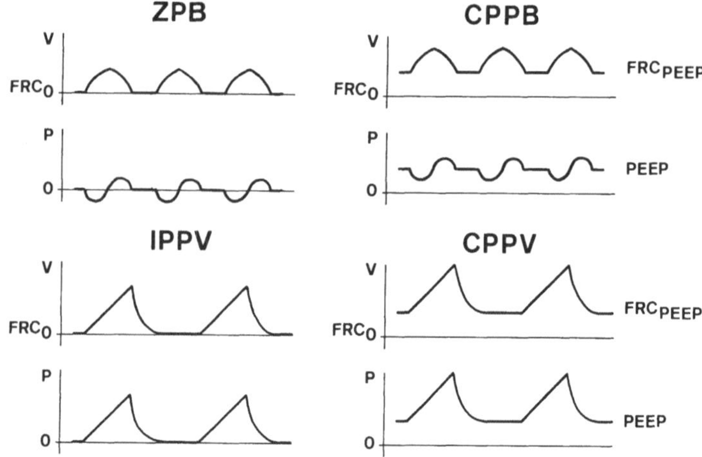

Abb. 47. Schematische Darstellung von Atemwegsdruck (*P; O* atmosphärischer Druck) und Lungenvolumen (*V; FRC* funktionelle Residualkapazität = endexspiratorisches Lungenvolumen) unter verschiedenen atemmechanischen Bedingungen.

ZPB „zero pressure breathing", d. h. Spontanatmung ohne mechanische Atemhilfe.

CPPB „continuous positive pressure breathing" (Synonym: „continous positive airway pressure" = CPAP). Die inspiratorische Unterstützung und der garantiert positive endexspiratorische Atemwegsdruck führen zur Vergrößerung des Lungenvolumens *(FRC_PEEP)* unter Spontanatmung.

IPPV „intermittent positive pressure ventilation", d. h. Überdruckbeatmung mit mechanischer Inspiration und unbeeinflußter Exspiration.

CPPV „continuous positive pressure ventilation". Die Überdruckbeatmung mit mechanischer Inspiration und der garantiert positive endexspiratorische Atemwegsdruck führen zur Vergrößerung des Lungenvolumens *(FRC_PEEP)* unter Beatmung

druckbeatmung ist nachteilig, weil er zu unphysiologischer Dehnung der Luftwege, der Alveolen, aber auch zu Emphysemblasen und Abszeßzysten führt. Diese als *Barotrauma* bezeichnete Gewebsschädigung ist wenig erforscht. Ihre dramatische Folge, der „Beatmungspneumothorax" oder sogar „Beatmungsspannungspneumothorax" wird mit Recht als ernsthafte Komplikation der Überdruckbeatmung gefürchtet. Muß wegen drohendem oder bereits eingetretenem Pneu der Druck reduziert werden, so sollte in den meisten Situationen v.a. der endinspiratorische Spitzendruck, d.h. das Atemhubvolumen reduziert werden, und erst in zweiter Linie der PEEP. Der zweite Nachteil der Überdruckbeatmung ist die mediastinale Druckerhöhung mit den entsprechenden *Kreislaufstörungen,* mit Anstieg des pulmonalen Gefäßwiderstands, Behinderung des venösen Rückstroms in den Thorax und Störung der Herzfunktion (Interdependenz der Ventrikel). Durch Beatmung mit besonders hohen Frequenzen wird nun versucht, Barotrauma und Kreislaufstörungen zu reduzieren.

Hochfrequente Beatmung. Während innerhalb der klassischen Überdruckbeatmung bei Frequenzerhöhung wegen der relativen Erhöhung des an dem einzelnen Atemzug gebundenen Totraums das Atemminutenvolumen angehoben werden muß, treten bei uns bisher unvertraut hohen Beatmungsfrequenzen offensichtlich andere (und noch nicht abgeklärte) Gastransportmechanismen hinzu, so daß eine genügende Frischgasversorgung möglich ist, selbst wenn das Atemhubvolumen ganz wesentlich unter das Volumen des anatomischen Totraums sinkt [44, 85, 102, 159, 239]. Im wesentlichen, je nach der verwendeten Frequenz, werden heute 3 Formen der Hochfrequenzbeatmung studiert:

1) *High frequency positive pressure ventilation.* Frequenz 60–100/min (1–1,5 Hz) [102, 164, 233–235]. Diese Beatmung kann mit den meisten konventionellen Geräten noch durchgeführt werden; sie ist v.a. pädiatrischen Intensivmedizinern nicht unvertraut.
2) *Jet ventilation („Injektorventilation").* Sie ist prinzipiell durchführbar mit Frequenzen von 15–1000/min, wird aber hauptsächlich angewendet mit Frequenzen von 100–300/min (1–6 Hz). Mit dieser Art der Hochfrequenz liegt z.Z. sicher am meisten klinische Erfahrung vor [19]. Ihre Wirksamkeit steigt, wenn das Frischgas per Jet weit in die Trachea hineingeführt wird. Es werden deshalb heute eigens dazu entwickelte (transglottisch eingeführte) Kanülen verwendet, in deren Wand zwei Jetkanäle inkorporiert sind.
3) *Oszillationsbeatmung* mit Frequenzen von 1000–6000/min (20–100 Hz), auch „forcierte Diffusion" genannt. Hier wird im wesentlichen das durch ein T-Stück über den Tubus hinweg streichende Frischgas mit einer hochfrequenten Volumenverschiebung (Kolbenpumpe) überlagert, so daß über die endotrachealen

Volumenverschiebungen keine direkte Auskunft gegeben werden kann. Die Methode befindet sich noch im experimentellen Stadium [28, 39, 224].

Die klinische Anwendung ist bisher noch nicht sehr verbreitet [24, 236]. Eindeutig vorteilhaft ist eine Hochfrequenzbeatmung mit Frequenzen von 100–250/min bei Atemwegsproblemen, d.h. zur Bronchoskopie durch enge Tuben (bei Kleinkindern) [90, 102] und bei bronchialen oder pulmonalen Fisteln mit beträchtlichem Gasverlust (von mehr als 30% des Atemminutenvolumens), der eine klassische Beatmung undurchführbar werden läßt [41].
KLAIN wendete die Hochfrequenzbeatmung über eine transkutan in die Trachea eingeführte dünne Kanüle (vom Typ einer Arterienkanüle mit 1,5 mm Innendurchmesser) zur Notfallbeatmung an [155, 164].
Es kann nicht überraschen, daß auch die Kombination von seitengetrennter Beatmung mit Hochfrequenzbeatmung erprobt worden ist [194].
Unsere eigenen (sporadischen) Anwendungen führten zu Erfahrungen, die der Literatur entsprechen. Wir sehen in der Hochfrequenzbeatmung keinen Vorteil, wenn die Probleme überwiegend im Lungenparenchym lokalisiert sind. Eine Nebenwirkung der Hochfrequenzbeatmung, die primär nicht erwartet werden konnte, dürfte in den nächsten Jahren höhere Beachtung finden: die hervorragende Tracheobronchialtoilette [163, 201]. Wir könnten uns deshalb vorstellen, daß die Hochfrequenzbeatmung sich v.a. in Kombination mit Spontanatmung nach Aspiration, bei Aspirationsgefährdung und bei ungenügender eigener Bronchialtoilette anderer Ursache schließlich durchsetzt. Außerdem ist noch unbekannt, ob die Beatmung mit dem Herzzyklus synchronisiert werden kann (was wegen des Frequenzbereichs zur Hochfrequenzbeatmung gezählt werden müßte), um in Situationen mit akuter Rechtsherzinsuffizienz (z.B. akute Lungenembolie) den rechten Ventrikel zu entlasten, ähnlich der Entlastung des linken Ventrikels mit Hilfe des herzsynchronisierten „intraaortic balloon pumping".
Vor improvisierter Anwendung dieser von der Medizintechnik heute vielerorts propagierten Methoden muß ein ungeübtes Team gewarnt werden, da Fehler in Technik oder Anwendung zu katastrophalen

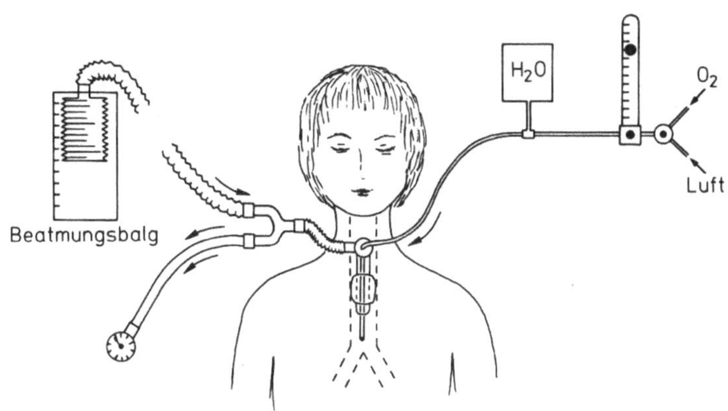

Abb. 48. Schema zur Kombination von Beatmung mit intratrachealem kontinuierlichem Fluß. *Links:* Konventionelle Beatmung, über Faltenschlauch und Winkelansatz mit Tracheotomiekanüle verbunden. *Rechts:* Über einen zuverlässigen (!) Mischer wird Preßluft und Sauerstoff zum gewünschten F_1O_2 gemischt und über ein Rotameter dosiert Wasser (Aqua destillata oder 0,45% NaCl-Lösung) mit einer Infusionspumpe direkt in den Gasstrom eingeführt und dort zerschleudert, über einen dichten Stopfen am Tubusverbinder wird der Kunststoffschlauch in die Trachea und bis vor die Carina geführt (s. Text)

Situationen führen können. Am wenigsten gefährlich — und am meisten erfolgversprechend — ist sicher die Kombination der Hochfrequenzbeatmung mit Spontanatmung.

Intratrachealer kontinuierlicher Fluß. Daß unter Hochfrequenzbeatmung das Atemhubvolumen weit unter den anatomischen Totraum sinken darf und dennoch normale Frischgasversorgung möglich ist, entspricht nicht unserer täglichen Erfahrung und war zunächst überraschend. Ebenfalls ist wenig bekannt (und ungenügend untersucht), daß (bei normalem Lungenparenchym und normalem Kreislauf) durch kontinuierliche intratracheale Gaszufuhr, d.h. mit Atemhubvolumen Null, eine Frischgasversorgung möglich ist. Volumenverschiebungen infolge der Herzaktion mögen dabei eine Rolle spielen. Unter der Vorstellung, den intrapulmonalen Totraum damit zu verkleinern, haben wir in verzweifelten Fällen von nicht behandelbarer Hyperkapnie und Hypoxämie konventionelle Überdruckbeatmung

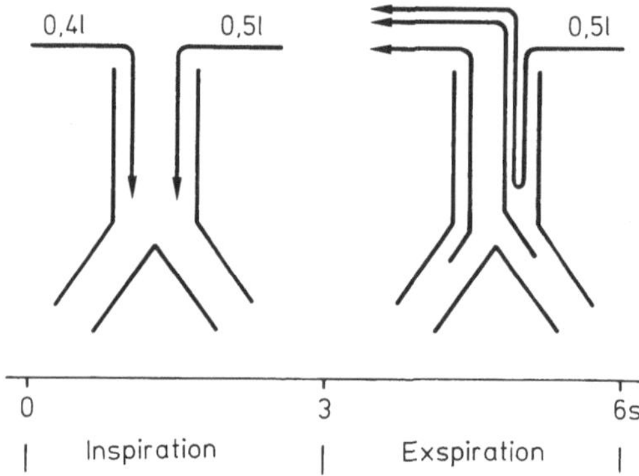

Abb. 49. Volumenberechnungen bei Kombination von Beatmung und intratrachealem „continuous flow".

Beispiel: Intratrachealer kontinuierlicher Flow 10 l/min. Beatmung mit Atemhubvolumen 400 ml und Beatmungsfrequenz 10/min. Somit beträgt die Atemzykluszeit 6 s. Bei I : E = 1 : 1 dauern sowohl Inspirationszeit wie Exspirationszeit 3 s, d. h. pro Minute findet sich 10mal Inspiration à je 3 s. Von der kontinuierlichen Zufuhr von 10 l/min entfallen (10 l/min · 3 s = 166,7 ml/s · 3 s = 500 ml) 500 ml auf jeden inspiratorischen Hub. Das totale Hubvolumen beträgt somit 400 ml + 500 ml = 900 ml.

Exspiratorisch wird an diesem Patienten gemessen: 4 l/min (= 10/min · 400 ml) + 10 l/min = 14 l/min

(mit PEEP) mit intratrachealer kontinuierlicher Frischgaszufuhr erfolgreich kombiniert [307].

Dazu wird (Abb. 48) ein Polyethylenkatheter in die Trachea geführt und die Spitze (beim ersten Mal unter radiologischer Kontrolle) bis vor die Carina vorgeschoben. Nun wird über ein Rotameter zusätzlich reiner Sauerstoff kontinuierlich in die Trachea eingeleitet.

Das Atemhubvolumen wird in Schritten von 10% gesenkt und der kontinuierliche Gasfluß entsprechend erhöht; am einfachsten ist, die O_2-Zufuhr solange zu erhöhen, bis der endinspiratorische Atemwegsdruck den Ausgangswert wieder erreicht. Der kontinuierliche Gasstrom wird befeuchtet, indem über ein T-Stück mit Hilfe einer Infusionspumpe Wasser oder verdünnte NaCl-Lösung (0,1–0,3 ml/ min) direkt in den Gasstrom eingepreßt wird.

Unter Kontrolle der arteriellen Blutgase kann dann das Atemhubvolumen weiter gesenkt werden, so daß endlich auch der endinspirato-

rische Atemwegsdruck und das F_IO_2 gesenkt werden können. Die Strömungs- und Volumenverhältnisse können entsprechend der Überlegungen von Abb. 49 quantitativ angegeben werden.
Die Methode ist einfach und nicht selten erfolgreich. Der Wirkungsmechanismus ist im Detail nicht bekannt. Wie bei der HFPPV ist ein Nebeneffekt die hervorragende Reinigung des Tracheobronchialsystems. Selbstverständlich muß diese Methode sich unter engmaschigen Laborkontrollen an jedem Einzelfall bewähren, bei nachteiligem Effekt muß der Versuch sofort abgebrochen werden.

4.1.9 Kombination von Beatmung mit extrakorporaler Zirkulation

Liegt eine akute respiratorische Insuffizienz vor, deren Ursache eine potentiell gute Prognose hat, sind aber Hypoxämie, Hyperkapnie oder Rechtsherzversagen soweit fortgeschritten, daß unmittelbar Lebensgefahr besteht, so sucht man nach Überbrückungsmaßnahmen, um Zeit für die erhoffte Heilung zu gewinnen. Zu diesem Zweck ist die extrakorporale Membranoxygenation (ECMO) vorgeschlagen worden [137]. Dabei wird über Tage bis Wochen die Gasaustauschfunktion der Lunge ersetzt durch einen Membranoxygenator, der (meist veno-arteriell verbunden) mit einem größeren Teil des Herzzeitvolumens durchströmt wird. Während die Probleme des extrakorporalen Kreislaufs (EKK) für die Dauer weniger Stunden vom pragmatischen Standpunkt aus als gelöst bezeichnet werden können, so daß bei und nach Herzoperationen die EKK-Morbidität fast nur bei Kleinkindern eine wichtige Rolle spielt, trifft dies nicht zu, wenn der EKK über Tage und Wochen angewendet werden soll. Dann sind die Komplikationen so schwerwiegend und so mannigfaltig, daß die Behandlung des akuten parenchymatösen Lungenversagens (ARDS) mit EKK dieselben (schlechten) Resultate hat wie mit Beatmung, jedoch wesentlich höheren Aufwand verursacht [120, 138, 158, 311, 312]. Neue Möglichkeiten sind in der Kombination von
1. Oxygenierung über die Lunge mit Beatmung mit $F_IO_2 = 1$ und extrem niedriger Frequenz (2/min) und *2.* CO_2-Elimination mit Hilfe eines mit Luft ($F_IO_2 = 0,2$) durchströmten Membranoxygenators („extracorporal CO_2 removal" = $ECCO_2R$) entstanden. Mit dieser Methode werden neuerdings in solch kritischen Fällen wesentlich

bessere Resultate erzielt. Es muß nicht besonders betont werden,
daß solche Erfolge nur von einem sehr erfahrenen hochspezialisier-
ten Team erreicht werden können [105, 106, 107].

4.1.10 Beatmung bei einseitiger pathologischer Veränderung

Das Verhältnis von Perfusion zu Ventilation wird innerhalb der ven-
tilatorischen Einheit (d.h. regional im „Millimeterbereich") v.a.
durch lokale Vasokonstriktion infolge lokaler Hypoxie reguliert.
Über die ganze Lunge (d.h. im „Dezimeterbereich") ist aber die
Schwerkraft die entscheidende Regulationsgröße. Bei unilateraler
Pathologie kann davon Gebrauch gemacht werden.
Bei dominant einseitiger pathologischer Veränderung mit massivem
Shunt und entsprechend schwer behandelbarer Hypoxie kann oft
durch 90°-Seitenlage („gesunde" Seite unten) 1. die Perfusion der
minderbelüfteten Bezirke drastisch reduziert und 2. die Belüftung
der Bezirke mit pathologisch verkleinertem Volumen vermehrt werden, so daß sofort ein Anstieg des arteriellen pO_2 beobachtet wird.
Bei eitriger bronchialer Sekretion besteht allerdings die Gefahr der
Eiteraspiration in bisher gesunde Bezirke [142, 207].
Ein ähnlicher Effekt (quantitativ aber stärker) kann durch „topogra-
phische" Beatmung erreicht werden, seitdem doppelläufige Tuben
zur Verfügung stehen, die über viele Tage in situ bleiben dürfen; damit ist es möglich, die pathologische Seite mit höherem PEEP zu beatmen als die „gesunde" Seite. Zur Beatmung werden 2 Maschinen
verwendet, die synchronisiert sein können, aber − wie die Erfahrung gezeigt hat − nicht müssen [45]. Interessanterweise kann nun
die selektive Lungenblähung durch unilaterale Beatmung mit PEEP
mit der zuvor beschriebenen Seitenlagerung mit Umverteilung der
Perfusion in die tiefer liegenden Bezirke optimal kombiniert werden
[18, 35, 170, 219]: „Pathologie unten", aber mit höherem PEEP beatmet. Diese Methode ist wirkungsvoller als Seitenlagerung allein
(„Pathologie oben") aber auch aufwendiger: die relativ engen Lumi-
na des doppelläufigen Tubus erschweren die Bronchialtoilette, und
die Verschiebung des Tubus ist so leicht möglich (und gefährlich!),
daß zur Langzeitbeatmung ein doppelläufiger Tubus nur unter Relaxation angewendet werden soll.

Daß in bestimmten Situationen auch andere spezielle Techniken erfolgreich sein können, sei am Beispiel der selektiven Insufflation kollabierter Lungensegmente oder -lappen über einen per Fiberbronchoskop plazierten Swan-Ganz-Katheter mit geblähtem Ballon verdeutlicht [177]. Intensivmedizin ist eben immer wieder auch auf konstruktive Improvisation angewiesen.

4.2 Gasbefeuchtung und Aerosoltherapie

Die Befeuchtung des Beatmungsgases hat zunächst zum Ziel, die physiologische Befeuchtung der Einatmungsluft durch Nase und Rachen zu ersetzen, da sie nach der direkten Intubation der Trachea entfällt. Bemüht man sich nicht um den künstlichen Ersatz dieser am beatmeten Patienten ausgeschalteten Funktion, so werden sich im Tracheobronchialsystem rasch feste Borken bilden, die den Ziliartransport behindern, so daß sich Retention mit Eiterbildung und sekundärer Infektion unfehlbar einstellen.

Unter einem *Aerosol* versteht man eine Gasmischung, in der sich flüssige oder feste Partikelchen über längere Zeit schwebend halten. Die sog. Kaltbefeuchter erzeugen Flüssigkeits*tröpfchen;* es sind also „Vernebler“. Die Tröpfchen folgen bei der Einatmung dem Gasstrom und werden in Abhängigkeit von der Tröpfchengröße in den zuleitenden Schläuchen, im Tubus, in den Atemwegen und im Alveolarraum deponiert. Teilchen mit einem Durchmesser von mehr als 15 µm gelangen kaum bis zur Trachea. Teilchen mit einem Durchmesser von 6–15 µm werden vor allem in Trachea und Bronchien, solche mit einem Durchmesser von 3–6 µm v. a. in den Bronchiolen und solche mit einem Durchmesser von 1–3 µm etwa zur Hälfte in den Alveolen niedergeschlagen; kleinere Tröpfchen werden zum großen Teil wieder ausgeatmet. Bei einem Aerosol mit einer Tröpfchengröße von 1–15 µm besteht somit Aussicht, daß auf der ganzen Länge der Luftwege Aerosolpartikel abgeschieden werden. Indessen ist für die Wirksamkeit der Behandlung nicht die an einem bestimmten Ort deponierte Anzahl von Tröpfchen, sondern das in ihnen enthaltene Volumen entscheidend; dieses ist proportional zur 3. Potenz des Tröpfchenradius. Bei einem inhomogenen Aerosol wird somit der größere Teil des Flüssigkeitsvolumens mit den wenigen, aber großen Tröpfchen höchstens bis in die großen Bronchien gelangen oder sogar schon im Schlauchsystem niedergeschlagen. Unter Berücksichtigung von Anzahl und Volumen der deponierten Tröpfchen wird man deshalb mit einem möglichst homogenen Aerosol mit Teilchengröße zwischen 1 und 6 µm die besten Aussichten haben, die Tröpfchen in den tieferen Luftwegen zu deponieren [52, 134].

Düsenvernebler liefern ein Aerosol mit erheblicher Streubreite der Tröpfchengröße. Die vernebelte Masse ist mit 30–40 mg/l Beatmungsgas relativ gering.

Ultraschallvernebler liefern dagegen ein sehr dichtes und homogenes Aerosol mit günstiger oberer Tröpfchengröße von etwa 5 µm. Man erreicht eine Massenkonzentration bis etwa 200 mg/l Beatmungsgas und damit eine günstige Befeuchtung der Bronchialschleimhaut. Infolge der geringen Eigenströmung der Partikel ist der Ultraschallnebel auch bei niederen inspiratorischen Flußwerten leicht lenkbar. Ultraschallvernebler sind deshalb als sehr effektive Befeuchtungsgeräte den Düsenverneblern vorzuziehen. Das vernebelte Wasservolumen ist aber zu kontrollieren und in Rechnung zu stellen, denn ausgehend von der erwähnten maximalen Verneblungsleistung von 200 mg/l Beatmungsgas (und unter der hypothetischen Voraussetzung einer 100%igen Resorption) wäre bei einem Beatmungsvolumen von 10 l/min eine Wasseraufnahme von 120 ml/h oder 2,88 l/24 h möglich.

Warmbefeuchter erzeugen einen echten Wasserdampf; es sind also „Verdampfer". Optimal eingesetzt werden sie nur, wenn die Atemgastemperatur unmittelbar am Tubus gemessen wird; die Temperatur des Verdampfers wird schrittweise erhöht (z. B. bis 45 °C), bis die Gastemperatur am Tubus etwa 32 °C beträgt. Beim Temperaturabfall vom Warmbefeuchter bis zum Tubus wird die relative Luftfeuchtigkeit noch steigen, die absolute aber infolge Kondensation abfallen [60].

Bei allen Befeuchtern entsteht eine *Infektionsgefahr*. Es ist nämlich nicht vermeidbar, daß das Wasser im *Befeuchter* mit der Zeit Bakterien enthält und daß diese sich vermehren. Je höher dabei die Keimzahl steigt, desto eher droht die Beatmung mit bakterienreichem Atemgas. Eine explosionsartig sich entwickelnde Pneumonie kann die Folge sein. Werden alle feuchten Teile (Befeuchter, Atemschläuche, Ausatmungsventil etc.) konsequent nach 24h entfernt und durch sterilisierte Teile ersetzt, so wird die (geometrische) Vermehrung der Keime unterbrochen, bevor eine gefährliche hohe Keimzahl erreicht ist.

Erlaubt die Konstruktion des Befeuchters das Einbringen eines Kupferschwamms (sog. Pfannenreiniger aus Haushaltungsgeschäft), so ist die Cu^{++}-Konzentration im Wasser ausreichend hoch, um eine Keimvermehrung zu vermeiden [27, 62, 63, 64, 141]; eine Gefahr infolge der Resorption von Kupferionen besteht nicht [184]. Zum selben Zweck werden heute auch Silbertabletten angeboten, die in der Befeuchterflüssigkeit gelöst werden können.

In Verdampfern kann zwar die Temperatur dem Bakterienwachstum Vorschub leisten, doch werden mit dem Dampf wesentlich weniger Keime aus dem Wasser mitgerissen als mit den Tröpfchen des Verneblers [275].

Besonders rasch entsteht eine gefährliche Keimbesiedelung des Wassers im Befeuchter, wenn das bei Überdruck entlastende Ventil auf der Inspirationsseite angeordnet ist, so daß bei Hustenstößen die Druckentlastung eine Flußumkehr des Atemgases verursacht.

Auch wenn, wie dargelegt, die Infektionsgefahr durch die Konstruktion der Geräte stark beeinflußt wird, enthebt uns keine Variante der Pflicht, die Hygienevorschriften peinlich genau einzuhalten, alle Teile häufig (mindestens alle 24h!) und regelmäßig zu entfernen und mit sterilen, absolut sauber zusammengesetzten Teilen zu ersetzen [10, 172].

Bei der *medikamentösen Aerosoltherapie* verfolgt man das Ziel, nicht nur die Austrocknung der Luftwege zu verhindern, sondern zusammen mit dem Wasser auch wirksame Substanzen auf der Bronchialschleimhaut zu deponieren, um gezielt eine lokale topische Wirkung im Bronchialsystem zu erreichen. Durch die Deponierung sehr geringer Mengen hochwirksamer Pharmaka in den Bronchien und Bronchiolen wird i. allg. ein optimaler therapeutischer Effekt mit minimalen systemischen Nebenwirkungen erreicht. Die wirksame Retention mit topischem Effekt von Antibiotika, Sekretolytika, Detergenzien und Steroiden kann mit Aerosolpartikeln von 1–6 µm Durchmesser per Ultraschallvernebler erreicht werden. Die Deponierung relativ großer Mengen blander Stoffe, wie physiologische

Kochsalzlösung, Propylenglycol oder verdünnter Lösungen von Mukolytika in mittlere und große Bronchien, in Form relativ großtropfiger Aerosole mit Partikeldurchmesser von 5–40 µm wird zur Förderung der Schleimevakuation auch mit Düsenverneblern erreicht.

Als *Bronchodilatans* mit geringen systemischen Nebenwirkungen (Tachykardie!) hat sich uns Feneterol (Berotec) bewährt. Die bronchodilatierende Wirkung ist über 2–3 h nachweisbar. Wir vernebeln 10 Tropfen der 0,5 %igen Lösung alle 2 h, um einen Dauereffekt aufrechtzuerhalten. Es wird durch eine Erschlaffung der bronchialen Ringmuskulatur eine lungenerweiternde Wirkung erzielt, außerdem durch Erschlaffung der Längsmuskulatur eine Entspannung und Streckung des Bronchialbaums und des umgebenden Lungenparenchyms und über die vasomotorischen Effekte eine Abschwellung der Schleimhaut und eine Reduktion der Sekretion der Bronchialdrüsen. Patienten mit chronischer Bronchialobstruktion benötigen eine prophylaktische Applikation mit Bronchodilatatoren; die Symptome sollen unter Beatmung nicht abgewartet werden. Da alle anderen per Aerosol applizierten Medikamente eine lokale Reizwirkung mit Schleimhautödem und Bronchospasmus ausüben, sind sie generell mit einem Bronchodilatans zu kombinieren. Die Dosierung hat individuell und probatorisch nach Effekt zu erfolgen, wobei die oben angegebene Dosierung nur als Richtlinie dienen darf; systemische Nebenwirkungen sollten vermieden werden.

Sekretolytisch oder detergierend wirkende Medikamente
Ausgüsse der Bronchien mit mukopurulenten Pfröpfen oder Einengung des Bronchiallumens durch festhaftenden zähen Schleim können meist durch Verdünnung des Bronchialschleims durch intensive Befeuchtung mit möglichst dichten Aerosolen von physiologischer Kochsalzlösung, evtl. mit Zusatz von Propylenglycol, aufgelöst werden. Bleibt der Erfolg aus, dann ist die Verwendung von oberflächenaktiven Stoffen vom Typus des Tritons, vor allem aber schleimlösender Medikamente, wie Acetylcystein (Fluimucil), Bromhexin und Trypsin angezeigt. Dabei wirkt Bromhexin in der Einzeldosis von 3 ml sekretolytisch v. a. auf Mukopolysaccharide, sekretomotorisch durch vermehrte Produktion des dünnflüssigen Bronchialsekrets und schließlich detergierend durch Herabsetzung

der Oberflächenspannung des Schleims in den Atemwegen. Bromhexin (Bisolvon) wird durch Xanthinderivate (Aminophyllin) inaktiviert. Stoffe, wie Aminophyllin und Bisolvon sollten deshalb immer getrennt inhaliert werden. Die 10%ige Lösung von N-Acetylcystein in der Einzeldosis von 2 ml wirkt durch aktive chemische Spaltung der Bisulfidbrücken von Mukoproteiden und Mukopolysacchariden und ist deshalb besonders geeignet bei zähflüssigem, eitrigem Bronchialsekret. Zusatz von Aminophyllin oder Bikarbonatlösung zum Aerosol steigert die Wirkung, da eine optimale Aktivität dieser Verbindung nur bei einem pH von 7–9 vorhanden ist. Antibiotika werden durch Acetylcystein inaktiviert und sollten deshalb getrennt inhaliert werden. Andererseits ist die Anwendung von Acetylcystein möglichst einzuschränken, da mit Sicherheit angenommen werden muß, daß auch der „surfactant" (oberflächenaktiver Faktor) inaktiviert oder zerstört wird. Wenn immer möglich, wenden wir deshalb Acetylcystein nur lokal (gezielt per Fiberbronchoskop) und nur einmalig an.

Wie erwähnt, sollen Sekretolytika, die immer die Bronchialschleimhaut reizen, nie ohne Zusatz eines Bronchialdilatators inhaliert werden. Außerdem sollten sie nur so lange appliziert werden, bis das Sekret wieder so flüssig geworden ist, daß es leicht expektoriert werden kann. Unkontrolliert prolongierte Anwendung kann zu Komplikationen, im Fall des Trypsins z. B. zu Schleimhautblutungen führen.

Antibiotika

Aerosole von Antibiotika können bei schweren eitrigen Bronchialinfekten wirksam sein, v. a. wenn bei aktiven Lungenabszessen oder Bronchiektasen ein Übergreifen der eitrigen Entzündung auf die ableitenden Bronchien vermieden werden soll. Der Infektionsherd wird durch inhalierte Antibiotika kaum erreicht werden können, da in seinem Bereich die Ventilation und damit auch die Deponierung des Aerosols mit Sicherheit massiv vermindert ist. Meist ist die Aerosolbehandlung durch eine systemische Antibiotikatherapie zu ergänzen. Als Aerosol sind mit Vorteil schlecht resorbierbare Antibiotika (Neomycin, Bazitracin) zu verwenden. Beim gefürchteten Pseudomonasinfekt hat sich (therapeutisch!) die Aerosoltherapie mit Polymyxin B, kombiniert mit einer allgemeinen Antibiotikatherapie bewährt. Werden die Antibiotika z. B. in 4stündlichem Intervall vernebelt, so kann alternierend ebenfalls in 4stündlichem Intervall ein Mykostatikum (Mycostatin, Fungizon) vernebelt werden; das unter Antibiotika gefürchtete Auftreten von Pilzpneumonien wird dadurch selten. Vor der prophylaktischen Antibiotikaapplikation per Aerosol muß gewarnt werden; sie führt zu einer Veränderung der Flora ohne Verbesserung der Prognose [96, 97, 265].

Kortikosteroide

Aerosole von Kortikosteroiden dienen am nichtintubierten Patienten der kurzfristigen Behandlung akuter entzündlicher oder allergischer Erkrankungen der Atemwege nach Reizgasinhalation bei Laryngitis oder Larynxödem. In Form des Treibgasaerosols (Dosieraerosol) können sie auch nach Extubation weiter angewandt werden; diese Technik hat sich v. a. bewährt bei der Entwöhnung von systemisch applizierten Steroiden bei Patienten mit Asthma oder asthmatischer Bronchitis. Die Kortikoid-Aerosol-Therapie des beatmeten und intubierten Patienten hat die Schleimhautabschwellung, Sekretreduktion der Atemwege sowie die Bronchodilatation zum Ziel.

Ist erst unter konsequenter Aerosoltherapie die Extubation, bzw. Dekanülierung möglich geworden, so soll die Aerosoltherapie mit einem druckbegrenzten Respirator per Mundstück (IPPV-Inhalation) über einige Tage fortgeführt und nur stufenweise reduziert werden.

Zusammenfassend darf festgehalten werden, daß die Befeuchtung der Atemgase und die gezielte Aerosoltherapie einen wichtigen Anteil am Beatmungserfolg haben können, daß sie individuell nach den festgestellten Effekten dosiert und variiert werden sollen und daß sie keinesfalls unreflektierten Gewohnheiten des Pflegepersonals überlassen werden dürfen.

4.3 Einstellung der Beatmungsmechanik

Im folgenden soll gezeigt werden, wie eine differenzierte Einstellung der Beatmungsmechanik manche klinische Schwierigkeit meistern hilft. Die zu besprechenden Zusammenhänge sollen laufend in die

Praxis umgesetzt werden, und es bestimmen die vorhandenen klinischen Probleme die Eigenschaften, die vom Respirator verlangt werden müssen, soll er für die bestimmte klinische Situation optimal sein.

4.3.1 Einstellung der Beatmungsmechanik im Hinblick auf die Kohlensäureelimination

Atemminutenvolumen. Das notwendige Atemminutenvolumen (AMV) wird bestimmt durch die Kohlensäureproduktion des Organismus und das V_D/V_T. Beide Größen können sich rasch ändern. Im postoperativen oder posttraumatischen Ruhestoffwechsel beträgt die CO_2-Produktion etwa 3,5 ml/kg KG/min. Da hier mit einem V_D/V_T von 0,5–0,6 gerechnet werden muß, wird bei einem arteriellen Kohlensäurepartialdruck von 40 mm Hg (5,3 kPa) der mittlere exspiratorische pCO_2 etwa 14–20 mm Hg (1,9–2,7 kPa) betragen, was (bei voller Wasserdampfsättigung und Zimmertemperatur) einer gemittelten exspiratorischen CO_2-Konzentration von etwa 2–3 % entspricht. Die CO_2-Produktion von 3,5 ml/kg KG/min muß deshalb durchschnittlich in 2,5 %iger Konzentration ausgeatmet werden. Das ausgeatmete (= eingeatmete) Gasvolumen muß also etwa 150 ml/kg KG/min betragen.

$$AMV = \frac{\text{ca. } 3{,}5 \text{ ml/kg KG/min}}{\text{ca. } 2{,}5 \text{ ml/100 ml}} = \text{ca. } 150 \text{ ml/kg KG/min}$$

Ein 70 kg schwerer Patient mit unauffälligem Stoffwechsel wird demnach mit einem AMV von etwa 10 l/min beatmet, bis die erste Blutgasanalyse vorliegt, die das Zutreffen unserer Voraussetzungen bestätigt oder eine Änderung nahelegt.
Atemhubvolumen und Atemfrequenz. Die optimale Beatmung erzielt ein *Maximum an alveolärer Ventilation mit einem Minimum an alveolärem Druck* und kann diese Funktion über Tage unverändert erhalten. Je höher das Atemhubvolumen und je tiefer die Frequenz gewählt wird, um so mehr steigt der relative Anteil der alveolären Ventilation, d. h. desto niedriger (= besser) wird das V_D/V_T (Abb. 50; [202, 300]). Da die Druck-Volumen-Beziehung von Lunge inkl. Tho-

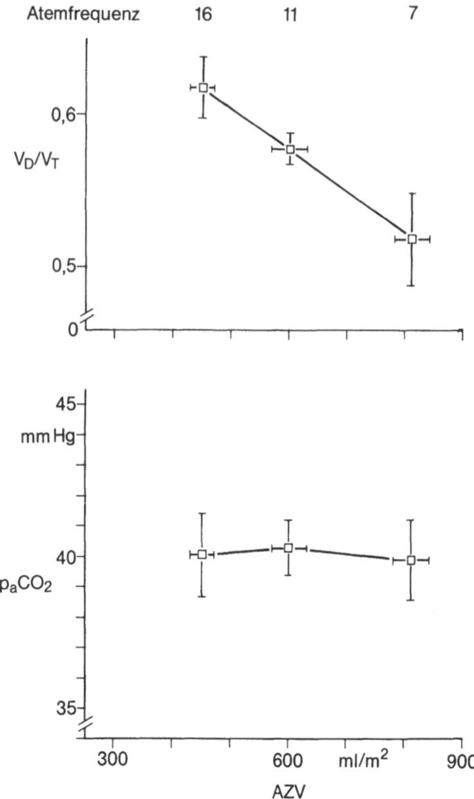

Abb. 50. Totraumquotient (V_D/V_T) und arterieller Kohlensäuredruck (p_aCO_2) bei verschiedenem Atemhubvolumen (AZV) in ml/m² Körperoberfläche und entsprechend verschiedenen Atemfrequenzen. Je höher das AZV, desto niedriger die Totraumventilation

rax des Gesunden nicht linear verläuft, vielmehr bei steigendem Inspirationsdruck eine immer kleinere Zunahme an Atemhubvolumen gewonnen wird, muß für eine weitere Steigerung des Atemhubvolumens bald ein unverhältnismäßig hoher inspiratorischer Druck aufgewendet werden. Die Praxis der Beatmung von Patienten mit veränderter Lunge hat aber gezeigt, daß in den meisten Fällen der Anstieg des Beatmungsdrucks bei steigendem Atemhubvolumen nur li-

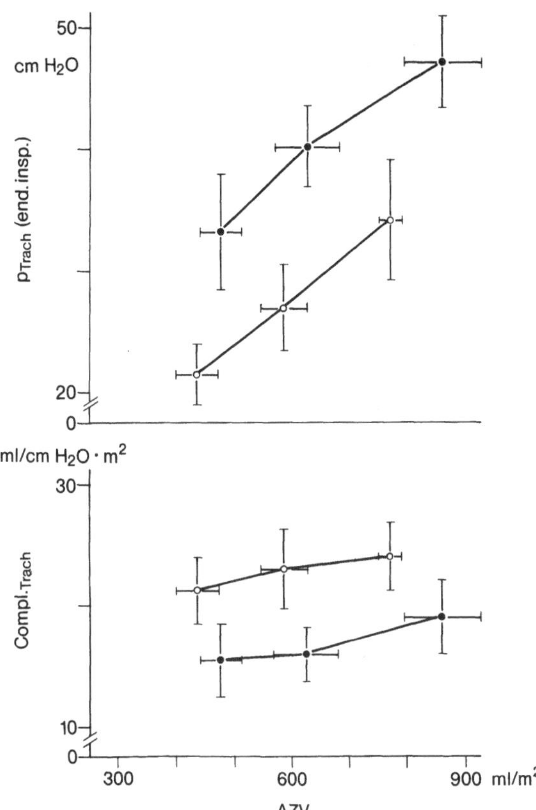

Abb. 51. Endinspiratorischer Trachealdruck (p_{Trach}) und effektive Compliance bei verschiedenem Atemhubvolumen in ml/m² Körperoberfläche. Bei den Lungenkranken (●) (s. Text) führt die Erhöhung des Atemhubvolumens nur zu einem linearen und relativ geringen Anstieg des endinspiratorischen Trachealdrucks, d. h. die Compliance wird bei Vergrößerung des Atemhubvolumens eher besser (ähnliches Verhalten bei primär lungengesunden Patienten (○) (x ± SE)

near ansteigt und daß meistens die *Compliance durch Vergrößerung des Atemhubvolumens bis zu einem gewissen Grade sogar verbessert* werden kann (Abb. 51; [202]).

Die Verteilung des Atemminutenvolumens von 150 ml/kg KG/min auf *8–10 Atemhübe/min mit einem Atemhubvolumen von ca. 15 ml/kg*

KG ist erfahrungsgemäß eine gute Richtlinie, um die Beatmung zu beginnen. Ist später bei der arteriellen Blutgasanalyse der pCO_2 zu tief, d. h. zeigt sich, daß der Patient hyperventiliert wird, so soll, wenn möglich, bei gleichem Atemhubvolumen die Atemfrequenz gesenkt werden (et vice versa). Wird jedoch das nötige Atemminutenvolumen mit dem für den gesunden Schlafenden üblichen Atemhubvolumen von 5–7 ml/kg KG und entsprechend höherer Frequenz verabreicht, so bilden sich erfahrungsgemäß sehr schnell Atelektasen.
Die Exspirationszeit wird etwa doppelt so lang gehalten wie die Inspirationszeit. Es entsteht dabei ein langsamer Dreierrhythmus, den jeder Arzt und jede überwachende Schwester so „im Ohr haben sollte", daß jede Abweichung sofort bemerkt wird. Bei ungleichmäßiger Resistance soll von diesem Dreierrhythmus durch Erniedrigung des Flows zugunsten der Inspirationszeit bewußt abgewichen werden. Dadurch wird eine gleichmäßigere Belüftung der ganzen Lunge erreicht.

4.3.2 Einstellung der Beatmungsmechanik im Hinblick auf die Sauerstoffaufnahme

Vom Atemminutenvolumen weitgehend unabhängig ist der Nutzeffekt der Sauerstoffaufnahme ($\dot{Q}_S/\dot{Q}_T$). Die Belüftung der perfundierten Gebiete ist bei unseren Patienten nie optimal, d. h. es besteht ein intrapulmonaler Rechts-links-Shunt, der bei Beatmung mit Luft oft zu einer arteriellen Untersättigung führt. Die arterielle Sauerstoffsättigung kann dann *durch Erhöhung der inspiratorischen Sauerstoffkonzentration* von 21 % (Luft) bis evtl. 100 % verbessert werden. Die Erhöhung der inspiratorischen Sauerstoffkonzentration ist jedoch eine Methode, die von vornherein auf den Versuch verzichtet, die ungenügende Arterialisierung durch Behandlung ihrer Ursache anzugehen, d. h. den erhöhten Rechts-links-Shunt zu erniedrigen. Es wird mit ihr lediglich versucht, den erhöhten Rechts-links-Shunt zu kompensieren (s. 2.3).
Wird quantitativ untersucht, wieviel bei hohem intrapulmonalem Rechts-links-Shunt (und gerade diese Patienten haben ja eine zu niedrige arterielle Sauerstoffspannung) durch Erhöhung der inspiratorischen Sauerstoffkonzentration gewonnen werden kann, so zeigt

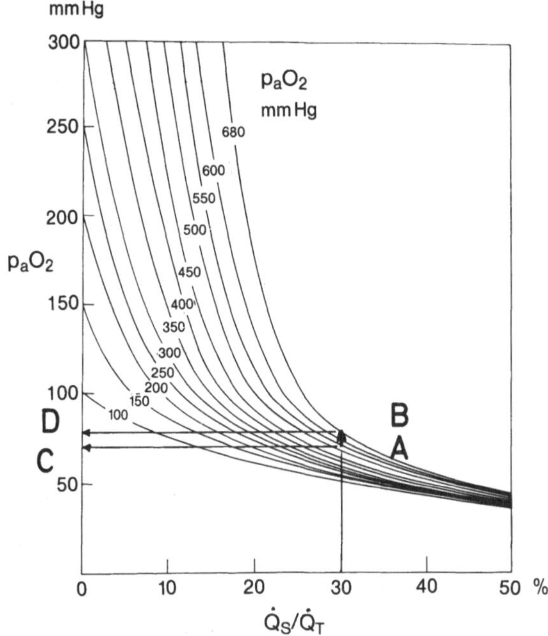

Abb. 52. Arterielle Sauerstoffspannung (p_aO_2) und intrapulmonaler Rechts-links-Shunt ($\dot{Q}_S/\dot{Q}_T$) bei verschiedenen alveolären Sauerstoffspannungen (p_AO_2) (vgl. Abb. 18). In dem Beispiel mit einem intrapulmonalen Rechts-links-Shunt von 30% beträgt bei einer inspiratorischen Sauerstoffkonzentration von 70% *(A)* die arterielle Sauerstoffspannung 68 mm Hg (9,1 kPa) *(C)*. Wird die inspiratorische Sauerstoffkonzentration auf 100% erhöht *(B)*, steigt die arterielle Sauerstoffspannung aber nur auf 77 mm Hg (10,3 kPa) *(D)*, d. h. die arterielle Sauerstoffsättigung steigt nur von etwa 90% auf 93%

sich ein sehr bescheidener Gewinn. Als Beispiel wird in Abb. 52 der alveoloarterielle Gradient bei einem hohen $\dot{Q}_S/\dot{Q}_T$ von 30% abgelesen. Dabei wird ersichtlich, daß eine Erhöhung des alveolären Sauerstoffdrucks von z. B. 100 mm Hg auf 600 mm Hg (13,3 kPa auf 80 kPa), d. h. von Zimmerluft mit $F_IO_2 = 0{,}21$ auf maximale Sauerstoffzufuhr mit einer Gesichtsmaske mit F_IO_2 von 0,9, bei gleicher arteriovenöser Sauerstoffdifferenz von 6 Vol.-% der arterielle pO_2 nur von 50 auf 75 mm Hg (6,7 kPa auf 10 kPa) ansteigt. Bei einem alveolären Sauerstoffpartialdruck von 550 mm Hg (73,3 kPa), d. h. bei einem F_IO_2 von 0,7, beträgt die arterielle Sauerstoffspannung (bei sonst gleichen Bedingungen) aber bereits 65 mm Hg (8,7 kPa). Würde unser Patient mit $\dot{Q}_S/\dot{Q}_T$ von 30% zunächst mit einer inspiratorischen Sauerstoffkonzentration von 70 und dann von 100% beatmet, stiege die arterielle Sauerstoffspannung von 70 mm Hg auf 77 mm Hg (9,3 kPa auf 10,3 kPa). Die arterielle Sauerstoffsättigung würde dabei von 90 auf 93% erhöht, d. h. in unserem Beispiel, mit einem intrapulmonalen Rechts-links-Shunt von 30% würde bei Erhöhung der inspiratorischen Sauerstoffkonzentration von 70 auf 100% die arterielle Sauerstoffsättigung nur um 3% ansteigen. Dies zeigt, daß *die Erhöhung der inspiratorischen Sauerstoffkonzentration über 70% in den meisten Fällen nur als rasche Maßnahme für kurze Zeit, d. h. als Notlösung sinnvoll* ist.

Durch Veränderung der Ventilationsmechanik hingegen hat man in jedem Fall die Möglichkeit,

1) einer weiteren Verschlechterung durch Atelektaseprophylaxe vorzubeugen,
2) bestehende Atelektasen teilweise wieder zu eröffnen,
3) die Verteilung der Ventilation und Perfusion so zu beeinflussen, daß schon nach wenigen Minuten eine Erniedrigung des Rechts-links-Shunts, der regionalen Hypoventilation und des Totraumquotienten zustande kommt.

Diese Möglichkeiten einer zumindest teilweise kausalen Therapie werden hier ausführlicher besprochen, weil sie voll ausgeschöpft werden sollten, bevor die inspiratorische Sauerstoffkonzentration (wesentlich) erhöht wird. Noch einmal sei betont: Die Voraussetzung zur Interpretation der Oxygenierung ist eine ausreichende alveoläre Ventilation, d. h. nur bei unauffälligem arteriellem Kohlensäurepartialdruck kann $\dot{Q}_S/\dot{Q}_T$ wirklich beurteilt werden.

Erhöhtes Atemhubvolumen und künstlicher Totraum. Stellt man trotz verlängertem Inspirium anhand einer zu tiefen Sauerstoffspannung einen Anstieg des $\dot{Q}_S/\dot{Q}_T$ fest, so wird zuerst das Atemhubvolumen erhöht (auf 20–25 ml/kg KG) und die Atemfrequenz entsprechend gesenkt (ca. auf 6/min). Damit wird das V_D/V_T gesenkt, d. h. die alveoläre Ventilation verbessert (Abb. 50). Noch wichtiger aber: es wird *bei Bronchopneumonien der intrapulmonale Rechts-links-Shunt erniedrigt*, d. h. bei gleicher inspiratorischer Sauerstoffkonzentration

Beispiel: Höheres Atemzugvolumen – niedrigere Frequenz

AF·AZV min^{-1} 1	p_aO_2 mm Hg	(kPa)	$\dot{Q}_S/\dot{Q}_T$ %	V_D/V_T
15·1,0	68	(9,1)	22,5	0,66
7·1,8	314	(41,9)	12,7	0,43

F_IO_2	1,0
PEEP	+5 cm H_2O
Inflation hold	0
AVD	6,1/7,0 Vol.-%

steigt die arterielle Sauerstoffspannung (Abb. 53). Bei Patienten mit normaler Compliance und niedrigem pulmonal-vaskulärem Widerstand führt aber die Erhöhung des Atemhubvolumens nicht zu einer Verbesserung des intrapulmonalen Rechts-links-Shunts; bei Unsicherheit soll dieser einfache Schritt auf jeden Fall versucht werden [22, 117, 128, 140, 146, 166, 259].

Ohne tiefe Sedation kann die Atemfrequenz kaum je unter 6/min gesenkt werden, so daß diese Vergrößerung des Atemhubvolumens bald zur Hyperventilation führt und damit durch unvermeidlich steigenden CO_2-Verlust limitiert wird. Muß bei großem intrapulmonalem Rechts-links-Shunt das Atemhubvolumen über 20 ml/kg KG erhöht werden, so kommt es regelmäßig zu Hyperventilation mit Hypokapnie.

Wird zwischen Tubus und Ventilkopf ein *künstlicher Totraum* geschaltet (Abb. 54), so wird vermehrt endexspiratorische (= alveoläre), d. h. CO_2-haltige Luft rückgeatmet, so daß das Atemhubvolumen bei normaler Atemfrequenz bis auf 25 ml/kg KG erhöht werden kann, ohne daß Hypokapnie entsteht. Da im endexspiratorischen Gasgemisch die Sauerstoffkonzentration nur 2–3% niedriger ist als im inspiratorischen Gasgemisch und der künstliche Totraum nur 5 bis maximal 20% des Atemhubvolumens betragen soll, kann diese Technik im Hinblick auf das Sauerstoffangebot schon bei einer inspiratorischen Sauerstoffkonzentration von 40% bedenkenlos angewendet werden, d. h. es besteht bei dieser Technik keine Gefahr einer Hypoxie infolge Rückatmung.

Die Berechnung der Totraumventilation mit der auf S. 38 angegebenen Formel (13a) bzw. (13b) ist nur erlaubt, solange das Inspirati-

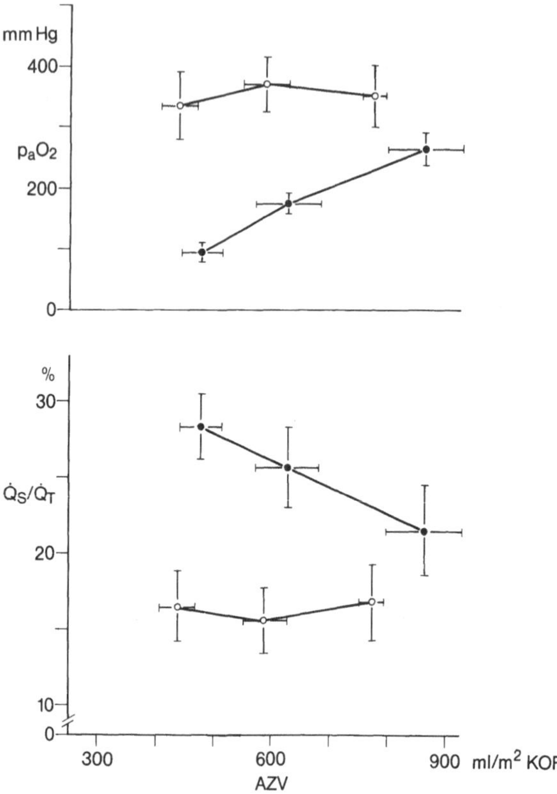

Abb.53. Sauerstoffpartialdruck (p_aO_2) und intrapulmonaler Rechts-links-Shunt ($\dot{Q}_S/\dot{Q}_T$) bei verschiedenem Atemhubvolumen in ml/m^2 Körperober-fläche (s. Text). Bei den Patienten mit Bronchopneumonien (•) führt die Er-höhung des Atemhubvolumens zur Erniedrigung des intrapulmonalen Rechts-links-Shunts mit Anstieg des p_aO_2. Damit kann die inspiratorische Sauerstoffkonzentration gesenkt werden; kein Einfluß bei primär lungenge-sunden Patienten (○) ($\overline{x} \pm SE$)

onsgas kein CO_2 enthält. Die Formel darf deshalb bei Verwendung eines künstlichen Totraums nicht angewendet werden. Hingegen ist die Benutzung der Formel (14) zur Berechnung der CO_2-Abgabe (s.S.39) auch unter Verwendung eines künstlichen Totraums zuläs-sig.

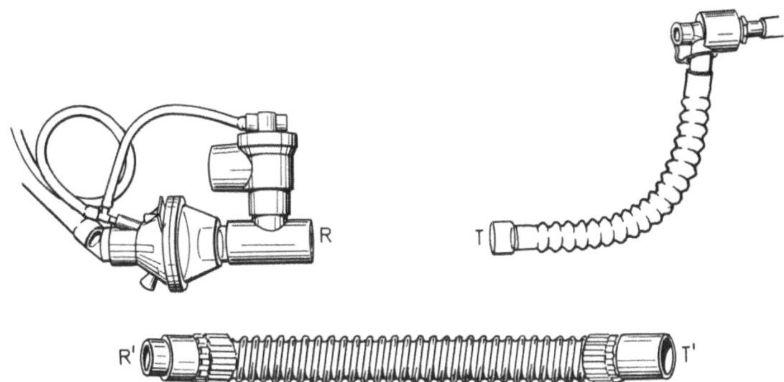

Abb. 54. Künstlicher Totraum. Kann der pO_2 durch Veränderung der Beatmungsmechanik in gewünschtem Ausmaß erhöht werden, entsteht dabei aber eine Hypokapnie, so wird zwischen Respirator (R) und dem üblichen zum Tubus führenden Faltenschlauch (T) ein künstlicher Totraum (R'T') geschalten. Der hier abgebildete „Totraum" (R'T') faßt ein Volumen von 90 ml. Weitere Größen (200, 300, 400, 500 ml) sind stets griffbereit

Positiv endexspiratorischer Druck (PEEP). Kann mit Erniedrigung des inspiratorischen Gasflusses, mit Vergrößerung des Atemhubvolumens (evtl. unter Vorschaltung eines künstlichen Totraums) der intrapulmonale Rechts-links-Shunt nicht genügend verbessert werden, so soll mit PEEP beatmet werden (Abb. 55). Mit PEEP verhindert man den endexspiratorischen Druckausgleich zwischen dem Alveolar-Tracheal-System und der Atmosphäre, wodurch die funktionelle Residualkapazität ansteigt (Abb. 56; [278]). Da eine direkte Korrelation besteht zwischen dem Anstieg der funktionellen Residualkapazität und dem Abfall des intrapulmonalen Rechts-links-Shunts, erreicht man mindestens dann eine gute Verbesserung, wenn die Ursache des erhöhten Rechts-links-Shunts in diffus verteilten Atelektasen mit vermehrt durch Transsudation angefüllten Alveolen und/oder in gestörtem, die Oberflächenspannung erniedrigendem Faktor („surfactant") liegt [56]. Ist aber die primäre Ursache des erhöhten Rechts-links-Shunts eine alveoläre Anschoppung mit hyalin-fibrinösen Massen oder sogar zellulären Elementen, z. B. proliferatives Stadium des Atemnotsyndroms des Erwachsenen (ARDS), so kann man von diesem Mechanismus nur eine geringe funktionelle Sofortverbesserung erwarten [167]. Da Atelektasen aber per se zu Exsudati-

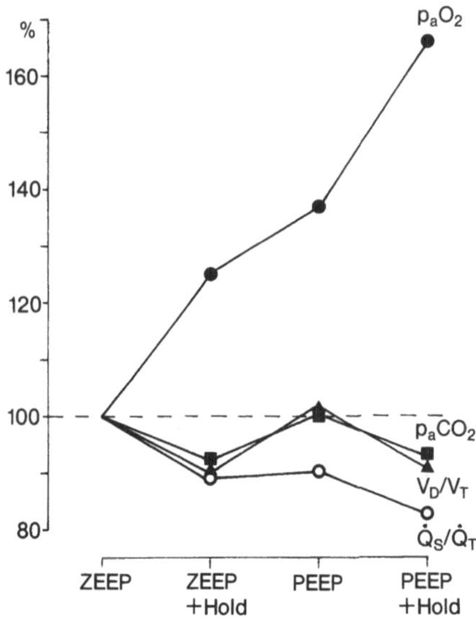

Abb. 55. Mittelwerte von Veränderungen (bei 12 Patienten mit schwerer intrapulmonaler respiratorischer Insuffizienz) der arteriellen Sauerstoffspannung (p_aO_2), der arteriellen Kohlensäurespannung (p_aCO_2) und der Totraumventilation (V_D/V_T) jeweils unter 4 verschiedenen Beatmungsbedingungen:
ZEEP = einfache Überdruckbeatmung mit endexspiratorischem Druck Null;
ZEEP + Hold = endexspiratorischer Druck Null, endinspiratorische Stellung verlängert;
PEEP = positiv endexspiratorischer Druck;
PEEP + Hold = positiv endexspiratorischer Druck + Verlängerung der endinspiratorischen Stellung (s. Text)

on führen, wird durch ihre Eröffnung mit PEEP nicht nur eine sofortige Verbesserung des intrapulmonalen Rechts-links-Shunts eintreten, sondern es darf sogar erwartet werden, daß die schädliche Kette „Atelektase → Exsudation → Fibrin im Interstitium → Proliferation und intraalveoläre Pseudomembranbildung" unterbrochen wird. Es kann deshalb angenommen werden, daß unter PEEP namentlich im Frühstadium von Lungenveränderungen nicht nur eine momentane Verbesserung des Gasaustauschs, sondern auch eine günstige Beeinflussung des Verlaufs eintritt [11]. Viele befriedigende klinische Erfahrungen bestätigen diese Überlegungen [304].

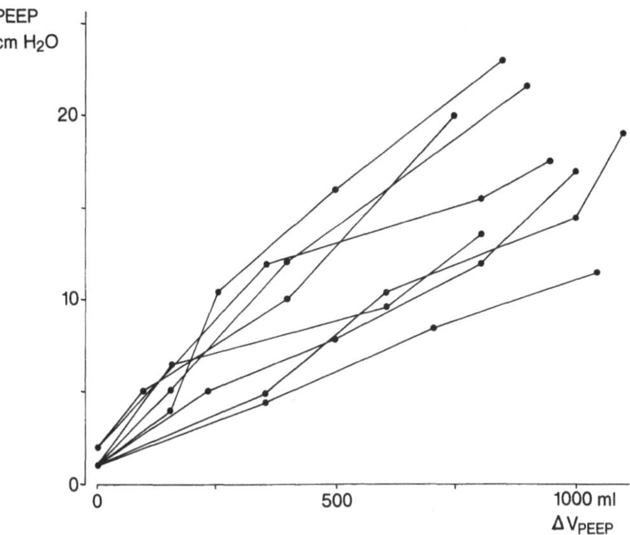

Abb. 56. Verminderung der FRC (ΔV_{PEEP}) bei Reduktion bzw. Wegnahme des PEEP während volumenkontrollierter Beatmung (s. Text)

Beispiel: PEEP

PEEP cm H_2O	p_aO_2 mm Hg	(kPa)	$\dot{Q}_S/\dot{Q}_T$ %
0	76	(10,1)	27,0
+10	247	(32,9)	20,3

F_IO_2	1,0
AF	1 l/min
AZV	1,85 l
Inflation hold	0
AVD	4,6/4,8 Vol.-%

Deshalb wird vorgeschlagen, PEEP prophylaktisch anzuwenden. Wir tun dies nach Aspiration, bei Verdacht auf beginnende Traumalunge, bei Lungenkontusionen und bei regionaler Hypoventilation nach Trauma, nach ausgedehnten abdominellen Eingriffen, solange der postoperative Ileus mit Zwerchfellhochstand besteht, sowie nach bronchoskopischer Befreiung von Lappenatelektasen, kurz: überall dort, wo eine akute (evtl. nur regionale) Verkleinerung des Lungenvolumens ein wesentliches Glied der pathogenen Kette darstellt. Wer sich aber zu prophylaktischer Anwendung von PEEP entschließt, muß sich bewußt bleiben, daß unter Beatmung PEEP zu Nierenfunktionsstörungen führen kann [21, 130, 131, 145, 246].

Inflation hold. Eine zusätzliche Verbesserung des Gasaustauschs erreicht man, wenn nach Inspiration der Beginn der Exspiration für eine gewisse Zeit verzögert wird, d. h. wenn die inspiratorische Entfaltung der Lunge über eine gewisse Zeit (etwa 1 s) aufrechterhalten bleibt. Dadurch wird die funktionelle Residualkapazität (FRC) zwar nicht vergrößert, jedoch wird die Rückverteilung der Atemgase in ungleich belüfteten Gebieten verbessert. Auch wenn der genaue Mechanismus nicht bekannt ist, so ist der günstige Effekt dieses sog. Inflation hold oft außerordentlich groß [111, 257]. In Abb. 55 sind die gemittelten Meßwerte wiedergegeben, die bei 12 Patienten unter konventioneller Beatmung (endexspiratorischer Druck = 0 = zero endexspiratory pressure, ZEEP), unter positiv endexspiratorischem Druck (PEEP), mit Anwendung des Inflation hold und unter Kombination von positiv endexspiratorischem Druck und Inflation hold gewonnen worden sind. Der Sauerstoffpartialdruck stieg durch Anwendung des Inflation hold von 100 auf 125 % und durch zusätzliche Anwendung des Inflation hold bei vorgegebenem PEEP von 135 auf 165 %. Gleichzeitig hat sich durch Inflation hold der Totraumquotient um etwa 10 % verbessert. Interessanterweise haben Inflation hold oder positiv endexspiratorischer Druck in bezug auf die Verbesserung des intrapulmonalen Rechts-links-Shunts ($\dot{Q}_S/\dot{Q}_T$) etwa denselben Effekt, und durch Anwendung von Inflation hold plus PEEP wird der intrapulmonale Rechts-links-Shunt um einen weiteren Betrag gesenkt. Durch PEEP allein wird jedoch der Totraumquotient (V_D/V_T) nur selten beeinflußt, dagegen wird er in der Regel durch Inflation hold gesenkt. Von einer Verlängerung des Inflation hold wesentlich über 1,2 s hinaus, kann nach unseren Erfahrungen kein zusätzlicher günstiger Effekt erwartet werden.

Individuelle Atemdruckkurve. Bei einem modernen volumenkontrollierten Apparat ermöglicht die bewußte Veränderung einzelner Elemente des Atemzyklus eine maximale Ausnutzung der besproche-

Beispiel: Inflation hold

Inflation hold s	pCO_2 mm Hg	(kPa)	pO_2 mm Hg	(kPa)	$\dot{Q}_S/\dot{Q}_T$ %
0	36	(4,8)	282	(37,6)	17,6
1,4	33	(4,4)	411	(54,8)	7,7
F_IO_2	1,0		AZV		1,71
AF	8/min		PEEP		10 cm H_2O

nen Zusammenhänge mit optimaler Berücksichtigung der individuellen Bedürfnisse. Folgende Variablen werden *getrennt* gewählt (s. Abb. 43):

1. der inspiratorische Fluß und damit die Druckanstiegsgeschwindigkeit,
2. das Atemhubvolumen und damit der inspiratorische Maximaldruck (1. und 2. definieren zusammen die Länge der Inspirationsphase),
3. die Länge des inspiratorischen Plateaus und damit die zum Gasaustausch zur Verfügung stehende Zeit,
4. die Dauer der Exspirationsphase
   [Inspirationsphase (Variable 1 + Variable 2), Inspiration hold (Variable 3) und Exspirationsphase (Variable 4) ergeben zusammen die Atemzykluszeit, sie bestimmen also gemeinsam die Atemfrequenz],
5. der endexspiratorische Minimaldruck, d. h. der PEEP, und damit die Vergrößerung der funktionellen Residualkapazität,
6. der Widerstand (= Ausatmungsbremse), der nach Beginn des Exspiriums dem ausströmenden Gas entgegengesetzt wird und damit das Ausströmen dosierbar verlangsamt. Bei exspiratorischem Bronchialkollaps kann damit die Exspiration deutlich erleichtert und der Gasaustausch verbessert werden (Abb. 57).

Die Wirkung von PEEP kann durch gezielte Veränderung des inspiratorischen Plateaus stark intensiviert werden. Zudem kann eine ungleichmäßige Belüftung bei bronchialer Obstruktion durch Erniedrigung des inspiratorischen Flusses wesentlich herabgesetzt werden. Als Beispiel sind in Tabelle 4 Sauerstoffspannungen wiedergegeben, die bei einem Patienten mit respiratorischer Insuffizienz nach Trau-

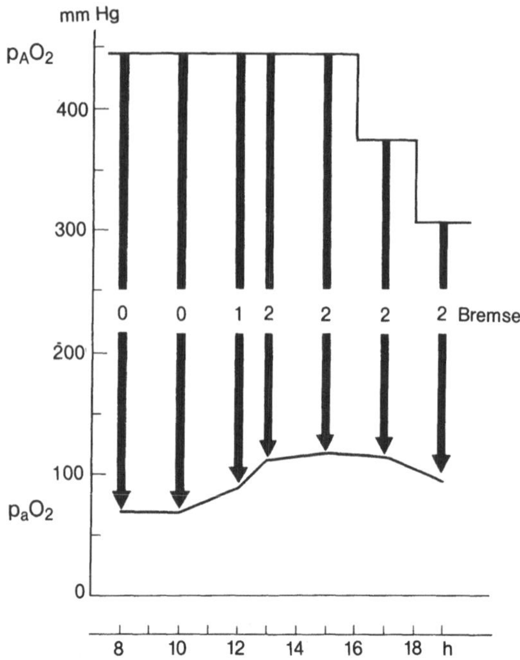

Abb. 57. Alveolärer Sauerstoffdruck (p_AO_2) und arterieller Sauerstoffdruck (p_aO_2) bei einem Patienten mit schwerer chronischer asthmoider Bronchitis und Status nach pulmonaler Embolektomie unter zunehmender Exspirationsbremse. Volumenkontrollierte Beatmung (8mal 1,3 l bei 72 kg KG, PEEP = 10 cm H_2O, Inspiration : Exspiration = 1 : 1). Der alveoloarterielle Sauerstoffgradient nimmt bei diesem Patienten mit exspiratorischem Bronchialkollaps unter zunehmender exspiratorischer Bremse, deutlich ab (s. Abb. 41 und S. 101)

ma und Schock innerhalb von 7 h gemessen wurden: Nachdem mit einem druckbegrenzten Respirator und PEEP begonnen wurde und ein älterer volumenkontrollierter Ventilator wenig Verbesserung brachte, konnte mit Hilfe einer individuellen Atemdruckkurve mit einem modernen volumenkontrollierten Respirator der intrapulmonale Rechts-links-Shunt soweit erniedrigt werden, daß sich die inspiratorische Sauerstoffkonzentration auf einen sicher nichttoxischen Wert reduzieren ließ.

4.4 Einstellung der inspiratorischen Sauerstoffkonzentration

Wird die Sauerstoffspannung im arteriellen Blut zwischen 80 und 120 mm Hg (11 und 16 kPa) gehalten, so wird u. E. nach unten eine sichere und nach oben eine ungefährliche Grenze eingehalten. Die dazu notwendige inspiratorische Sauerstoffkonzentration ist für die Beatmung in dieser bestimmten Situation adäquat. Bei Patienten, bei denen ein auch nur kurz dauernder und relativ geringer Abfall des p_aO_2 ein erhöhtes Risiko mit deletären Folgen haben könnte (z. B. frischer Herzinfarkt: kurze Hypoxie → evtl. Kammerflimmern oder zerebrale Durchblutungsstörung, kurze Hypoxie → evtl. Hemiplegie etc.), wählen wir F_IO_2 leicht höheren p_aO_2-Limiten entsprechend, d. h. wir visieren einen p_aO_2 von 120–150 mm Hg (16–20 kPa) an. Daraus geht hervor, daß die inspiratorische Sauerstoffkonzentration, welche zu einem p_aO_2 von z. B. 120–150 mm Hg (16–20 kPa) führt, in einer bestimmten klinischen Situation nicht vorausgesagt werden kann. Blutgasanalysen sind zur Kontrolle unersetzlich. Praktisch gehen wir wie folgt vor: Wir beginnen die Beatmung aus diagnostischen Gründen mit einer inspiratorischen Sauerstoffkonzentration von 100 %. Kann der intrapulmonale Rechts-links-Shunt abgeschätzt werden (d. h. sind arterielle Sauerstoffspannung, gemischt-

Tabelle 4. In diesem Beispiel wird gezeigt, wie durch Anwendung der differenzierten Beatmungsmechanik die inspiratorische Sauerstoffkonzentration von 100 % auf 50 % reduziert werden kann

Tag	Uhrzeit	F_IO_2	Beatmung	PEEP	Inflation hold	pCO$_2$	pO$_2$
		%		cm H$_2$O	s	mm Hg	mm Hg
1.	06.00	100	Druckbegr.	0	0	48,1	**99**
	08.00	60	Druckbegr.	5	0	35,7	*66.0*
	11.15	65	Vol. kontr. 1[a]	7	0	31,7	*97.0*
	13.15	100	Vol. kontr. 2[b]	5	0.5	29,0	**408**
	14.15	60	Vol. kontr. 2	5	0.5	29,0	*203*
	16.00	50	Vol. kontr. 2	5	0.5	36,7	*133*
2.	09.00	100	Vol. kontr. 2	5	0.5	35,5	**396**

[a] 1 volumenkontrollierter Respirator mit fixiertem inspiratorischem Fluß
[b] 2 volumenkontrollierter Respirator mit variablem inspiratorischem Fluß

venöse Sauerstoffsättigung und Hämoglobin bekannt), so läßt sich im Nomogramm (s. Abb. 18) ablesen, welche inspiratorische Sauerstoffkonzentration zum gewünschten p_aO_2 (120–150 mm Hg) führen wird, falls nicht eine zusätzliche regionale Hypoventilation die Anwendung des Nomogramms verbietet. Meist wird viel einfacher die inspiratorische Sauerstoffkonzentration stufenweise erniedrigt und jeweils 20 min später eine arterielle Blutgasanalyse durchgeführt, bis p_aO_2 im gewünschten Bereich liegt. Besteht kein „pathologisch" erhöhter intrapulmonaler Rechts-links-Shunt, so ist eine inspiratorische Sauerstoffkonzentration von 40% meist richtig. In jedem Fall muß aber mit einer Blutgasanalyse geprüft werden, ob die gewählte inspiratorische Sauerstoffkonzentration beim Patienten wirklich zum gewünschten p_aO_2 führt.

Bei volumenkontrollierten Beatmungsgeräten ist die technische Voraussetzung zur exakten Mischung von Luft und Sauerstoff in der Regel vorhanden. Druckbegrenzte Respiratoren dürfen u. E. heute nicht mehr ohne Sauerstoffmischgerät benutzt werden. Dafür wird über ein Reduzierventil sowohl Luft (keimfreie Preßluft) als auch Sauerstoff mit 4–5 atm in das Sauerstoffmischgerät eingelassen. Der Sauerstoffgehalt des Gases, das vom Mischgerät an den Respirator abgegeben wird, kann stufenlos von 21–100% eingestellt werden. Die Einstellung ist auf wenige Prozent genau, was für die Klinik genügt. Da die Kenntnis der genauen inspiratorischen Sauerstoffkonzentration die Messung der arteriellen Sauerstoffspannung nicht ersetzt, kann für den klinischen Gebrauch ein Gerät zur Messung der Sauerstoffkonzentration des inspiratorischen Gasgemischs entbehrt werden. Auf größeren Abteilungen wird man ein derartiges Gerät allerdings zum Aufsuchen von Fehlern in Sauerstoffmischgeräten nicht missen wollen.

4.5 Rückwirkungen der Beatmung auf den Kreislauf

Bei *Spontanatmung* sinkt während der *Inspirationsphase* der intrathorakale Druck; dies führt zu kurzfristiger Erweiterung des pulmonalen Gefäßbettes mit vorübergehender Erniedrigung des Ausflußwiderstands aus dem rechten Herzen [*Abfall von Rechtsvorhofdruck*

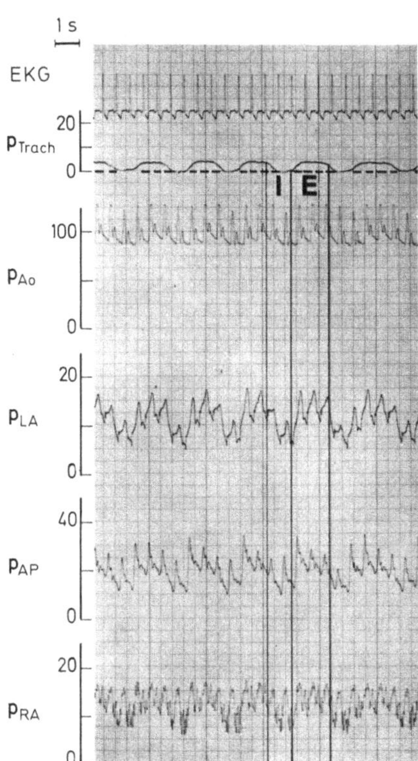

Abb. 58. Elektrokardiogramm (D_2). Trachealdruck (p_{Trach}), Blutdruck (p_{Ao}), Linksvorhofdruck (p_{LA}), pulmonal-arterieller Druck (p_{AP}), Rechtsvorhofdruck (p_{RA}). Alle Drucke in mm Hg. *Druckveränderungen bei Spontanatmung* (s. Text)

(= Zentralvenendruck) und *pulmonal-arteriellem Druck*] und vorübergehender Minderung des Zuflusses zum linken Vorhof, d.h. vorübergehender geringerer Füllung des linken Herzens *(Abfall des Linksvorhofdrucks und des Blutdrucks)* (Abb. 58).

Bei *Überdruckbeatmung* steigt während der *Inspirationsphase* der Atemwegsdruck und − je nach Compliance − auch der intrathorakale Druck (= Pleuradruck). Dadurch und durch eine vaskuläre Widerstandserhöhung im kleinen Kreislauf steigt auch der *Rechtsvor-*

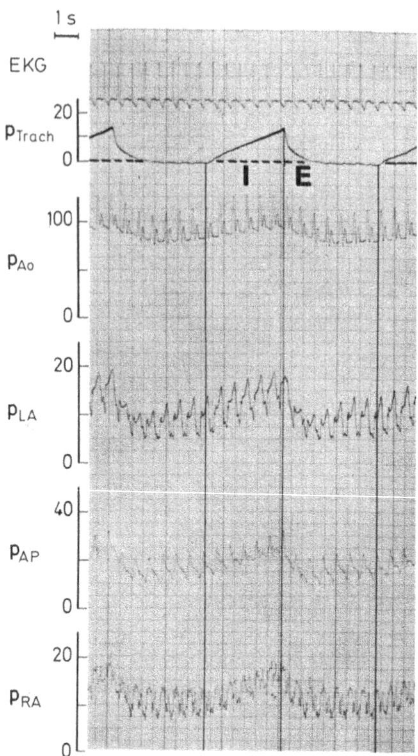

Abb. 59. Druckveränderungen bei Überdruckbeatmung (vgl. Abb. 58)

hofdruck (Zentralvenendruck) und der *pulmonal-arterielle Druck.*
Außerdem führt der Anstieg des intrathorakalen Drucks durch Aus-
pressen der Lungenvenen zu kurzem „Überfluten" des linken Vorhofs, d. h. zu kurzdauernder stärkerer Füllung des linken Ventrikels:
Anstieg des Linksvorhofdrucks und des Blutdrucks (Abb. 59).
Bei ohnehin schon ungenügender Füllung des rechten Herzens, d. h.
bei (relativer oder absoluter) *Hypovolämie* kann das *Herzzeitvolumen
unter Beatmung abfallen.* Therapeutisch kann aber durch Vergrößerung des zirkulierenden Blutvolumens (durch Transfusion von Blut,
Plasmaexpander oder Plasma) das durch Überdruckbeatmung reduzierte Herzzeitvolumen wieder normalisiert werden.

144

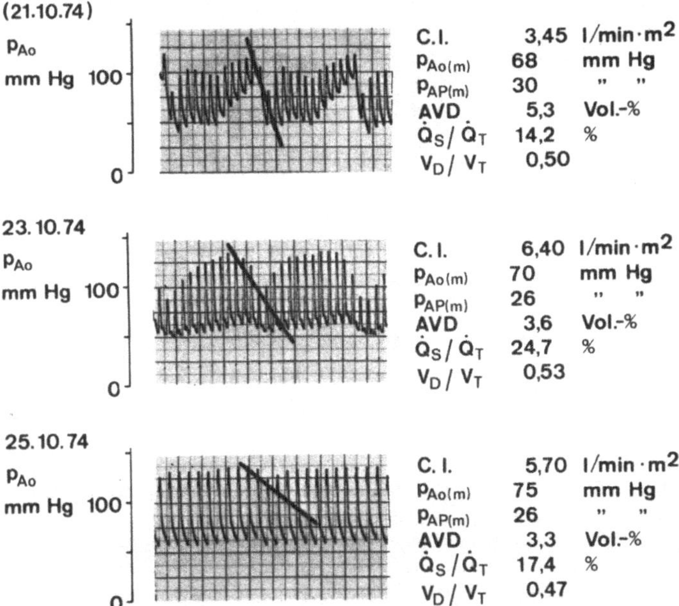

Abb. 60. Formale Kriterien der respiratorischen Blutdruckänderungen.
63jähriger Patient mit respiratorischer Insuffizienz bei Pneumonie mit Sepsis,
über 5 Tage beatmet. Respiratorische Änderung des arteriellen Drucks (p_{Ao})
bei gleicher Beatmungsmechanik (Atemfrequenz 8/min, Atemzugvolumen
15 ml/kg KG, Inspiration : Exspiration = 1 : 1, PEEP 10 cm H_2O). Die 3 Kur-
venbilder sind im Abstand von je 48 h registriert worden. Im Verlaufe der Behandlung wurde zuerst der Herzindex (C.I.) normalisiert, wobei sich weder
am aortalen Mitteldruck ($p_{Ao(m)}$), noch am pulmonal-arteriellen Mitteldruck
($p_{AP(m)}$) viel ändert. Wie erwartet, steigt dabei der intrapulmonale Rechts-
links-Shunt ($\dot{Q}_S/\dot{Q}_T$) zunächst noch an. Erst nach weiteren 2 Tagen gelingt es,
den Herzindex hoch zu halten und den intrapulmonalen Rechts-links-Shunt,
infolge Ausheilung der Pneumonie, abfallen zu lassen. Die beiden Zeichen
der qualitativen Beurteilung der respiratorischen Veränderung der arteriellen
Blutdruckkurve sind in diesem Beispiel gut zu sehen:
1) Verkleinerung der Druckamplitude während Inspiration,
2) rasanter Abfall des systolischen Drucks nach Beginn der Exspiration.
Die unterste Kurve zeigt praktisch normale Verhältnisse

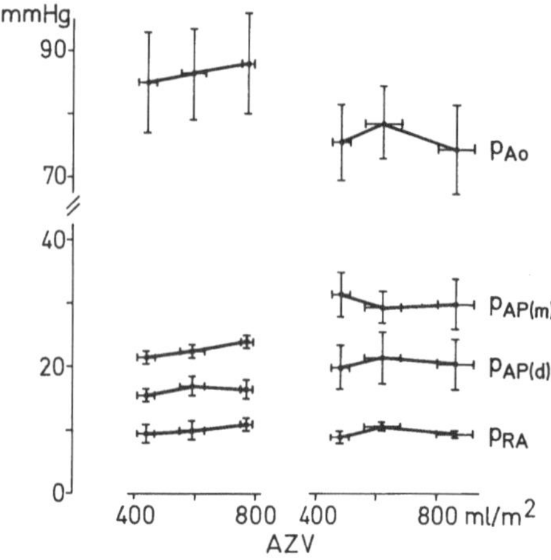

Abb. 61. Blutdruck (p_{Ao}), pulmonal-arterieller Mitteldruck ($p_{AP(m)}$) pulmonal-diastolischer Druck ($p_{AP(d)}$) und Rechtsvorhofdruck (p_{RA}) bei verschiedenem Atemzugvolumen (AZV). Die eine Gruppe von Patienten *(links)* mit respiratorischer Insuffizienz ohne wesentliche Bronchopneumonie und die andere Gruppe von Patienten *(rechts)* mit respiratorischer Insuffizienz infolge Bronchopneumonie. Bei beiden Patientengruppen führte die Erhöhung des Atemzugvolumens nicht zu wesentlichen Änderungen der hämodynamischen Drücke

Ein *Frühzeichen* einer Kreislaufstörung durch die Überdruckbeatmung kann einem formalen Kriterium der atemzyklischen Blutdruckschwankung entnommen werden: *bei „schlechtem" Kreislauf fällt der Blutdruck zu Beginn der Exspiration sehr steil,* d.h. in 1–2 Herzzyklen, auf das respiratorische Minimum, und die Blutdruckamplitude wird dabei sehr klein. Gelingt es, den Kreislauf zu normalisieren, dann fällt der Blutdruck sehr viel langsamer, d.h. nur noch in etwa 4–5 Herzschlägen auf das respiratorische Minimum, und die Blutdruckamplitude bleibt konstant.

Diese Veränderung der arteriellen Blutdruckkurve innerhalb eines Atemzyklus ist die immer präsente Auskunft über den Zustand des gesamten Kreislaufs. Niemand, der sich mit der Behandlung von akuten Zuständen befaßt, sollte sich diese leicht erreichbaren, aber aussagekräftigen Informationen entgehen lassen, sondern die Kreislauftherapie nach den formalen atemzyklischen Veränderungen der

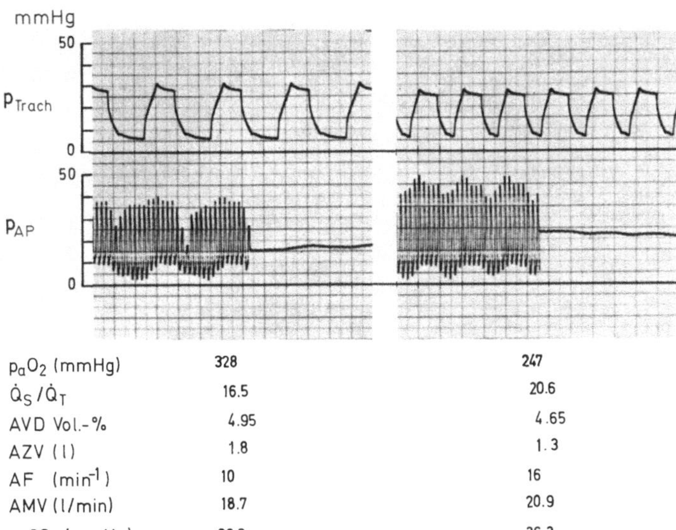

	328	247
p_aO_2 (mmHg)	328	247
$\dot{Q}_S/\dot{Q}_T$	16.5	20.6
AVD Vol.-%	4.95	4.65
AZV (l)	1.8	1.3
AF (min^{-1})	10	16
AMV (l/min)	18.7	20.9
p_aCO_2 (mmHg)	36.9	36.3

Abb. 62. Beatmung mit PEEP und Inflation hold wegen Bronchopneumonie (82 kg KG). Atemzugvolumen von 1,8 l *(links)* und 1,3 l *(rechts)* mit entsprechend verschiedener Atemfrequenz. Trachealdruck (p_{Trach}) und pulmonalarterieller Druck (p_{AP}). Der pulmonal-arterielle Druck wurde jeweils zunächst phasisch und dann gemittelt registriert

arteriellen Blutdruckkurve steuern; dies gehört nicht mehr zu unserem eigentlichen Thema, weshalb nur mit einer Abbildung (Abb. 60) darauf hingewiesen werden soll.

Vergrößerung des Atemhubvolumens. Wird unter Überdruckbeatmung das Atemhubvolumen erhöht und die Atemfrequenz erniedrigt, so *fällt* allein durch diese Veränderung der Beatmung das *Herzminutenvolumen nicht ab* (Abb. 61 und 62; [156, 202]). Der pulmonalarterielle Mitteldruck bleibt bei verschiedenen Atemhubvolumina praktisch gleich, ebenso die arteriovenöse Sauerstoffdifferenz und der Herzindex.

PEEP und Inflation hold. Sowohl unter PEEP als auch unter Inflation hold (Abb. 63) und etwas länger andauernd unter PEEP mit Inflation hold (Abb. 64) steigen während der Inspirationsphase der

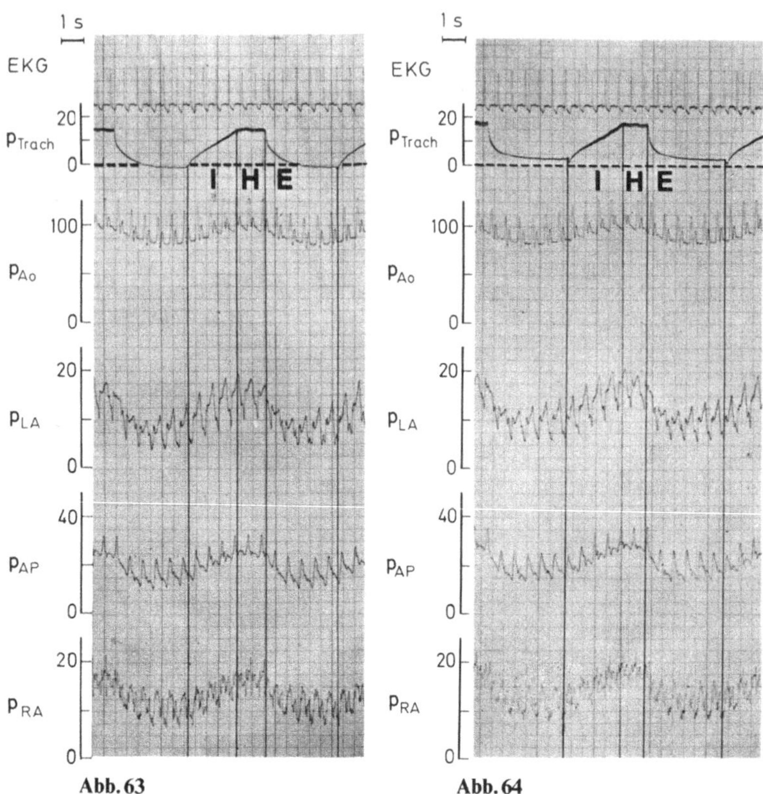

Abb. 63. Hämodynamische Veränderungen unter Überdruckbeatmung mit Inflation hold (*H*), s. Text (vgl. Abb. 58)

Abb. 64. Hämodynamische Veränderungen unter Überdruckbeatmung mit Inflation hold und PEEP, s. Text (vgl. Abb. 58)

Rechtsvorhofdruck und der pulmonal-arterielle Druck infolge der Widerstandserhöhung im pulmonalen Stromgebiet an, und infolge Auspressens der Lungenvenen wird die Füllung des linken Herzens vorübergehend verstärkt, d. h. der Linksvorhofdruck und der Blutdruck werden für die Dauer einiger Herzzyklen angehoben [1].
Da unter PEEP und Inflation hold der mittlere Trachealdruck erhöht wird, ist auch der mittlere pulmonale Widerstand vergrößert.

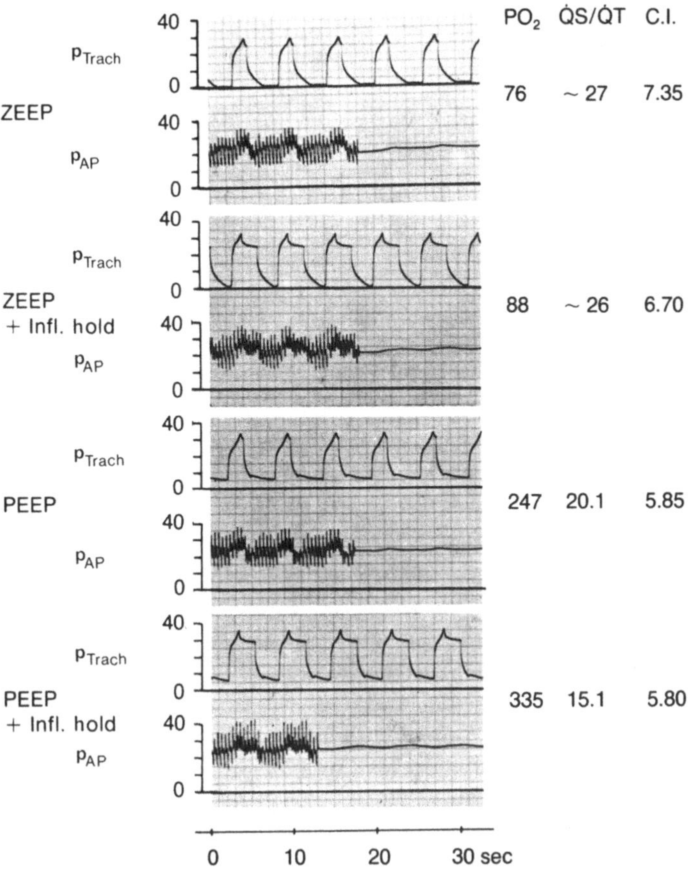

Abb. 65. Trachealer Druck (p_{Trach}) und pulmonal-arterieller Druck (p_{AP}, jeweils links phasisch und rechts gemittelt) bei konventioneller Überdruckbeatmung (ZEEP), bei Überdruckbeatmung mit Inflation hold (ZEEP + Infl. hold), bei Überdruckbeatmung mit positiv endexspiratorischem Druck (PEEP) und bei Überdruckbeatmung mit positiv endexspiratorischem Druck sowie Inflation hold (PEEP + Infl. hold). Bei leichter Erniedrigung des Herzindex ist eine zunehmende Erniedrigung des intrapulmonalen Rechts-links-Shunts mit konstantem Anstieg des arteriellen Sauerstoffdrucks (p_aO_2) festzustellen (AF = 10/min; AZV = 1,8 l) (s. Text)

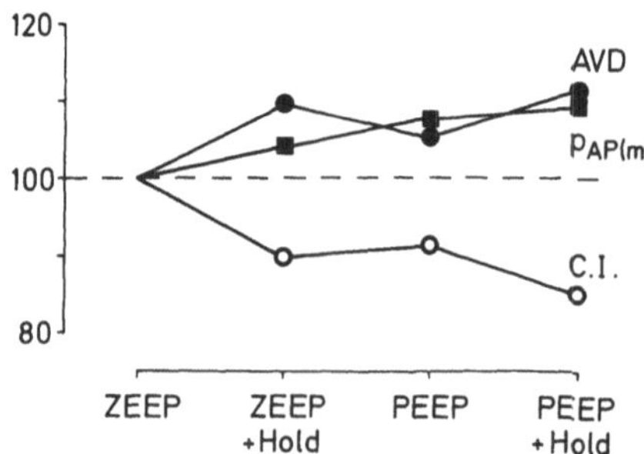

Abb. 66. Arteriovenöse Sauerstoffdifferenz (AVD), pulmonal-arterieller Mitteldruck ($p_{AP(m)}$) und Herzindex (C. I.) in Prozent des Ausgangswertes (Mittelwerte von 9 Patienten) bei konventioneller Überdruckbeatmung (ZEEP), Überdruckbeatmung mit Inflation hold (ZEEP + Hold), bei Überdruckbeatmung mit positiv endexspiratorischem Druck (PEEP) und Überdruckbeatmung mit PEEP sowie Inflation hold (PEEP + Hold). Leichte Beeinträchtigung aller Kreislaufparameter beim Aufbau der differenzierten Beatmungstechnik

Unter PEEP und unter Inflation hold und erst recht unter PEEP mit Inflation hold ist mit einem *leichten Anstieg des pulmonalen Mitteldrucks und einem Abfall des Herzzeitvolumens* zu rechnen (Abb. 65 und 66; [51, 126, 274]). Der Rechtsvorhofdruck und der pulmonal-arterielle Druck werden ungefähr um den Betrag des PEEP erhöht, der Linksvorhofdruck und der Blutdruck bleiben unverändert oder werden leicht erniedrigt. Die arteriovenöse Sauerstoffdifferenz ist in der Regel leicht erhöht. Es besteht kein Zweifel, daß diese Art der Beatmung für das rechte Herz eine Belastung bedeutet. In seltenen Situationen kann der Kreislauf als ganzes (mit Mitteln, die hier nicht zu besprechen sind) nicht ausreichend verbessert werden, so daß die Beatmung mit PEEP und Inflation hold wegen Verschlechterung der Zirkulation vom Patienten nicht toleriert wird. Eine zuverlässige Vorhersage gelingt im Einzelfall nicht. Die besprochenen Kreislaufparameter müssen deshalb bei Anwendung von PEEP mit oder ohne Hold genau überwacht werden [178, 211, 213, 272]. Auch wenn im Mittel der Herzindex unter PEEP und Inflation hold um weniger als 10% sinkt, *muß im Einzelfall beobachtet werden, ob der Patient die leichte Erniedrigung des Herzminutenvolumens toleriert, oder ob mit dieser leichten Erniedrigung des Herzminutenvolumens die Verbesse-*

rung des Gasaustausches zu teuer erkauft wird [22, 79, 93, 110, 139, 162, 167, 196, 231, 250].

The best PEEP

In der Arbeitsgruppe von FAIRLEY ist versucht worden, durch Austestung den idealen Kompromiß zwischen Beeinträchtigung des Kreislaufs und Verbesserung des Gasaustauschs als sog. *„best PEEP"* herauszufinden. Die Autoren [253] erheben dazu die Sauerstofftransportkapazität zum wichtigsten Parameter. SUTER [253] hat gezeigt, daß bei stufenweiser Erhöhung des PEEP die Sauerstofftransportkapazität (= Produkt von Herzminutenvolumen und arteriellem Sauerstoffgehalt) infolge einer Vergrößerung des arteriellen Sauerstoffgehaltes zunächst ansteigt, aber bei weiterem Erhöhen des PEEP infolge einer Erniedrigung des Herzminutenvolumens wieder abfällt. Den PEEP-Wert, bei dem die Sauerstofftransportkapazität das Maximum durchläuft, nennen die Autoren „best PEEP". Das Bestechende an den Untersuchungen ist, daß bei diesem nach optimaler Sauerstofftransportkapazität definierten „best PEEP" auch die effektive Compliance ihren besten Wert erreicht. Hätten sich diese Untersuchungen in breiterem Rahmen bestätigt, so müßte an jedem einzelnen Patienten und in jeder neuen Situation der PEEP gesteigert werden, bis die effektive Compliance zu sinken beginnt.
Leider scheint der beschriebene Verlauf der Compliance nicht ein so allgemeines Phänomen zu sein, daß in jedem Fall ein Optimum gefunden werden kann. Sicher sollte diejenige Atemmechanik benutzt werden, die im optimalen Compliancebereich beatmen läßt. Dabei sollte aber nicht nur nach optimalem PEEP, sondern auch nach optimalem inspriatorischem Fluß und optimalem Atemhubvolumen Ausschau gehalten werden [75, 80, 92, 104, 125, 147, 171, 229, 253, 264, 309].
Das optimale Herzminutenvolumen beurteilen wir weniger mit der O_2-Transportkapazität als anhand von möglichst minimalen ungünstigen Nebenwirkungen auf die Funktion anderer Organe.
Beachtet werden muß v.a. die Nierenfunktion (s. 5.3.2), der intrakranielle Druck bei Hirnödem (s. 4.7) und das Verhalten des linken und des rechten Ventrikels (s. 4.5 und 4.6).

4.6 Überdruckbeatmung bei Herzinsuffizienz

Wir wissen von unzähligen Beobachtungen, daß infolge Überdruckbeatmung der Zentralvenendruck (d.h. der Rechtsvorhofdruck) ansteigt und daß gelegentlich Aortendruck und Herzzeitvolumen abfallen. Die künstliche Beatmung wurde deshalb bei sog. „kritischem Kreislauf" auch schon als „riskant" bezeichnet. Diese Beobachtungen sind aber an Kreislaufgesunden oder an Patienten in Hypovolämie gemacht worden. Völlig andere Befunde ergeben sich an Patienten mit ventrikulärer Insuffizienz, am besten untersucht nach Herzoperationen. Verfolgt man an künstlich beatmeten Patienten mit ausgeprägter Linksherzinsuffizienz das Verhalten des Blutdrucks und der Druckwerte in beiden Vorhöfen sowie in der A. pulmonalis, während die künstliche Beatmung z. B. zur Tracheobronchialtoilette kurz unterbrochen wird, so finden sich ein starker Anstieg aller Druckwerte (Abb. 67) und gelegentliches Auftreten ventrikulärer Extrasystolen von bedrohlichem Ausmaß (Abb. 68). Wenige Minuten nach Wiederbeginn der künstlichen Beatmung sind die Ausgangsbedingungen wieder zurückgekehrt.

Der postoperative Verlauf nach Herzoperationen bei erworbenen linksventrikulären Erkrankungen ist eine günstige Situation, um bei Herzinsuffizienz den Einfluß von Überdruckbeatmung auf den großen und kleinen Kreislauf zu beobachten. Die postoperative Herzinsuffizienz ist hier teilweise vom nun operierten Vitium, teilweise von der am extrakorporalen Kreislauf durchgeführten Operation selbst verursacht. Bis zu einem gewissen Grad heilt die Herzinsuffizienz jedoch von Tag zu Tag zunehmend aus, und bei wiederholten Messungen an ein und demselben Patienten können an verschiedenen Tagen Werte immer geringerer Herzinsuffizienz gewonnen werden.

An einer großen Anzahl von Patienten mit Herzinsuffizienz nach operativer Versorgung erworbener Herzfehler ist täglich ein *Spontanatmungstest* durchgeführt worden: vor Spontanatmung, nach 20 min Spontanatmung und 20 min nach Wiederbeginn der Spontanatmung wurden das Elektrokardiogramm und die Drücke in den beiden Vorhöfen, in der Aorta und der A. pulmonalis registriert, eine system-arterielle und eine pulmonal-arterielle Blutprobe für Blutgas-

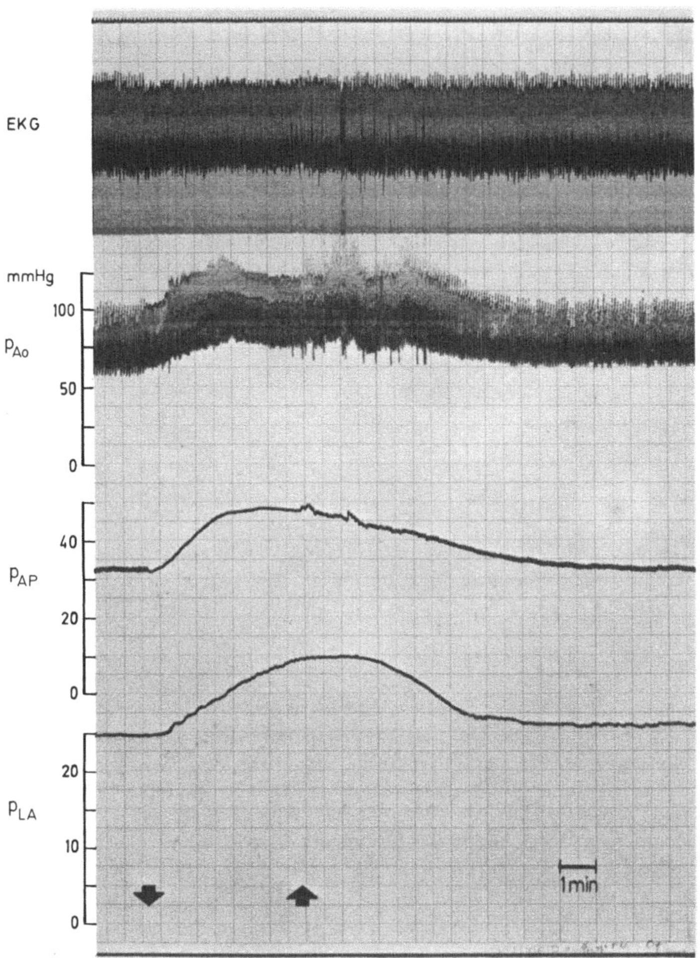

Abb. 67. 2. Tag nach Doppelklappenersatz. Bei versuchsweisem Beginn der Spontanatmung ($\downarrow$) sofortiger Anstieg des arteriellen Blutdrucks (p_{Ao}) und des Linksvorhofdrucks (p_{LA}), gleichzeitig passive und aktive pulmonal-arterielle Hypertension (p_{AP}). Wegen der massiven Reaktion wird der Spontanatmungsversuch sofort abgebrochen ($\uparrow$), und nach etwa 10 min haben sich alle Veränderungen wieder zurückgebildet. Der nächste Spontanatmungsversuch wird frühestens nach 24 h durchgeführt

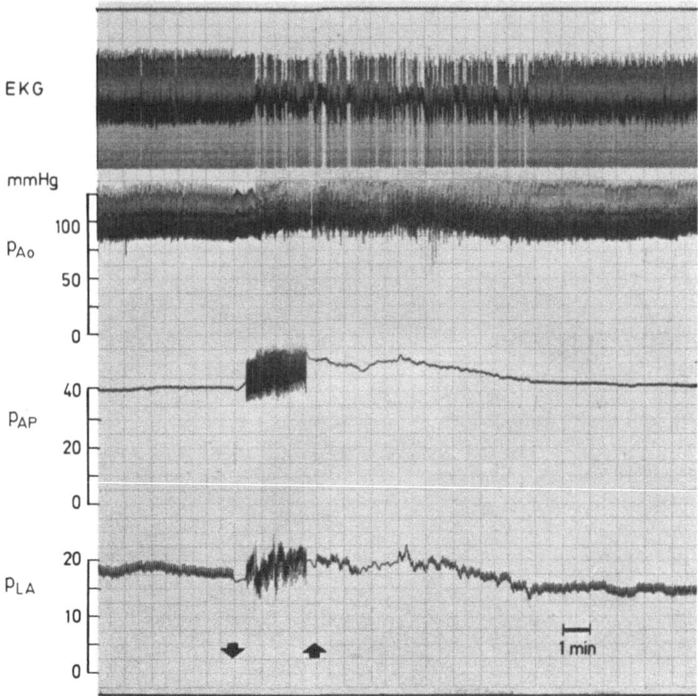

Abb. 68. 2. Tag nach Aortenklappenersatz. Bei versuchsweisem Beginn der Spontanatmung (↓) sofortiger Anstieg des arteriellen Drucks (p_{Ao}) und des pulmonal-arteriellen Drucks (p_{AP}) sowie (leicht) auch des Linksvorhofdrucks (p_{LA}) und sofort auftretende polytope ventrikuläre Extrasystolen. Wenige Minuten nach Wiederbeginn der Beatmung (↑) kehren die Drücke auf Ausgangswerte zurück und die Herzrhythmusstörungen verschwinden

analysen entnommen und der Herzindex mit der Farbstoffverdünnungsmethode bestimmt. Während des ganzen Spontanatmungstests betrug die inspiratorische Sauerstoffkonzentration 100 % [301]. In Abb. 69 ist ein einzelner Spontanatmungstest dargestellt, und in Abb. 70 zeigt schon der erste Blick auf die 4 gemittelten Druckwerte, jeweils vor Spontanatmung, unter Spontanatmung und nach Wiederbeatmung, daß unter Spontanatmung alle 4 Drücke ansteigen, daß aber die Veränderungen von Tag zu Tag abnehmen. Bei der Un-

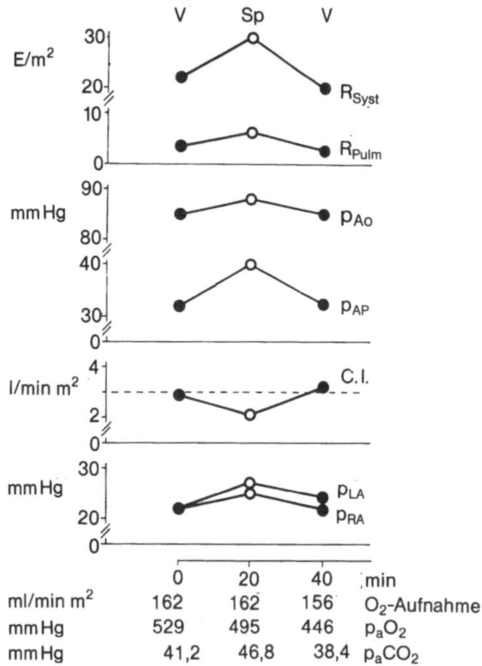

Abb. 69. Spontanatmungstest (am 2. postoperativen Tag nach Mitral- und Trikuspidalklappenersatz). Während 20 min Spontanatmung (Sp) steigt gegenüber den Ausgangswerten unter Überdruckbeatmung (V) der systemische Widerstand (R_{Syst}), der pulmonal-vaskuläre Widerstand (R_{Pulm}). Dieses erhöhte „after load" beider Ventrikel geht einher mit dem Anstieg des Aortendrucks (p_{Ao}) und des pulmonal-arteriellen Drucks (p_{AP}), doch kommt es dabei trotz Anstiegs des Linksvorhofdrucks ($p_{AP(m)}$) sowie des Rechtsvorhofdrucks (p_{RA}) zu einem Abfall des Herzindex (C.I.). Nach 20 min erneuter Überdruckbeatmung sind die Ausgangswerte wieder hergestellt; Sauerstoffaufnahme, arterielle Sauerstoff- und Kohlensäurespannung nicht wesentlich verschieden

tersuchung konnte ausgeschlossen werden, daß die beobachteten Veränderungen durch eine respiratorische Insuffizienz während der Spontanatmung entstanden. Wie steigen nun die einzelnen Druckwerte während der Spontanatmung im Mittel? Der Aortendruck steigt unter Spontanatmung am 2. Tag vor der Extubation um durchschnittlich 11 mm Hg, am Tage vor der Extubation noch um

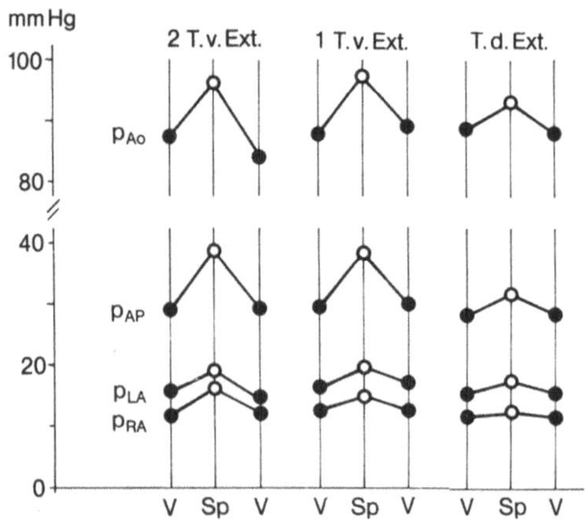

Abb. 70. Mittelwerte der 4 Drücke (s. Abb. 69) bei 20 Patienten 2 Tage und 1 Tag vor Extubation sowie am Tage der Extubation jeweils bei Überdruckbeatmung (V) und Spontanatmung (Sp) (s. Text)

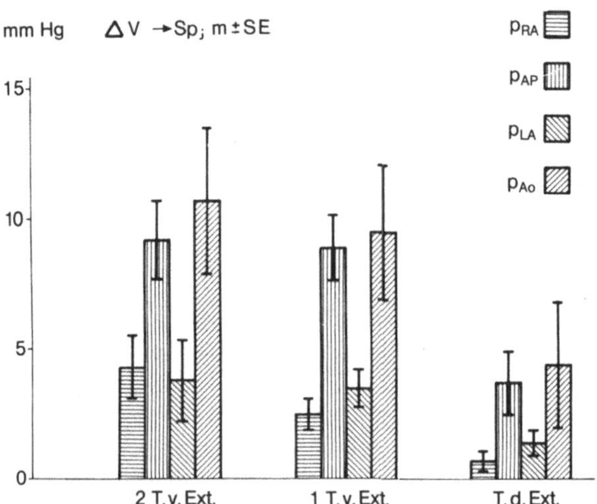

Abb. 71. Veränderungen der Druckwerte der 4 Herzkammern beim Übergang von Überdruckbeatmung (V) zu Spontanatmung (Sp). Die Druckanstiege infolge Spontanatmung werden von Tag zu Tag, d.h. bei Ausheilen der Herzinsuffizienz, immer geringer (s. Text)

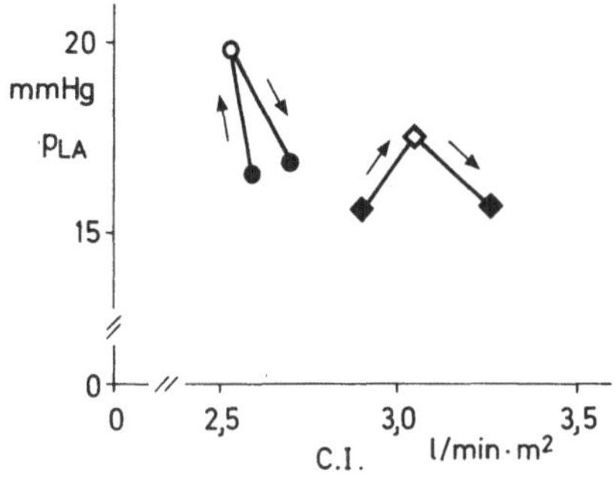

Abb. 72. Mittelwerte einer Gruppe herzoperierter Patienten, links (● und ○), am Tage vor der Extubation, *rechts* (◆ und □) sowie am Tage der Extubation: Linksvorhofdruck (p_{LA}) und Herzindex (C.I.) jeweils unter Überdruckbeatmung (● und ◆) und nach 20 min Spontanatmung (● und ◇). Solange die Extubation nicht toleriert wird, steigt unter Spontanatmung der Linksvorhofdruck an, und dennoch fällt das Herzminutenvolumen ab. Sobald die Herzinsuffizienz weiter ausgeheilt ist und der Patient extubiert werden darf, steigen unter Spontanatmung der Linksvorhofdruck und das Herzminutenvolumen an (s. Text)

9 mm Hg und am Extubationstag nur noch um 4 mm Hg (Abb. 71). Der Rechtsvorhofdruck steigt 2 Tage vor Extubation um 2 mm Hg und bei Extubation noch um 1 mm Hg. Der Linksvorhofdruck steigt vor der Extubation um 3–4 mm Hg und am Extubationstag nur noch um 1 mm Hg. Betrachtet man nun den Zusammenhang zwischen Linksvorhofdruck und Herzindex (Abb. 72), so zeigt sich vor der Extubation unter Spontanatmung bei leichtem Ansteigen des Linksvorhofdrucks ein leichter Abfall des Herzindex, während zum Zeitpunkt der Extubation ein leichter Anstieg des Vorhofdrucks zu einem kleinen Anstieg des Herzindex führt. *Die Erhöhung des „afterload" infolge von Spontanatmung führt damit bei ausgeprägter Herzinsuffizienz zu einer Verschlechterung der Herzinsuffizienz; diese Verschlechterung unter Spontanatmung ist bei geringerer Herzinsuffizienz nicht mehr nachweisbar.* Der pulmonal-arterielle Druck (Abb. 71) steigt unter Spontanatmung zunächst um rund 9 mm Hg, am Tage der Extubationsbereitschaft nur noch um etwa 4 mm Hg, d. h. zu der passiven pulmonal-arteriellen Hypertension (infolge des Anstiegs des Linksvorhofdrucks) tritt unter Spontanatmung infolge einer pul-

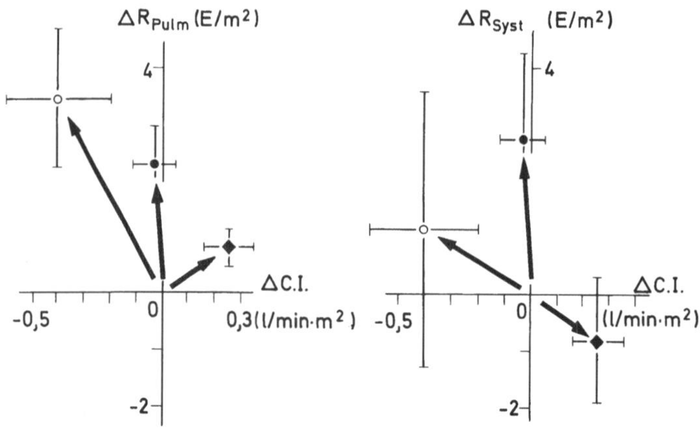

Abb. 73. Veränderungen des vaskulären Widerstands (R) und des Herzindex (C. I.) bei Übergang von Beatmung zu Spontanatmung im kleinen Kreislauf *(links)* und im großen Kreislauf *(rechts)* bei Patienten mit schwerer Linksherzinsuffizienz nach Operationen am offenen Herzen. Von Tag zu Tag ist die Zunahme des Strömungswiderstands geringer, im Systemkreislauf fällt unter Spontanatmung der Strömungswiderstand am Extubationstag sogar ab. Das Herzminutenvolumen fällt unter Spontanatmung 2 Tage vor Extubation, bleibt am Tage vor der Extubation praktisch unverändert und steigt am Extubationstag unter Spontanatmung deutlich an (s. Text)

monal-arteriellen Widerstandserhöhung eine aktive pulmonal-arterielle Hypertension hinzu. Diese Veränderungen wurden in einer weiteren Studie [287] an 38 Patienten eingehender untersucht (Abb. 73). Dabei zeigte sich bei fortschreitender Ausheilung der Herzinsuffizienz ein immer geringerer Anstieg des pulmonal-vaskulären Widerstands unter Spontanatmung, und der system-vaskuläre Widerstand wurde am Extubationstag durch Spontanatmung sogar erniedrigt. Aufschlußreich war die zusätzliche Bestimmung der Arbeit des rechten (RVA) und des linken Ventrikels (LVA) ([34, 197, 263, 287]; Abb. 74); 2 Tage vor Extubation fiel die linksventrikuläre Arbeit trotz Anstiegs des Linksvorhofdrucks ab, 1 Tag vor Extubation stieg sie geringgradig an, und erst am Tage der Extubation stieg die Ventrikelarbeit entsprechend dem Linksvorhofdruck an. Die

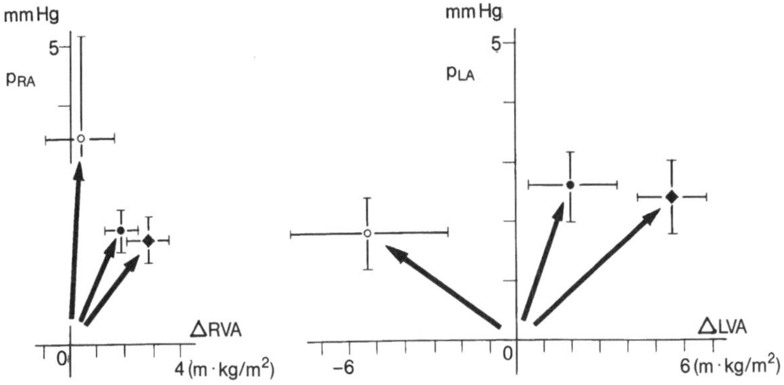

○ 2 Tage vor Extubation

● 1 Tag vor Extubation

◆ am Tag der Extubation

Abb. 74. Veränderungen der Vorhofdrücke (p_{LA} und p_{RA}) und der ventrikulären Arbeit (LVA und RVA) beim Übergang von Beatmung auf Spontanatmung des rechten Herzens *(links)* und des linken Herzens *(rechts)*, bei denselben linksherzinsuffizienten Patienten wie in Abb. 73. Zwei Tage vor der Extubation leistet der linke Ventrikel unter Spontanatmung trotz Anstiegs des Linksvorhofdrucks weniger Arbeit. Erst am Tage der Extubation führt unter Spontanatmung der Anstieg des Linksvorhofdrucks zu erhöhter Arbeit des linken Ventrikels. Am rechten Herzen sind ähnliche Veränderungen, aber viel schwächer ausgeprägt, zu beobachten (s. Text)

rechtsventrikuläre Arbeit zeigte nur geringfügige Veränderungen. Die Linksherzinsuffizienz ist also 2 Tage vor Extubation so ausgeprägt, daß das Verhalten des linken Ventrikels der Lage auf der Franck-Starling-Kurve weit rechts und 2 Tage später (bei Extubation) mehr links entspricht. Es bleibt einstweilen unklar, ob der Anstieg des vaskulären Widerstands unter Spontanatmung bei schwerer Herzinsuffizienz von dieser selbst verursacht ist.

Für die Praxis kann zusammengefaßt werden:

Die nach Herzoperationen durchgeführten Untersuchungen zeigen (Abb. 69), daß *die Spontanatmung zu einer Erhöhung des systemischen wie des pulmonalen Kreislaufwiderstands führt. Bei noch ausgeprägter Herzinsuffizienz mit einem Herzindex von weniger als 2,7 l/min·m² wird diese Widerstandserhöhung in beiden Kreisläufen mit Rückgang des Herzindex und Anstieg der Vorhofdrücke beantwortet, d. h. mit einer Zunahme der Herzinsuffizienz.* Bei fortschreitender Besserung der Herzinsuffizienz wird die Widerstandserhöhung in den beiden Kreisläufen mit immer kleineren Druckanstiegen in den Vorhöfen toleriert, bis unter Spontanatmung ohne wesentlichen Druckanstieg das Herzminutenvolumen sogar ansteigt.

Im Gegensatz zu den bei Hypovolämie gewonnenen Befunden, bei denen Überdruckbeatmung eine Kreislaufverschlechterung bewirkt, führt bei ausgeprägter Herzinsuffizienz die Überdruckbeatmung zu einer Verbesserung der Situation mit Anstieg des Herzindex unter Abfall des Links- und Rechtsvorhofdrucks. Die Befunde zeigen, daß eine *schwere Herzinsuffizienz auch ohne respiratorische Insuffizienz eine Indikation zur künstlichen Beatmung darstellen kann.*

Gelingt es, die Herzinsuffizienz pharmakologisch günstig zu beeinflussen oder heilt sie aus, so wird, wie vorher dargelegt, die Widerstandserhöhung in beiden Kreisläufen immer geringer oder mit immer kleineren Druckanstiegen in den Vorhöfen toleriert, bis unter Spontanatmung ohne wesentlichen Druckanstieg das Herzminutenvolumen sogar ansteigt. Mit einem täglichen *Spontanatmungstest* von 20 min kann der Zeitpunkt der tolerierten Spontanatmung des einzelnen Patienten erkannt werden. Wird die Extubation nicht nur bis zum Ausbleiben der respiratorischen Insuffizienz, sondern auch bis zum Erreichen der beschriebenen hämodynamischen Spontanatmungsbereitschaft verschoben, so bleiben nach Extubation ungünstige Rückwirkungen der Spontanatmung auf die Herzfunktion aus. Der Einfluß der Überdruckbeatmung auf den Kreislauf, namentlich bei Herzinsuffizienz oder pathologischer peripherer Strombahn, kann mit den leicht durchführbaren Messungen in der Regel nicht vollständig verstanden werden. Folgende Konzepte müssen mit in die Diskussion einbezogen werden, auch wenn sie meßtechnisch bisher nur im Rahmen von Forschungsprojekten verfolgt werden können.

1) Je größer das enddiastolische Füllungsvolumen (EDV) des linken (und des rechten) Ventrikels ist, desto niedriger ist bei einem bestimmten Herzschlagvolumen (SV) die ventrikuläre Auswurffraktion (EF = SV/EDV) und desto ungünstiger ist der Wirkungsgrad der ventrikulären Pumpfunktion. Bei steigendem Ventrikelvolumen nimmt die Wandspannung viel stärker zu als der ventrikulä-

re Füllungsdruck (Gesetz von La Place), so daß — der myokardiale Sauerstoffverbrauch korreliert eng mit der systolischen Wandspannung — eine myokardiale Ischämie auftreten kann. In dieser Situation kann die Überdruckbeatmung (namentlich mit PEEP) den extrakardialen Druck erhöhen, damit den transmuralen Ventrikeldruck senken und so das diastolische Ventrikelvolumen reduzieren.

2) Steigt z. B. im Rahmen einer akuten respiratorischen Insuffizienz der pulmonal-vaskuläre Widerstand, so dilatiert der rechte Ventrikel [175, 272]. Die unmittelbare Nachbarschaft der beiden Ventrikel und ihr gemeinsames Septum bedingen aber eine gegenseitige Beeinflussung (Interdependenz der beiden Ventrikel): auch ohne Anstieg des linksventrikulären Füllungsdrucks kann die Funktion des linken Ventrikels gestört werden [14, 148]. Diese Interdependenz kann entweder als Tamponadeeffekt durch dilatierten rechten Ventrikel im kurzfristig nicht dilatierbaren Perikard bestehen, oder sie kann als eine Formveränderung des Ventrikelseptums mit Tamponade des linken Ventrikels durch Einwölbung des Ventrikelseptums nach links verstanden werden. Unter Überdruckbeatmung kann nun — v.a. bei PEEP — der Anstieg des intrathorakalen Drucks durchaus der Ventrikeldilatation entgegenwirken, d.h. die Herzinsuffizienz beheben [147, 209, 258]. Bei höherem PEEP allerdings (15 cm H_2O und mehr) kann das Septum abgeflacht und nach links verschoben werden und damit den linken Ventrikel in seiner Funktion behindern [89, 212].

Auch bei der so erfolgreichen und etablierten Behandlung des Lungenödems mit Überdruckbeatmung ist die damit erreichte Senkung des Linksvorhofdrucks wohl entscheidender als der etwas zu einfach zurechtgelegte Mechanismus, nach welchem unter Überdruckbeatmung der erhöhte intraalveoläre Druck den Austritt von Plasma aus den Lungenkapillaren sozusagen mechanisch zurückhält.

Werden bei Übergang von Beatmung zu Spontanatmung Symptome der Herzinsuffizienz sichtbar, muß man annehmen, daß der Abfall des intrathorakalen Drucks mit einem Anstieg des transmuralen diastolischen Ventrikeldrucks einherging und zu Ventrikeldilatation geführt hat. Nach Wiederaufnahme der Beatmung kann nur die transmurale Druckdifferenz mit pharmakologischer Dilatation, d.h. durch Reduktion des „pre-load" (und in geringerem Ausmaß auch des „after-load"), z. B. mit Nitroglycerindauertropf erreicht werden. Nicht selten ist dann unter der Nitroglycerininfusion die Spontanatmung problemlos.

Sinkt unter Nitroglycerininfusion der arterielle Druck, so ist zu beachten, daß auch der rechte Ventrikel aus der Aortenwurzel perfundiert wird, d. h. ein ausreichender aortendiastolischer Druck ist die Voraussetzung der Myokardperfusion auch des rechten Ventrikels. Hat eine respiratorische Insuffizienz mit Anstieg des pulmonalvaskulären Widerstands zur pulmonalen Hypertension geführt, so muß der mittlere Aortendruck mindestens 3- (bis 4-)mal höher sein als der mittlere pulmonal-arterielle Druck, damit eine rechtsventrikuläre Ischämie verhindert werden kann; evtl. muß aus diesem Grund zusätzlich zum Nitroglycerin auch z. B. Noradrenalin infundiert werden [284].

4.7 Mechanische Beatmung bei Hirnödem

Ohne Zweifel verursacht *jede* Überdruckbeatmung über die Erhöhung des intrathorakalen Drucks eine zerebral-venöse Abflußbehinderung. Diese führt zu einer *leichten Erhöhung des Drucks im zerebralen Ventrikelsystem*. Die mechanischen Mittel der differenzierten Beatmung (PEEP und inspiratorischer Hold) verursachen einen zusätzlichen geringen Druckanstieg (Abb. 75). Dieser unvermeidbare Druckanstieg ist bei der Indikationsstellung zur differenzierten Beatmung in Rechnung zu stellen. Bei Patienten mit Hirnläsionen und mit Tendenz zu progredientem Hirnödem (Status nach Contusio cerebri, nach intrakraniellen Eingriffen etc.) muß der Vorteil des verbesserten Gasaustauschs gegen den Nachteil der leichten zerebralen Druckerhöhung individuell abgewogen werden [4].
Der seit langem bekannte Regulationsmechanismus, wonach eine Erhöhung des p_aCO_2 eine zerebrale Vasodilatation mit Zunahme der Hirnperfusion zur Folge hat, führt durch Zunahme des intrakraniellen Blutvolumens zum Anstieg des intrakraniellen Drucks. Von diesem Mechanismus wird Gebrauch gemacht, indem man versucht, einen erhöhten intrakraniellen Druck mit Hyperventilation zu senken. Es wird dabei p_aCO_2 bis auf etwa 25 mm Hg (3,3 kPa) erniedrigt. Da

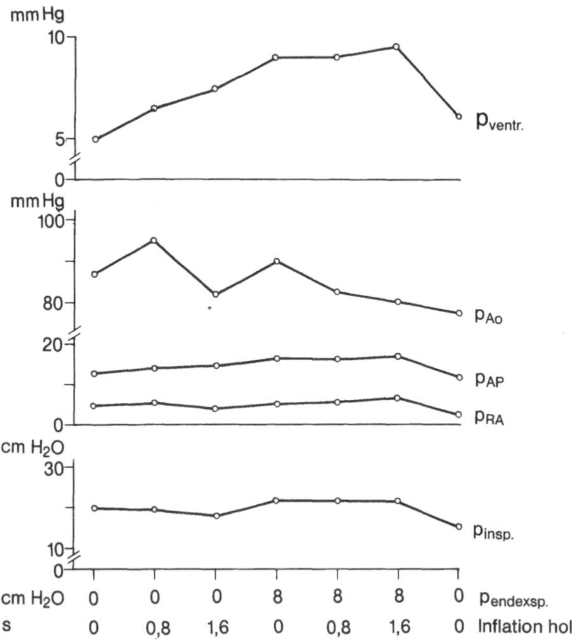

Abb. 75. Druck im zerebralen Ventrikelsystem (p_Ventr.), Aortendruck (p_Ao), pulmonal-arterieller Druck (p_AP) und Rechtsvorhofdruck (p_AP) sowie endinspiratorischer Druck (p_insp.) bei einer Patientin mit Hirnstammkontusion unter verschiedenen endexspiratorischen Druckwerten und verschiedenem Inflation hold. Es zeigt sich eindeutig eine Zunahme des Ventrikeldrucks unter den verschiedenen Maßnahmen der differenzierten Beatmung (s. Text)

diese Wirkung wahrscheinlich nicht über Tage anhält, versucht man in der Regel innerhalb ½ bis 2 Tagen wieder zur Normoventilation zurückzukehren.

4.8 Die Anwendung der differenzierten Beatmungsmechanik

Neben dem allgemeinen Ziel der künstlichen Beatmung, die Spontanatmung möglichst schnell und sicher zu erreichen, ist das Nahziel durch differenzierte Veränderung der verschiedenen Funktionen des

Respirators, d. h. der Beatmungsmechanik, *den Gasaustausch so zu beeinflussen, daß mit ungefährlich tiefer inspiratorischer Sauerstoffkonzentration (wenn immer möglich mit weniger als 40%, jedenfalls weniger als 60% Sauerstoff) „normale" Blutgaswerte garantiert werden* [136].

Der arterielle Kohlensäuredruck soll zwischen 37 und 43 mm Hg (4,9 und 5,7 kPa) liegen. Die Korrektur der Kohlensäurespannung bei bereits im Normwert liegender Sauerstoffspannung bereitet nur sehr selten Schwierigkeiten. Es wird nach Bedarf das Atemminutenvolumen erhöht oder erniedrigt.

Der in einer bestimmten Situation *optimale arterielle Sauerstoffdruck* kann jedoch nicht schematisch festgelegt werden. Bei Patienten, die schon durch eine leichte Hypoxie gefährdet werden, soll eine gegenüber der Norm leicht erhöhte Sauerstoffspannung von ca. 120 mm Hg (16 kPa) nicht unterschritten werden. In diese Gruppe fallen

1) Patienten, deren myokardiale Perfusion bedroht ist, wie nach Herzoperation, nach frischem Herzinfarkt, bei Tachykardie oder bei schon bestehenden ventrikulären hyperkinetischen Extrasystolen.
2) Patienten mit gestörter zerebraler Perfusion, wie bei Hirnödem, nach intrakraniellen Operationen und Hirnverletzungen, bei gefäßbedingter zerebraler Minderdurchblutung oder nach Reanimation.
3) Patienten, bei denen vorläufig eine tiefe Hämoglobinkonzentration hingenommen werden muß, ohne daß eine kompensatorische Erhöhung des Herzzeitvolumens garantiert ist.

Die gegenüber der Norm leicht erhöhte arterielle Sauerstoffspannung von 120 mm Hg (16 kPa) schafft eine gewisse Reserve, so daß eine eventuelle Verschlechterung des Gasaustauschs entdeckt wird, bevor dadurch eine Hypoxie entsteht. Bei Patienten, die durch eine vorübergehende leichte Hypoxie nicht besonders gefährdet sind, soll die Sauerstoffspannung auf dem tiefsten Wert gehalten werden, der noch eine genügende arterielle Sättigung erlaubt, bei unauffälliger Sauerstoffdissoziationskurve also um 80 mm Hg (10,7 kPa).

Bei unbekannter Situation soll die Beatmung mit reinem Sauerstoff begonnen werden. Man bedient sich dann der Möglichkeiten der differenzierten Beatmung, bis die inspiratorische Sauerstoffkonzentration auf 50%, mindestens aber unter 70% gesenkt werden kann, ohne daß die erwähnten Grenzen der arteriellen Sauerstoffspannung unterschritten werden. Die in den Tabellen 5, 6 und 7 vorgeschlagene Reihenfolge der Schritte, die unternommen werden sollen, trägt dem erfahrungsgemäß zu erwartenden Gewinn für den Gasaustausch und den erfahrungsgemäß zu erwartenden Nachteilen für den Kreislauf Rechnung. *Die konkrete Durchführung ist absolut individuell und richtet sich nach den beobachteten Veränderungen des Gasaustauschs und des Kreislaufs.*

Im Prinzip beginnen wir mit der *Grundeinstellung des Respirators* [Atemfrequenz 8–10/min, Atemzugvolumen 15 ml/kg KG, endexspiratorischer Druck = Null (ZEEP), Inspirationszeit zu Exspirationszeit = 1 : 2]. Genügt das nicht, so vergrößern wir stufenweise zunächst das Atemzugvolumen, verlängern dann die Inspiration, fügen als nächstes einen positiv endexspiratorischen Druck hinzu (PEEP), erhöhen den PEEP weiter, ergänzen als nächstes den PEEP durch Inflation hold und verlängern endlich auch den Inflation hold; genügt das nicht, so bleibt uns nur noch, den Stoffwechsel durch Kühlung zu senken oder zu den Mitteln unkonventioneller Beatmungstechniken oder der künstlichen Oxygenierung zu greifen, die derzeit aus dem experimentellen Stadium herauswachsen.

Das Resultat jeden Schrittes muß durch eine arterielle Blutgasanalyse kontrolliert werden.

Generell soll mit der einfachst möglichen Beatmung gearbeitet werden, mit der die gewünschten Blutgasspannungen erreicht werden.

Es sei nochmals betont, daß das angegebene Schema (Tabellen 5, 6, 7) nicht gedankenlos durchgeführt werden darf, sondern unter Berücksichtigung der im einzelnen besprochenen Haupt- und Nebenwirkungen individuell angepaßt werden muß.

Selbstverständlich werden in offensichtlich bedrohlichen Situationen einzelne Schritte übersprungen, gelegentlich eine arterielle Blutgasanalyse nach 10 oder sogar 5 min durchgeführt, so daß in möglichst kurzer Zeit die Sauerstoffversorgung des Patienten sichergestellt und kontrolliert ist. Gleichgewichtsbedingungen („steady state") wird man allerdings so kurz nach Veränderung der Beatmungsmechanik nicht erwarten dürfen. Zur Reduktion der inspiratorischen Sauerstoffkonzentration auf Werte, die sicher nicht eine

Tabelle 5. Taktik der differenzierten Beatmung (70 kg KG). Grundeinstellung und erste Anpassungen

Beatmungs-mechanik	Arterielle Blutgasanalyse [mm Hg]		F_iO_2	Kommentar	Respirator	Kreislauf-überwachung
	pO_2	pCO_2				
Grundeinstellung: AF = 8–10; AZV = 15 ml/kg KG, d. h. ca. 1000 ml, Inspirium zu Exspirium 1:2					Druckbegrenzt	– Blutdruck (RR) – ZVD – EKG-Monitor
	> 500→		1→0,5	Unauffällig		
	> 350→		1→0,5	Falls pCO_2 erhöht, normaler R-L-Shunt		
	> 150→		1→0,6 ⎫			
	< 150→		1→0,7 ⎬ Pathologisch erhöhter R-L-Shunt ⎱ häufige Kontrollen notwendig			
	< 100→		1 lassen	Stark erhöhter R-L-Shunt. Differenzierte Beatmung und Abklärung sicher indiziert		
		37–43		Unauffällig		
		> 43	→	AF erhöhen (evtl. bis 14)		
		< 37	→	AF erniedrigen (evtl. bis 6)		

Tabelle 6. Taktik der differenzierten Beatmung: Schritte 1 und 2 (70 kg KG)

Beatmungsmechanik	Arterielle Blutgasanalyse [mm Hg]		F_1O_2	Kommentar	Respirator	Kreislaufüberwachung
	pO_2	pCO_2				
1. Schritt: AZV erhöhen evtl. bis 1 700, solange $p_{AW(1)}$ < ca. 30–40	> 150→		1 1→0,7	Später F_1O_2 in Stufen von 0,1 evtl. weiter erniedrigen	Druckbegrenzt	– Blutdruck (RR) – ZVD – EKG-Monitor
	< 150→		1 lassen	Falls pCO_2 normal, stark pathologischer R-L-Shunt, Abklärung und 2. Schritt notwendig		
		> 43	→	AF erhöhen (evtl. bis 16)		
		< 37	→	Falls sich AF nicht weiter reduzieren läßt, Totraum vorschalten (100, 300 ml)		
2. Schritt Inspirium verlängern, also Fluß erniedrigen und Exspirium verkürzen (evtl. bis 2:1)	> 250→		1→0,7	Gasaustausch vorläufig genügend beeinflußt	Druckbegrenzt	– Blutdruck (RR) – ZVD – EKG-Monitor
	> 150→		1→0,7	Abklärung, evtl. weiterer Schritt		
	< 150→		1→	Abklärung und weiterer Schritt notwendig		
		> 50	→	AF erhöhen (evtl. bis 16/min)		
		< 32	→	Totraum vorschalten (300, 500 ml)		

Tabelle 7. Taktik der differenzierten Beatmung: Schritte 3–7 (70 kg KG)

Beatmungs-mechanik	Arterielle Blutgasanalyse [mm Hg]		F_IO_2	Kommentar	Respirator	Kreislauf-überwachung
	pO_2	pCO_2				
3. Schritt: PEEP+5			1		Evtl. volumen-kontrolliert	– Blutdruck (RR)
	>250→		1→0,7	Später evtl. F_IO_2 in Stufen von 0,1 weiter erniedrigen		– ZVD
		<32	→	Totraum vergrößern, AF senken; pCO_2 ist bei den weiteren Schritten fast nie „das" Problem		– EKG-Monitor – Pulmonal-arterieller Katheter erwünscht – Diurese exakt verfolgen
	>150→		1→0,7	Abklärung, evtl. weiterer Schritt		
	<150→		1→	Abklärung, weiterer Schritt notwendig		
4. Schritt: PEEP+10					Volumen-kontrolliert notwendig	– Blutdruck (RR)
	>250→		1→0,7	Später evtl. F_IO_2 in Stufen von 0,1 weiter erniedrigen		– ZVD
	>150→		1→0,7	Abklärung, evtl. weiterer Schritt		– EKG-Monitor – Pulmonal-arterieller Katheter erwünscht
	<150→		1→	Abklärung, weiterer Schritt notwendig		– Diurese + Clear-ance

5. Schritt: PEEP+10 und Inflation hold 0,6				Volumen- kontrolliert notwendig	– Evtl. elektrische Blutdruckmessung
	>200→	1→0,7	Später evtl. F_IO_2 in Stufen von 0,1 weiter erniedrigen		– ZVD – EKG-Monitor
	>100→	1→0,7	Abklärung, Temperatur unter 38 °C senken, evtl. relaxieren, evtl. weiterer Schritt		– Pulmonal-arteriel- ler Katheter meist notwendig
	<100→	1→	Abklärung, weiterer Schritt notwendig		– Diurese+Clear- ance+Natriurese
6. Schritt: PEEP+10 bis +20 und Inflation hold evtl. 1,2				Volumen- kontrolliert notwendig	– Evtl. elektrische Blutdruckmessung
	>200→	1→0,7	Später evtl. F_IO_2 in Stufen von 0,1 weiter erniedrigen		– ZVD – EKG-Monitor
	>100→	1→0,7	Abklärung, evtl. weiterer Schritt		– Pulmonal-arteriel- ler Katheter notwendig
	<100→	1→	Abklärung, weiterer Schritt notwendig, sofort relaxieren		– Niere s. oben
7. Schritt: PEEP+10 bis +20 und Inflation hold 0,6–1,2 und physikalische Kühlung			Mit Cocktail lytique bis unter 35 °C rektal, mit Relaxation; Ziel: C_{O2}-Abgabe kleiner als 200 ml/min	Volumen- kontrolliert notwendig	– Elektrische Blutdruckmessung notwendig – ZVD – EKG-Monitor
	>100→	1→0,7	Später F_IO_2 weiter erniedrigen F_IO_2 auf Minimum reduzieren,		– Pulmonal-arteriel- ler Katheter notwendig
	<100→	1→	so daß tiefer pO_2 noch toleriert wird		– Niere s. oben
	<70→	1→	Prognose infaust		

Sauerstofftoxizität ausüben können, hat man aber viele Stunden Zeit.

Wird unter einer inspiratorischen Sauerstoffkonzentration von 100% ($F_IO_2 = 1$) eine arterielle Sauerstoffspannung um 250 mm Hg (33,3 kPa) erreicht, so kann in der Regel die Beatmung mit weniger als 70% Sauerstoff fortgeführt werden („therapeutisches" F_IO_2), und die weiteren möglichen Schritte werden unterlassen. Nur bei schweren Verteilungsstörungen, d.h. bei regionaler Hypoventilation, gelingt die Reduktion der inspiratorischen Sauerstoffkonzentration nicht in der angedeuteten Weise. Auch schwere Diffusionsstörungen können die Ursache sein, wenn F_IO_2 nicht in der erwarteten Weise reduziert werden kann; doch scheint eine Diffusionsstörung in unserem Krankengut nicht an der alveolokapillären Membran lokalisiert zu sein, sondern in den terminalen Lufträumen.

Stellen sich im weiteren Verlauf, trotz unserer Bemühungen, Verschlechterungen des Gasaustauschs ein, so werden nach den gleichen Richtlinien die dann notwendigen zusätzlichen Schritte getan. Stellt sich im Verlauf eine Verbesserung des Gasaustauschs ein, so werden in umgekehrter Reihenfolge die Mittel der differenzierten Beatmung schrittweise so schnell wie möglich reduziert.

Je ungleichmäßiger die Ventilation, je unruhiger der Patient ist und je schneller und häufiger Compliance und/oder Resistance wechseln, desto eher wird der druckbegrenzte Ventilator durch einen volumenkontrollierten ersetzt. Namentlich bei *Aspirationspneumonien, bronchogen drainierten Lungenabszessen und bei Patienten mit erhöhtem pulmonal-vaskulären Widerstand ist mit häufigen bronchospastischen Attacken zu rechnen, die mit broncholytischer Therapie schwer zu beeinflussen sind. Bei ihnen sollte auch bei wenig gestörtem Gasaustausch ein volumenkontrollierter Respirator eingesetzt werden.* Wird ein Patient wegen paradoxer Atmung bei instabilem Thorax (Rippenserienfrakturen, Sternumfraktur, frische Zwerchfellparese) künstlich beatmet, so soll von Anfang an ein volumenkontrollierter Respirator benutzt werden. Ein polytraumatisierter Patient soll von Anfang an volumenkontrolliert mit PEEP (von ca. 10 cm H_2O) beatmet werden; sein Inspirium soll von Anfang an länger als das Exspirium sein [7, 305, 306]. Außerdem sind Patienten mit stark erhöhtem pulmonal-vaskulärem Widerstand von vornherein volumenkontrolliert zu beatmen.

4.9 Überwachung

Der künstlich beatmete Patient muß nicht nur symbolisch, sondern tatsächlich ohne jede Unterbrechung überwacht werden. Unseres Erachtens genügt dafür eine automatische Monitorüberwachung nicht. Die Überwachung hat zu erfolgen:

1) im Hinblick auf technische Defekte, bei deren Auftreten bis zur Behebung oder im Zweifelsfall auch nur bis zur genaueren Abklärung der Situation sofort mit dem Atembeutel von Hand beatmet werden muß;

2) im Hinblick auf Verschleimung oder auf Verlegung der Luftwege, bei deren Auftreten sofort tracheobronchial abgesaugt werden muß. Menge und Qualität des Sekretes sollen beobachtet und notiert werden, gelegentlich ist ein notfallmäßiger Kanülenwechsel notwendig;

3) im Hinblick auf Veränderungen von Resistance oder Compliance des Kreislaufs und der Stoffwechsellage, die sofort behandelt werden müssen. Da diese Behandlung immer eine gewisse Zeit erfordert, muß schon vor der Behandlung die Beatmungsmechanik diesen Veränderungen angeglichen werden. Nach Eintreten des Behandlungserfolgs muß die ursprüngliche Beatmungsmechanik wieder eingestellt werden.

Zur Kontrolle der effektiven Beatmung müssen je nach Prinzip des Beatmungsapparates unterschiedliche Größen gemessen werden. Beim *druckbegrenzenden* Gerät müssen die Schwestern geschult werden, die Beatmungsgeräusche zu verfolgen. Auch auf das Verhältnis Inspirationszeit/Exspirationszeit muß akustisch kontinuierlich geachtet werden. Mit Hilfe der Beatmungsgeräusche ist der Patient auch überwacht, wenn die Schwester bei einer anderen Arbeit im Raum dem Patienten vorübergehend den Rücken zukehrt. Feinere Veränderungen werden am Atemrhythmus meistens leichter entdeckt als durch die periodische Routinemessung. Am Apparat muß kontrolliert werden, ob die Atemfrequenz vom Patienten (=assistierte Beatmung) oder vom Apparat (=kontrollierte Beatmung) bestimmt wird. Periodisch (d.h. alle 15–60 min) muß das Atemzug- und Atemminutenvolumen (als Exspirationsvolumen) gemessen werden.

Beim *volumenkontrollierten* Gerät sollen im gleichen Turnus der endexspiratorische Druck und das tatsächlich exspirierte Atemzugvolumen und Atemminutenvolumen registriert werden.

Das Überwachungsprotokoll muß diesen Unterschieden zwischen den Beatmungsprinzipien Rechnung tragen können. Da aber letztlich nur die Blutgasanalyse zeigt, ob der Patient adäquat beatmet ist, muß im Protokoll auch Raum für diese Werte vorgesehen sein. Aus dem Protokoll soll übersichtlich hervorgehen, unter welchen Beatmungsgrößen die eingetroffenen Blutgaswerte zustandegekommen sind.

Es genügt nicht, daß die Schwester einen Fehler nur bemerkt, sie muß ihn bis zu einem gewissen Grade auch sofort beheben können. Sie muß mit den Variablen des Beatmungsgerätes vertraut sein und auch das Zusammensetzen der Apparate beherrschen. Dieses Können bleibt am ehesten erhalten, wenn die Apparate nach ihrer Reinigung nicht vom technischen Personal, sondern routinemäßig von den Schwestern selbst wieder für den nächsten Einsatz vorbereitet werden. Die Einstellung der Beatmungsmechanik sollte jede unerfahrene Schwester regelmäßig an einem Patientenmodell üben können. Auch sollten die Schwestern imstande sein, bronchiale Anschoppungen auskultatorisch zu lokalisieren. *Ein künstlich beatmeter Patient darf keinesfalls einer unerfahrenen Schwester anvertraut werden.* Die überwachende Schwester muß innerhalb ärztlich verordneter Grenzen Sedativa und Analgetika auf eigene Initiative verabreichen können und dürfen.

4.10 Sedation und Analgesie

Der schmerzfreie ruhige Patient läßt sich leicht beatmen. Die optimale Dosierung von Sedativa und Analgetika ist individuell verschieden und ändert sich beim selben Patienten gelegentlich in wenigen Stunden. Damit die Situation nicht unübersichtlich wird, sollen Kombinationen von Sedativa auf ein Minimum beschränkt bleiben und die Pharmaka prinzipiell intravenös verabreicht werden.

Bei unkompliziertem Verlauf beachtet man folgende klinische Kriterien: *Genügende Sedierung* besteht, wenn die Atemfrequenz tief genug gewählt werden kann (8–10/min), ohne daß der Patient Lufthunger empfindet, und wenn der Atemwegsdruck (Beobachtung am Manometer des Beatmungsapparates) gleichmäßig ansteigt. Bei optimaler Sedierung wird durch endotracheales Absaugen immer noch ein heftiger Hustenreflex ausgelöst, und bei unbequemer Körperstellung bewegt sich der Patient, bis er bequemer liegt. Der Patient ist jederzeit weckbar, orientiert und kooperativ, und er kann bei Aufforderung spontan atmen, quantitativ allerdings nicht immer genügend. Läßt man ihn in Ruhe, so döst er nach 30–60 s wieder. Ist die Kerntemperatur infolge Kreislaufzentralisation erhöht (Rektaltemperatur über 39 °C, so sollte eher tiefer sediert werden. Wahrscheinlich kommt die temperatursenkende Wirkung der Sedation über 2 Wege zustande: erstens haben alle Sedativa eine mehr oder weniger ausgeprägte vasodilatierende Wirkung und zweitens sinkt mit zunehmender Sedationstiefe der Stoffwechsel, so daß weniger Kalorien produziert werden.

Bei der Wahl des Präparats fallen v. a. folgende Unterschiede ins Gewicht:

1) *Geschwindigkeit des Wirkungseintritts und Dauer der Wirkung.* Pethidin (0,3–0,5 mg/kg KG i. v.) wirkt nach 2 min mit Wirkungsmaximum nach 4–5 min. Die Wirkung ist nach 30–45 min schon wesentlich abgeklungen. Morphin (0,05–0,15 mg/kg KG i. v.) beginnt nach 3–5 min zu wirken. Das Wirkungsmaximum tritt aber erst nach 10–15 min ein. Die Wirkungsdauer beträgt 45–90 min. Aufgrund dieses Unterschiedes kann man z. B. am Ende der Operation, wenn Lachgas soeben abgesetzt wurde und der Patient schnell erwachen wird, in Abständen von 5–10 min kleine Dosen von Pethidin i. v. injizieren und nach Erreichen der gewünschten Sedationstiefe diese mit dem länger wirkenden Morphin aufrechterhalten.

2) *Unterschiede in der Wirkungsqualität.* Bei starken Schmerzen ist eher ein analgetisches, sonst eher ein sedierendes Pharmakon indiziert. Die Schmerzen sind oft durch die Wahl der Inzision vorausbestimmt. Beispiel: Von allen Inzisionen am Thorax hinterläßt (trotz Resektion des Interkostalnervs) die posterolaterale Thorakotomie die stärksten atemabhängigen Schmerzen. Schon weniger schmerzhaft ist die Atmung nach anterolateraler Thorakotomie. Nach Sternumlängsspaltung wird bei guter Osteosyn-

these nur über geringe Schmerzen geklagt. Ist häufiges tracheales Absaugen nötig, so können nach einigen Tagen dabei starke retrosternale Schmerzen empfunden werden.

Mit diesen Stichworten soll nur angedeutet werden, daß die atemabhängigen Schmerzen je nach operativem Zugang oder nach Lokalisation und Ausmaß der Verletzung in relativ typischer Weise auftreten. Es muß versucht werden, die „Schmerzen" gegen eine weniger spezifische „Unruhe" abzugrenzen, da Schmerzen und Unruhe verschieden angegangen werden, unbeeinflußt aber sich gegenseitig verstärken. Stehen gegenüber der allgemeinen Unruhe die Schmerzen im Vordergrund, so verabreichen wir Morphin oder Pethidin. Die Kombination mit Dehydrobenzperidol (DHB) (0,04 mg/kg KG i.v. alle 4–6 h) gestattet eine wesentlich niedrigere Dosierung der Opiate. DHB ist außerdem nicht nur ein hervorragendes Antiemetikum, es erleichtert auch das Ertragen des oralen oder nasalen Tubus ohne Würgereflex. Bei allgemeiner Unruhe bewährt sich die intravenöse Applikation von Diazepam (Valium) (0,02–0,1 mg/kg KG) alternierend je alle 4 h, d.h. alle 2 h wird das eine oder andere der beiden Medikamente injiziert; meist muß dieser Kombination noch ein Analgetikum hinzugefügt werden (z.B. Morphin 0,01–0,05 mg/kg KG ein- bis zweistündlich). Gelegentlich können Schmerzen durch Analgetika nicht ausreichend gemindert werden, und die Beatmung, v.a. aber die Spontanatmung, wird erst unter Epiduralanästhesie möglich.

Jede Unruhe führt zur Erschwerung der Beatmung, und die gezielte massive Hyperventilation während 10–20 Atemzügen läßt umgekehrt die Unruhe immer etwas abklingen. Von diesem „Trick" soll jedenfalls Gebrauch gemacht werden, um die Zeit von der Injektion des Pharmakons bis zum Wirkungseintritt zu überbrücken.

Steht die Kreislaufzentralisation im Vordergrund, so wird zunächst versucht, durch gezielte Therapie allein mit Erhöhung des Herzminutenvolumens eine Vasodilatation zu erreichen (Vergrößerung des zirkulierenden Blutvolumens oder Isoproterenol). Kommt man damit nicht zum Ziel, so hat sich neben DHB auch Chlorpromazin (Largactil) (0,2–0,4 mg/kg KG i.v. bis 2stündlich) bewährt; wird nach einer einmaligen Injektion von Chlorpromazin eine günstige aber nur flüchtige Wirkung beobachtet, so wird mit einer Dauerinfusion von Nitroglycerin 0,3–2 mg/min/kg KG oder

Phentolamin (Regitin) 1–5 µg/min/kg KG der günstige Effekt dauerhaft.

Bis eine gleichmäßige Sedation mit den erwähnten Maßnahmen zustande gekommen ist, dauert es gelegentlich einige Stunden. Ist während dieser Zeit die Unruhe des Patienten derart, daß die Beatmung schlecht durchführbar ist, so hat sofortige Relaxation (Pancuronium 0,1 mg/kg KG i.v., dann 0,02–0,04 mg/kg KG alle 45–90 min) schlagartigen Erfolg. Der große Nachteil der Relaxation während der Langzeitbeatmung besteht darin, daß der Hustenreflex beim trachealen Absaugen unterbleibt und die Trachealtoilette nicht mehr unterstützt. Außerdem muß während der Trachealtoilette auf die Spontanatmung verzichtet werden. Die Situation wird zusätzlich komplizierter, weil der Kontakt mit dem nun gelähmten Patienten abgebrochen ist und wir keine Informationen über seine Schmerzen und andere subjektive Erlebnisse erhalten. Eine Peritonitis läßt sich durch Palpation nicht mehr feststellen. Sedation und Analgesie können nicht mehr nach Bedarf dosiert, sie müssen vielmehr nach einem mehr oder weniger willkürlichen Schema verabreicht werden, ohne Möglichkeit der sicheren Beurteilung des Effekts. Hin und wieder erzählt uns ein Patient später Details, die zeigen, daß er stundenlang wach war. Alle erwähnten Nachteile gewinnen bei zunehmender Dauer der Relaxation an Bedeutung. Die Indikation zur einmaligen oder kurzdauernden Relaxation stellen wir deshalb liberal; zur Relaxation über mehrere Tage lassen wir uns nur durch sehr ernsthafte Gründe drängen.

Bei der Sedation eines Schädel-Hirn-Verletzten muß der gute Kompromiß oft „tastend" ermittelt werden. Einerseits sollten wir die qualitative und quantitative Bewußtseinseinschränkung und den neurologischen Status in kurzen Abständen periodisch untersuchen können, damit Verschlechterungen ohne Verzug erfaßt und der gezielten Therapie zugeführt werden, was bedeutet: kein Sedativum, kein Analgetikum. Andererseits sollte der respiratorisch insuffiziente Hirnverletzte mit möglichst niedrigen Atemwegsdrücken beatmet werden, und seine Unruhe ist zu reduzieren, um einem Anstieg des intrakraniellen Drucks nicht Vorschub zu leisten, was bedeutet: Analgesie und Sedation. Gute Erfahrungen haben wir mit der Dauertropfinfusion von Althesin gemacht [108]. Wird die Infusion abgesetzt, so ist der Patient nach 15–30 min wieder zuverlässig neu-

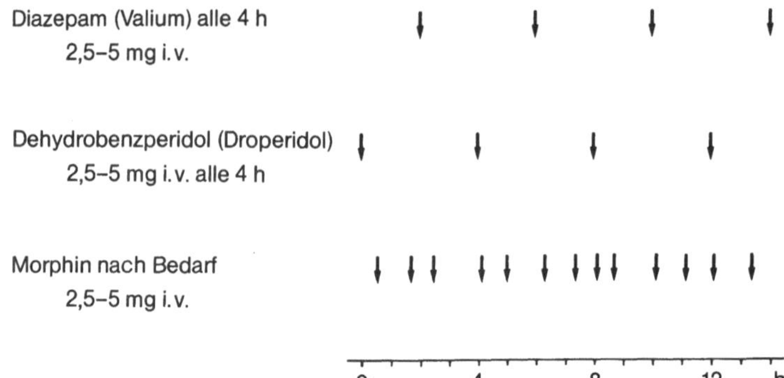

Abb. 76. Schema der Sedation und Analgesie zur Beatmung. Die Verordnung lautet z. B. „5 mg Diazepam i. v. 4stündlich alternierend mit 2,5 mg Dehydrobenzperidol i. v. 4stündlich; 5 mg Morphin i. v. nach Bedarf". Die alternierende Gabe von Diazepam bzw. Dehydrobenzperidol in kleinen Dosen sorgt für eine gute Sedation und eine sichere Amnesie. Das Dosierungsintervall des in der Dosis verordneten Analgetikums Morphin wird der Schwester freigegeben; in diesem Fall war es durchschnittlich einstündlich notwendig, doch wurden die Einzeldosen nicht „nach Schema", sondern „nach Bedarf" verabreicht

rologisch untersuchbar. Ist der Patient im Verlauf seiner zerebralen Heilung nur noch wenig bewußtseinsverändert, so kann das für die Durchführung der Beatmung notwendige Althesin gelegentlich schwere psychoseartige Bilder hervorrufen. Wir verlassen deshalb Althesin, sobald das vom neurologischen Verlauf her verantwortbar scheint und gehen zu dem bewährten Schema Analgetikum + Valium alternierend mit Droperidol über (Abb. 76).

Eine gefährliche Komplikation, die sofortige Maßnahmen erfordert, ist die *akute exogene Reaktion*. Sie entspricht manchmal einem Delirium tremens bei Leberzirrhose. Nach Operationen am extrakorporalen Kreislauf besteht ein gewisser Zusammenhang zwischen Hämolyse während des extrakorporalen Kreislaufs, Petechien, die nach 24 h (v. a. unter den Achselhöhlen und an den Schultern) auftreten und psychischen Veränderungen nach 1–3 Tagen. Da die Hämolyse insbesondere dann auftritt, wenn (z. B. infolge starker Blutung) intraoperativ Blut aus der Perikardhöhle in die Herz-Lungen-Maschine zurückgesaugt werden mußte, können diese psychischen Veränderungen oft schon während der Operation vorausgeahnt werden. Eine Verwandtschaft zu dem Geschehen bei posttraumatischer Fettembolie ist anzunehmen. Die Abklärung des genauen Zusammenhanges steht aber noch aus.

Gelingt nach Auftreten einer akuten exogenen Reaktion die Beruhigung durch massive Sedation nicht innerhalb weniger Minuten, so eskaliert die Erregung schnell, der Patient wird ängstlich, und Verfolgungsideen mit Panik bringen ihn zu solcher Agitation, daß schnelle Erschöpfung droht. Schon nach wenigen Viertelstunden kann ein großer, vielleicht irreversibler Schaden entstanden sein. In der Regel wird man zu Beginn *Valium intravenös* verabreichen müssen (0,1–0,5 mg/kg KG), *oder man muß sogar sofort relaxieren*. Die Sedation wird am leichtesten mit Hemineurin aufrechterhalten. Selbst wenn vor Auftreten des akuten exogenen Reaktionstyps bereits Spontanatmung möglich war, muß jetzt fast immer wieder beatmet werden. War eine Relaxation zu Beginn nötig, so kann sie, nach Etablierung einer adäquaten Beatmung und Normalisierung des Kreislaufs (inkl. Kerntemperatur), d.h. nach einigen Stunden, unter Fortführung der starken Sedierung, oft wieder abgesetzt werden.

In diesem Zusammenhang muß auch der *epileptische Anfall* nach zerebralem Trauma oder (selten, aber nie ausgeschlossen) nach Eingriffen am extrakorporalen Kreislauf infolge von Luft- oder Kalkembolie (Klappenkalk) erwähnt werden. Der Status epilepticus wird am schnellsten mit Valium i.v. (0,2–0,5 mg/kg KG) unterbrochen. Sofort anschließend wird die Rezidivprophylaxe mit Luminal oder Epanutin begonnen.

Bei ansteigender Rektaltemperatur muß sofort relaxiert werden. Nach wenigen Tagen ist in der Regel Spontanatmung wieder möglich. Tritt der epileptische Anfall erst Stunden nach dem Trauma oder nach der Operation auf, so wird meist volle Ausheilung beobachtet.

5. Besondere Gefahren bei der mechanischen Beatmung und ihre Vermeidung

5.1 Bakterielle Bronchopneumonie

Die bakterielle Infektion wird häufig als hinreichende Ursache einer Pneumonie angesehen. Bei täglichen bakteriologischen Kontrollen des Trachealsekrets ist aber nicht selten schon nach wenigen Tagen der Beatmung ein Keimwachstum nachzuweisen, ohne daß klinische oder röntgenologische Zeichen oder Veränderungen des Gasaustauschs auf eine Pneumonie hindeuten. Der Keimnachweis allein ist also bedeutungslos, und *aufgrund einer positiven Kultur allein sollten keine Antibiotika verabreicht* werden. Die bakterielle Tracheitis (oder Tracheobronchitis) des Intubierten heilt nach Entfernung des Tubus aus, und zwar ohne besondere Therapie. Sie wird deshalb auch durch die Bezeichnung „oberer Luftwegsinfekt" von ihrer gefährlichen Schwester unterschieden. Wird aber gleichzeitig mit dem Keimnachweis klinisch oder radiologisch eine Pneumonie diagnostiziert, d. h. ein „unterer Luftwegsinfekt", so müssen sofort Antibiotika aufgrund der Resistenzprüfungen der im Trachealsekret vorgefundenen Keime in wirksamer Dosierung verabreicht werden, bzw. es muß das schon verabreichte Antibiotikum, unter welchem sich die Bronchopneumonie entwickelt hat, sofort durch ein wirksames ersetzt werden. Eine Reihe von Antibiotika läßt sich vernebeln, und die gleichzeitige Anwendung desselben Antibiotikums − intravenös und per Inhalation − hat sich gerade bei intubierten Patienten bewährt, da die Inhalation bei Überdruckbeatmung besonders effektiv ist [165]. Wird ein Antibiotikum vernebelt, so tritt in der Regel nach einigen Tagen Candida im Trachealsekret auf. Bei zusätzlicher Mykostatikainhalation − alternierend oder simultan − bleibt diese

Pilzsuperinfektion aus. Die **prophylaktische** Verneblung von Antibiotika hat sich jedoch *nicht* bewährt und sollte nicht durchgeführt werden.

Müssen Patienten beatmet werden, die unabhängig vom erlittenen Trauma oder der durchgeführten Operation schon längere Zeit an einer chronisch deformierenden Bronchitis oder produktiven Emphysembronchitis leiden, so darf der Nachweis eines pathogenen Erregers im Tracheobronchialsekret keinesfalls bagatellisiert werden. Auf dem Boden der chronischen Veränderung des Bronchialsystems mit bakterieller Besiedelung ist der Ausbruch einer Pneumonie so häufig, daß unbedingt (wenn immer möglich, aufgrund des Antibiogramms) Antibiotika verabreicht werden sollen. Vor Wahleingriffen, die eine postoperative Beatmung wahrscheinlich machen, muß die bakterielle Besiedelung des anatomisch veränderten Bronchialsystems restlos saniert werden. Man kann diese Antibiotikatherapie nicht als „prophylaktisch" bezeichnen, vielmehr handelt es sich um eine konsequente Therapie einer „zweiten Krankheit".

Die wichtigste prophylaktische und therapeutische Maßnahme gegen eine bronchopulmonale Infektion von klinischer Bedeutung bleibt die *konsequente und aseptische Tracheobronchialtoilette.* Bei zähem oder blutig-borkigem Sekret, welches schwer abzusaugen ist, wird die Trachealtoilette durch *Spülung* wesentlich effektvoller: zuerst wird 10–20 ml NaCl (0,9 %) mit Hilfe einer Injektionsspritze unter maximalem Druck in den Tubus injiziert, dann wird die Spülflüssigkeit mit 3–5 tiefen Atemstößen mit dem Atembeutel weit in die Peripherie geblasen, und anschließend wird mit tiefem Einführen des Absaugkatheters kräftig abgesaugt. Die Spülung führt zunächst zur Verflüssigung der Borken, reizt außerdem aber zu heftigen Hustenstößen, die die Bronchialtoilette intensivieren. Werden atelektatische Bezirke beobachtet, so soll auch bei ungestörtem Gasaustausch mit PEEP beatmet werden, was eindeutig zur schnelleren Eröffnung der Atelektasen beiträgt.

Entwickelt sich eine primär abakterielle pulmonale Komplikation, so kann auf ihrem Boden mit oder ohne Antibiotika eine Bronchopneumonie entstehen, wobei evtl. zu keinem Zeitpunkt Erreger nachgewiesen werden können. Die bronchopulmonale Infektion ist dann die Komplikation einer Komplikation, und die Vermeidung der primären Komplikation hilft, die Bronchopneumonie zu verhüten. Zur Prophylaxe der sekundären Pneumonie sind entscheidend: die Atelektaseprophylaxe (s. 5.2), die Prophylaxe der Flüssigkeitslunge (s. 5.3), die Normalisierung des Herzminutenvolumens zur Vermeidung der „Schocklunge", das Vorbeugen gegen Aspiration, die Prophylaxe der Lungenembolie und die Beatmung mit der niedrigst möglichen Sauerstoffkonzentration zur Vermeidung der „Sauerstofftoxizität". Machtlos gegen eine bronchopulmonale Infektion ist man nicht selten bei chronischer intrabronchialer Blutung, bei rezidivierenden septischen Lungenembolien, bei rezidivierender Aspiration, bei hämorrhagischer Pankreatitis und bei stark reduziertem Allgemeinzustand.

5.2 Atelektasen

Der Kollaps mehr oder weniger großer Bezirke der Lunge (sog. Atelektasen) ist häufig. Er findet sich auch bei jungen und bei primär pulmonal gesunden Patienten und auch nach kleineren Eingriffen. Am häufigsten wird er nach Eingriffen im Oberbauch festgestellt. Nach Eingriffen in Seitenlage ist meist die während der Operation abhängige Seite betroffen: nach seitlichen Thorakotomien also meist die Lunge der gesunden (!) Seite.

5.2.1 Atelektasen mit bronchialer Obstruktion

Gemeinhin bekannt sind Atelektasen als Folge inadäquater Beatmung bei intrabronchialer Sekretretention und gestörtem Hustenmechanismus. Die Atelektasen bei bronchialer Obstruktion sind makroskopisch sichtbar und führen je nach ihrer Lokalisation zu typischen Veränderungen im Thoraxröntgenbild [87]. Experimentell sind aber solche makroskopisch faßbaren Atelektasen durch Anlegen einer Bronchialstenose sehr schwer zu erzeugen; es braucht dazu nicht nur einen subtotalen Bronchusverschluß (im Experiment durch einen Pfropfen), sondern einen totalen Verschluß des Bronchus (im Experiment durch einen geblähten Ballon) [54]. Das deutet darauf hin, daß die Atelektase eines von einem Bronchus abhängigen Lungenbezirks (Lappen, Segment) meist *nicht nur* auf die Sekretretention zurückgeführt werden kann. Ursachen, die zu Atelektasen ohne bronchiale Obstruktion führen, spielen hier eine zusätzliche Rolle.

Klinik und Therapie. Atelektasen mit bronchialer Obstruktion können schlagartig auftreten. Bei Totalatelektase einer Lunge entsteht ein dramatisches Krankheitsbild. Die Therapie besteht in der Befreiung der Luftwege. Überdruckinhalation mit verflüssigenden Inhalaten kann nützen. Überdruckinhalation mit positiv endexspiratorischem Druck (PEEP) ist oft innerhalb weniger Stunden erfolgreich und auf jeden Fall eine gute Rezidivprophylaxe. Mit Geduld wiederholtes intrabronchiales Absaugen nach Natriumchloridinstillation (10–20 ml) und anschließende Überblähung mit Hilfe eines 2-l-Atembeutels sind oft über Stunden notwendig, bis der atelektatische Bezirk wieder belüftet ist. Führt auch dieses Manöver nicht in *wenigen* Stunden zum Ziel, so muß mit der Fiberoptik bronchoskopisch gezielt abgesaugt und gespült werden. Der bronchoskopischen Befreiung ist die Beatmung mit PEEP oder die Spontanatmung mit positivem Atemwegsdruck (CPAP per Maske) für mindestens 24 h anzuschließen, weil unter Spontanatmung allein Atelektaserezidive außerordentlich häufig sind. Untersuchungen des kolloid-osmotischen Drucks von Lungenödemflüssigkeit deuten darauf hin, daß nach Reexpansion der kollabierten Lunge die Kapillarpermeabilität erhöht ist [242].

5.2.2 Atelektasen ohne bronchiale Obstruktion

Zu wenig bekannt ist, daß sich viel häufiger Atelektasen ohne bronchiale Obstruktion bilden. Sie machen sich schleichend bemerkbar. Sie zeigen sich zunächst durch *geringgradig erhöhten intrapulmonalen Rechts-links-Shunt,* der zunächst mit geringer Erhöhung der inspiratorischen Sauerstoffkonzentration kompensiert werden kann.

Die klinischen Atelektasezeichen — oberflächliche Tachypnoe, pathologische Atemgeräusche, arterielle Hypertension und Tachykardie — fehlen in diesem Stadium. Ohne Therapie wird aber der intrapulmonale Rechts-links-Shunt weiter zunehmen, bis *sogar unter reinem Sauerstoff eine schwere Hypoxie* vorhanden ist. *Das Röntgenbild ist zunächst meist unauffällig.* Beecher [13] fand in solchen Fällen eine Erniedrigung der funktionellen Residualkapazität, die quantitativ ziemlich genau dem zuvor gemessenen exspiratorischen Reservevolumen entsprach.

Ursachen von Atelektasen ohne bronchiale Obstruktion. Sucht man nach den Ursachen dieser „Atelektasen ohne Obstruktion der Luftwege", so müssen vorher die Mechanismen kurz angedeutet werden, welche normalerweise einen Alveolarkollaps verhindern [199, 200]. Nach der passiven Exspiration enthält die Lunge nur noch die funktionelle Residualkapazität; in dieser Stellung sind normalerweise schon einige Alveolen kollabiert. Inspiratorisch wird aber der größte Teil dieser normalerweise endexspiratorisch kollabierten Alveolen wieder eröffnet. Diejenigen Alveolen, welche kollabiert bleiben, sind diffus verteilt und deshalb weder auskultatorisch noch röntgenologisch zu erfassen. Erst bei den periodischen unwillkürlichen tiefen Atemzügen („deep sigh") werden auch diese endexspiratorisch kollabierten Alveolen wieder eröffnet. Der „tiefe Seufzer" findet normalerweise 8- bis 10mal/h statt [16]. Fehlt nun der „deep sigh", so sinkt in wenigen Stunden die funktionelle Residualkapazität [191]. Das pathologisch-anatomische Substrat sind *diffus verteilte Atelektasen vieler einzelner Alveolen,* die am Patienten nur durch Messung des intrapulmonalen Rechts-links-Shunts erfaßt werden können. Die diffus verteilten Einzelatelektasen haben bei Fortschreiten dieser pathologischen Entwicklung, d. h. bei ihrer Summierung, die Tendenz zu makroskopisch und röntgenologisch faßbaren Atelektasen zu konfluieren; sie sind allerdings auch dann nicht auf anatomische Einheiten (Segmente oder Lappen) beschränkt und zeigen deshalb röntgenologisch nicht die typischen Begrenzungen von Lappenatelektasen; sie bilden vielmehr flau begrenzte Verschattungen.
Jede Behinderung des „deep sigh" wird somit zu Atelektasen ohne bronchiale Obstruktion führen, sei sie pharmakologisch hervorgerufen durch Analgetika oder mechanisch durch Hochdrängung des

Zwerchfells (große Magenblase), Ileus, Aszites, beengende Bandagen, schlechte Lagerung) [15, 17, 103]. Wenn diese Atelektasen durch Erhöhung des intrapulmonalen Rechts-links-Shunts faßbar werden, so entspricht das nach dem vorgelegten Konzept nicht einer pathologischen Neubildung, sondern einer pathologischen Anhäufung eines an und für sich normalen Zwischenstadiums, nach LAVER [173]: „The persistence of the collaps state".

Eine extreme Form wird in einzelnen Fällen bei unilateraler Reduktion der funktionellen Residualkapazität (z. B. bei Phrenikuslähmung) beobachtet, indem es auf der betroffenen Seite zu diffuser Verschattung im Röntgenbild, verminderten Atemgeräuschen und Mediastinalverziehung bei unauffälligem Bronchoskopiebefund kommt; ein Krankheitsbild, welches als *non obstructing consolidating atelectasis* bezeichnet wird [58].

„Surfactant" [48, 122, 157, 260]. Normale Alveolen sind mit einem chemisch teilweise analysierten Film ausgekleidet („surfactant"), welcher die Oberflächenspannung erniedrigt. Dieser „Faktor" wirkt dem physikalischen Prinzip entgegen, wonach die Oberflächenspannung in der Alveole bei der exspiratorischen Verkleinerung ansteigen muß. Ist dieser „Faktor" gestört, so ist endexspiratorisch die Oberflächenspannung bald so groß, daß die inspiratorische Expansion der exspiratorisch verkleinerten Alveole nicht gelingt und Alveolen vermehrt kollabiert bleiben. Bei Verkleinerung der Alveolaroberfläche während der normalen Exspiration wird ein Teil dieses „Surfactant"-Films resorbiert und bei der folgenden inspiratorischen Vergrößerung normalerweise wieder nachgebildet [20]. Damit ist erklärbar, daß nur noch eine geringe Aktivität von „surfactant" nachweisbar ist, wenn Atelektasen bereits einige Stunden bestanden haben [122]. Bei vielen pulmonalen Störungen scheint die Bildung des „surfactant" reduziert. Genauere Kenntisse darüber fehlen bisher.

Hohe alveoläre Sauerstoffkonzentration. Die Bildung von Atelektasen wird durch hohe inspiratorische Sauerstoffkonzentration begünstigt, da Sauerstoff in minderbelüfteten Gebieten sehr schnell resorbiert wird: es handelt sich hier also um Resorptionsatelektasen. Da Stickstoff in biologischen Medien schlecht löslich ist, und damit viel weniger resorbiert wird als Sauerstoff, liegt in jeder Erniedrigung der inspiratorischen Sauerstoffkonzentration eine Prophylaxe gegen diesen Mechanismus der Atelektasenbildung [55, 61, 179].

Therapie. Die Behandlung der Atelektasen ohne bronchiale Obstruktion ist im wesentlichen eine prophylaktische. Einerseits ist jede Blähung des Abdomens mit *Zwerchfellhochdrängung sowie auch eine intrathorakale Lungenkompression zu vermeiden.* Ein überblähter Magen muß durch kurzdauerndes Einführen einer Magensonde sofort entlastet, ein Subileus oder Ileus möglichst schnell behoben werden. Intrathorakale Ergüsse sind durch minutiöse Blutstillung und ausgiebige Drainage möglichst zu vermeiden. Durch korrekte Lagerung des Patienten (gestreckte Wirbelsäule!) wird der intrathorakale Raum vergrößert.

Für den Erfolg der prophylaktischen „gezielten" Behandlungsmethoden ist entscheidend, daß sie kontinuierlich, d.h. über 24 h mit äußerster Konsequenz in kurzen Intervallen durchgeführt werden. Wo kein physiotherapeutischer Nachtdienst zur Verfügung steht, müssen die Schwestern diese Arbeit übernehmen, damit die Pausen zwischen den einzelnen Behandlungen kurz bleiben. Die physiotherapeutischen Maßnahmen umfassen die periodischen „tiefen Atemzüge", d.h. das Atemzugvolumen soll alle 15–30 min einige Male hintereinander auf etwa 30 ml/kg KG erhöht werden. Bei Apparaten, die über die entsprechende Automatik nicht verfügen, muß der „tiefe Atemzug" gleich häufig von Hand verabreicht werden. Zur Entlastung der abhängigen Lungenpartien muß der Patient regelmäßig umgelagert werden. Dabei genügt die 45°-Seitenlage nicht, da sie in der Regel nur über kurze Zeit gehalten werden kann und der Patient bald in eine symbolische Seitenlage, d.h. in Rückenlage, zurückfällt. *Als wirksame Seitenlagerung kann nur die 90°-Lage betrachtet werden.* Dazu muß der angewinkelte obere Oberschenkel über den gestreckten unteren Oberschenkel fallen. Auch wenn man sich der Auffassung anschließt, daß nur ein geringer Teil der Atelektasen durch bronchiale Verlegung verursacht wird, muß doch dem regelmäßigen Ausklopfen und tracheobronchialen Absaugen große Aufmerksamkeit gewidmet werden, da der ziliare Transport des Bronchialschleims meist gestört ist und ohnehin am distalen Tubusrand endet.

Es muß auch betont werden, daß die Notwendigkeit der Beatmung die Notwendigkeit der Bettruhe nicht einschließt. Gerade wenn Atelektasen (z. B. 24 h nach einer schwierigen Cholezystektomie bei Adipositas permagna) zum „einzigen" Problem geworden sind, soll der Patient am Respirator neben dem Bett an Ort und Stelle gehen, einfache Turnübungen machen, im Sessel sitzen, den normalen Nachtstuhl benutzen etc. Seine Lunge wird rascher entfaltet bleiben, als wenn er „schön ordentlich" im Bett liegt. In solchen Fällen geben wir etwas mehr Droperidol und etwas weniger Valium. Bei beatmeten Patienten ist die Erhöhung der funktionellen Residualkapazität durch Erniedrigung der Atemfrequenz und Erhöhung des Atemzugvolumens evtl. mit Vorschalten eines Totraums und mit positiv endexspiratorischem Druck ein hervorragendes Mittel zur Vermeidung oder Behandlung von Atelektasen.

In diesem Zusammenhang muß noch einmal betont werden, daß die Frühdiagnose der frisch aufgetretenen ungleichen Belüftung mit *regionaler Minderbelüftung* namentlich bei Traumapatienten von entscheidender Bedeutung ist (s. 2.4). Bei diesen Patienten ist sie nicht Ausdruck einer chronischen Veränderung (wie bei der chronischen Emphysembronchitis), sondern eines akut aufgetretenen pathologischen Zustands. Die regelmäßige Bestimmung des paO_2 unter Beatmung mit der niedrigsten inspiratorischen Sauerstoffkonzentration, unter der noch keine Hypoxämie auftritt (wenn immer möglich bei $F_IO_2 = 0,21$), muß deshalb die allgemeine Überwachung ergänzen. Unter Beatmung mit PEEP ist die regionale Hypoventilation reversibel und heilt rasch aus. Unter Spontanatmung bilden sich in den minderbelüfteten Gebieten fast regelmäßig Atelektasen, d. h. nach einiger Zeit (1–3 Tagen) verschwindet die venöse Beimischung unter reinem Sauerstoff nicht mehr. In diesem Stadium ist die Therapie schwierig, gelegentlich erfolglos. Sinkt unter Zimmerluftatmung paO_2, so soll unverzüglich mit PEEP volumenkontrolliert beatmet werden, auch wenn bei Sauerstoffzufuhr ein relativ „befriedigender" pO_2 gemessen wird (Abb. 77).

Daß die besprochenen prophylaktischen Maßnahmen effektvoll sind, geht aus der Beobachtung von DRIPPS u. DEMING [86] hervor, die anhand von Verläufen nach 1240 Eingriffen im Oberbauch in Allgemeinnarkose die pulmonalen Komplikationen von 11,1 % auf 4,1 % allein durch diese Maßnahmen reduzieren konnten. Das gleiche gilt für die Verläufe nach thoraxchirurgischen und im engeren

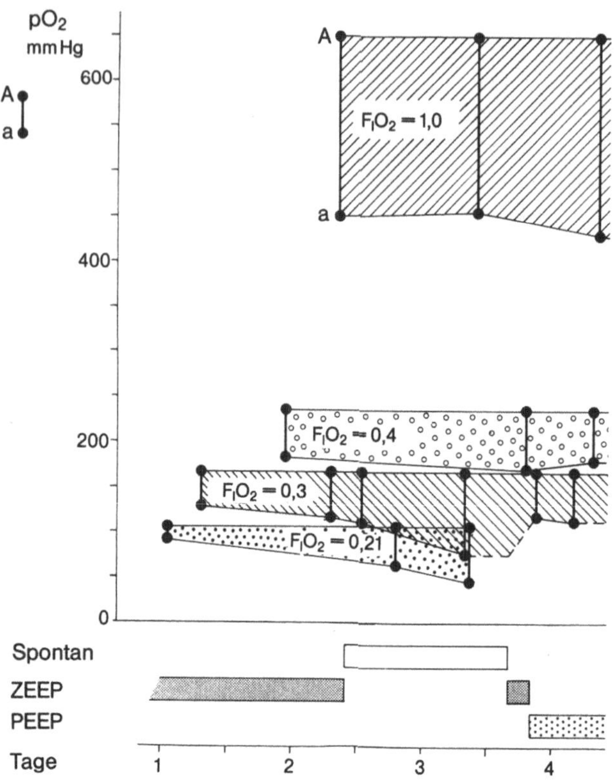

Abb. 77. Verlauf der alveoloarteriellen Sauerstoffspannung (A-a) bei einem Patienten nach stumpfem Thoraxtrauma; er wird zunächst durckgesteuert beatmet (ZEEP). Unter Spontanatmung fällt paO$_2$ zunehmend ab; dieser Abfall ist bei tiefem F$_I$O$_2$ (0,21 und 0,3) deutlich sichtbar, bei reinem Sauerstoff (F$_I$O$_2$ = 0,4 und 1) aber nicht. Die venöse Beimischung entsteht also durch regionale Hypoventilation. Unter volumenkontrollierter Beatmung mit PEEP kann die regionale Hypoventilation zum Verschwinden gebracht werden

Sinne herzchirurgischen Eingriffen. Wenn heute bei uns die Krankenhausmortaliät des Mitralklappenersatzes und des Aortenklappenersatzes unter 2% liegt, so hat die konsequente Atelektasenprophylaxe zu diesem Resultat einen großen Anteil beigesteuert [121]. Interessanterweise können durch Epiduralanästhesie sowohl Compliance als auch Resistance verbessert werden; dies führt namentlich bei Rippenserienfrakturen zu einer entscheidenden klinischen Verbesserung [68, 72, 73]. Aber auch in anderen klinischen Situationen können Atelektasen oft schlagartig unter Epiduralanästhesie entfaltet werden.

5.3 Flüssigkeitsretention und Flüssigkeitslunge

Schock, ausgedehnte Traumen und die Anwendung des extrakorporalen Kreislaufs führen unvermeidlich zu Flüssigkeitsretention. Nach Operationen am extrakorporalen Kreislauf sind die Patienten im Durchschnitt 2–3 kg schwerer, das zirkulierende Blutvolumen ist postoperativ aber etwa 500 ml kleiner. Setzt man für die nicht drainierten Hämatome ein durchschnittliches Volumen von 500 ml ein, so berechnet sich die Zunahme des extravaskulären Raumes aus diesen Zahlen auf ca. 3–4 l. Die Weichteilschwellung im Operationsgebiet ist als Manifestation dieser Vergrößerung des extravaskulären Raumes direkt sichtbar. So ist nach seitlicher Thorakotomie die weibliche Brust auf der operierten Seite deutlich größer, und im Röntgenbild zeigt sich der Weichteilschatten auf der operierten Seite verbreitert. Die Ödeme sind aber auch außerhalb des Operationsgebietes sichtbar, am deutlichsten an Fingern und Augenlidern. Die Ödembildung nimmt während der ersten 24 h nach Trauma oder Operation zunächst noch zu. Für uns alarmierend ist die Tatsache, daß ein Teil dieses „dritten Raumes" intrapulmonaler Flüssigkeit entspricht.

Es wurde bereits 1968 [238] nachgewiesen, daß selbst herzgesunde Patienten *allein infolge der künstlichen Beatmung eine Tendenz zur Flüssigkeitsretention* zeigen (z. B. bei künstlicher Beatmung wegen neurologisch bedingter respiratorischer Insuffizienz oder Tetanus). Diese allgemeine Flüssigkeitsretention prädestiniert zur Bildung einer sog. „Flüssigkeitslunge", die bei stärkerer Ausprägung röntgenologisch zunächst durch Verbreiterung der Oberlappenvenen und bei stärkerer Ausprägung durch Bildung von mit dem Hilus konfluierenden Verschattungen, d. h. eines eigentlichen „Schmetterlings" sichtbar wird; funktionell zeigt sie sich am Anstieg des in bezug auf die arteriovenöse Sauerstoffdifferenz erhöhten intrapulmonalen Rechts-links-Shunts.

Die „Flüssigkeitslunge" ist eine gefährliche Komplikation. Auf ihrem Boden entstehen schwer zu behandelnde Bronchopneumonien. Meist wird die Extubation verzögert bzw. die Reintubation zur Beatmung notwendig. Die Mortalität bei voll ausgebildeter Flüssigkeitslunge ist hoch. Zu Beginn kann die Flüssigkeitslunge mit massiver Dosierung von Diuretika behandelt werden. Ein Beispiel dafür wurde in Abb. 16 wiedergegeben. Da unter der Wirkung von Diuretika nicht nur der extravaskuläre sondern auch der intravaskuläre Raum verkleinert wird, besteht bei herzinsuffizienten Patienten die Therapie immer in einem vorsichtigen Lavieren zwischen negativer Wasserbilanz mit Verbesserung der Lungenfunktion, aber mit Verminderung des Herzminutenvolumens infolge ungenügend hohen Linksvorhofdrucks einerseits und positiver Wasserbilanz mit Vergrößerung des intravaskulären Raumes, Verbesserung des Herzminutenvolumens, aber mit Tendenz zur Bildung einer Flüssigkeitslunge infolge unvermeidlicher gleichzeitiger Vergrößerung des extravaskulären Raumes andererseits.

Aus diesen Gründen soll hier die Taktik der Wasserbilanz besprochen werden. Bedeutungsvoll sind mechanische oder pharmakologisch induzierte Mechanismen, die die Verschiebung von Wasser aus dem extravaskulären in den intravaskulären Raum begünstigen. Auch dem onkotischen Druck des Plasmas, d. h. der Albuminkonzentration, muß Beachtung geschenkt werden.

5.3.1 „Minimale" Wasserzufuhr

Die Reduktion der Wasserzufuhr ist bei Linksherzinsuffizienz die erste Maßnahme. Selbst nach Ausschöpfen aller pharmakologischen Möglichkeiten erhält der Patient mit schwerer Herzinsuffizienz (sowie der Patient nach Operation am offenen Herzen) total zunächst nur 0,7 l Flüssigkeit pro m^2 Körperoberfläche. Bei Besserung erhält er 1 l/m^2, und in den folgenden Tagen wird nach den üblichen Kriterien der Behandlung herzinsuffizienter Patienten verordnet (Gerbode 1968, unveröffentlicht). Diese geringe Wasserzufuhr ist aber gelegentlich nur ein frommer Wunsch. Ist nämlich eine intravenöse *hochkalorische Ernährung* notwendig, so muß diese eingeschränkte Wasserzufuhr aus technischen Gründen auf jeden Fall um 1000–2000 ml überschritten werden. Zum *Spülen der Druckmeßkatheter* werden durchschnittlich 100 ml pro Katheter und Tag benötigt, d. h. bei 4 Kathetern 400 ml pro Tag! Für die Medikation vasoaktiver Pharmaka wie *Isoproterenol* oder *Adrenalin* kann die Konzentration nicht höher als 1–2 µg pro Tropfen gewählt werden; auch mit Infusionsmaschinen ist die Infusionsgeschwindigkeit bei höherer Konzentration nicht genügend konstant und stabil, liegt doch die meist notwendige Dosierung zwischen 1–10 µg/min. Durch die Zufuhr dieser kreislaufaktiven Substanzen entsteht also eine weitere unerwünschte Flüssigkeitszufuhr von 100–300 ml/24 h. Ist außerdem wegen Rhythmusstörungen *Lidocain* notwendig (wirksame Dosierung 2–6 mg/min), so entsteht bei Verabreichung einer 1 %igen Lösung eine Flüssigkeitszufuhr von 250–800 ml/24 h. Man wird deshalb Lidocain höher konzentrieren, wenn mehr als 2 mg/min notwendig sind. Wird als Antibiotikum *Penicillin* infundiert, so muß dieses wegen Inaktivierung in hyperosmolarer Glukoselösung in einer zusätzlichen Natriumchloridinfusion verabreicht werden; diese führt zu einer weiteren Wasserzufuhr von mindestens 100 ml/Tag. Postoperativ leiden unsere Patienten stark unter Durst. Durch regelmäßiges (stündliches) Auswischen von Gingivae, Zunge und Gaumen mit Borax-Glycerin kann dieses stark plagende Gefühl gelindert werden. Auch Kaugummi oder Zitronenschnitze können gelegentlich etwas helfen. Hin und wieder wird man aber kleine perorale Flüssigkeitsaufnahmen sogar am Operationstag als „Labung" nicht verwehren können. Ist der Subileus behoben, so muß man bei nasal intubierten Patienten etwa 300 ml/24 h perorale Zufuhr vorsehen, weil sonst ein subjektiv unerträglicher Durstzustand auftritt.

Die beschriebenen „unvermeidlichen" Flüssigkeitsmengen summieren sich zu einer Gesamtmenge, die weit über der bei Herzinsuffizienz angegebenen Grenze von 0,7 l/m^2 Körperoberfläche liegt. Um die gefürchtete Wasserretention mit der Gefahr der Flüssigkeitslunge zu vermeiden, muß deshalb eine entsprechende Diurese spontan erreicht oder sonst mit Diuretika erzwungen werden.

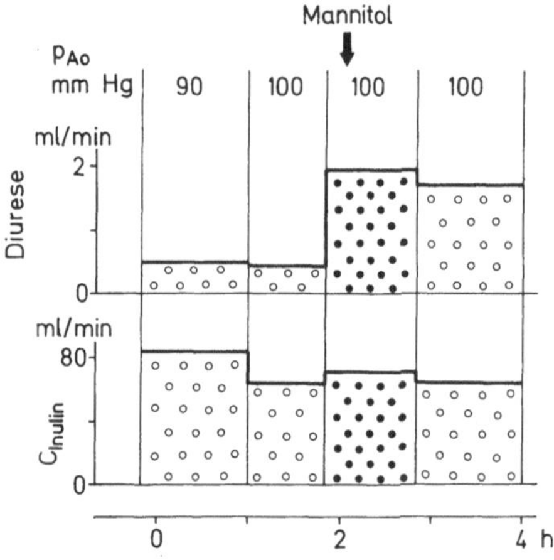

Abb. 78. Diurese und Inulinclearance unter Mannitol (25 g i.v.). Während die Diurese unter Mannitol stark zunimmt, bleibt die Clearance konstant. Diese Reaktion ist typisch für den kreislauf- und atmungsgesunden Patienten

5.3.2 Wahl des Diuretikums

Die Wahl des Diuretikums kann ohne Beurteilung der Gesamtsituation nicht optimal gelingen. Wir versuchen, 5 klinische Konstellationen zu unterscheiden:
1) Oligurie bei Hypovolämie und/oder Hypotension mit höchstens leichter Vasokonstriktion,
2) Oligurie bei ausgeprägter Vasokonstriktion mit Zentralisation,
3) „normale Diurese" oder „relative Oligurie" bei Herzinsuffizienz mit kompensierter peripherer Zirkulation,
4) Hyperaldosteronismus,
5) Metabolische Alkalose.

Prinzipiell stehen 6 Pharmaka(gruppen) zur Verfügung:
- Mannitol,
- vasoaktive Pharmaka (Dopamin, Adrenalin, Noradrenalin etc.),
- Furosemid,
- Etacrinsäure,
- Spirolacton,
- Carboanhydrasehemmer.

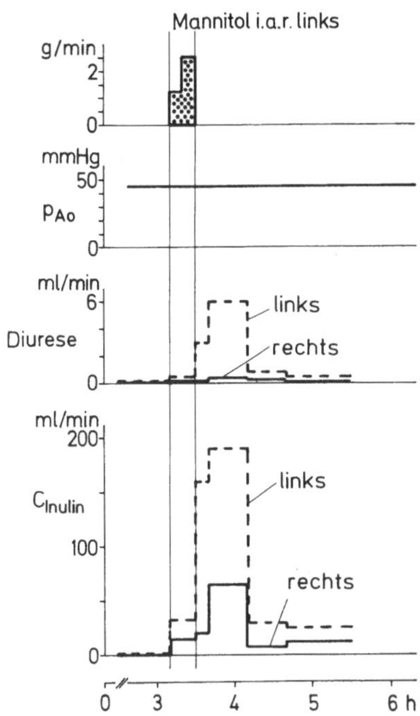

Abb. 79. Seitengetrennte Inulinclearance (dezerebrierter Patient mit Blutung in intrazerebrale Karzinommetastasen) bei kontinuierlichem mittleren Blutdruck (p_{Ao}) von 45 mm Hg (6 kPa). Nach Punktion der linken A. femoralis wird retrograd ein Katheter in die linke A. renalis vorgeschoben (Seldinger-Technik). Nach 2½stündiger Anurie wird Mannitol in die linke Nierenarterie (i. a. r. links) infundiert. Dabei kommt es zu sofortigem Beginn der Diurese links und etwas später und geringer auch rechts. Der Effekt klingt nach etwa 40 min wieder ab. Ähnliches Verhalten der Clearance. Mannitol wirkt also auch bei tiefem Aortendruck, und zwar lokal und in Abhänigkeit von seiner Plasmakonzentration

Am Kreislaufgesunden beeinflußt *Mannitol* nur die Rückresorption, so daß die Diurese ansteigt, aber der Nierenblutfluß und die Clearance unverändert bleiben (Abb. 78). *Mannitol hat auch bei sehr tiefen Blutdruckwerten noch einen deutlichen Einfluß auf Diurese und Clearance,* solange keine starke Vasokonstriktion vorliegt. Auch wenn Mannitol als hyperosmolare Lösung das zirkulierende Blutvolumen vergrößert, hat es doch im wesentlichen eine konzentrationsabhängige direkte Wirkung an der Niere selbst (Abb. 79). Während unter Mannitol bei leichter Vasokonstriktion außer der Diurese der renale Blutfluß, die Filtratfraktion und damit auch die Clearance ansteigen, hat bei ausgeprägter Vasokonstriktion Mannitol ausschließlich einen Effekt auf die Diurese. *Bei Oligurie und gleichzeitigem Vorliegen einer Hypovolämie soll deshalb als erstes Diuretikum Mannitol verabreicht werden.* Führt dies nicht zum Erfolg und ist die Hypovolämie behoben, so kann versucht werden, mit Dopamin (1–5 µg/min/kg KG) den Blutdruck ohne präglomeruläre Vasokonstriktion zu heben und damit Diurese und Filtration zu verbessern [289]. Bei starker Vasokonstriktion werden aber sowohl Mannitol als auch Dopamin nur einen geringen Effekt haben [87, 267]. Dagegen kann gezeigt werden, daß *Isoproterenol eine renale Vasokonstriktion durchbrechen* kann [290, 298], so daß der renale Blutfluß, die Clearance und die Diurese ansteigen. Aufgrund dieser Beobachtungen muß man annehmen, daß die Niere β-Rezeptoren besitzt.

Furosemid (Lasix) hat einen sofort eintretenden, kurzdauernden diuretischen Effekt. Im Gegensatz zu Chorothiaziden schränkt es den renalen Blutfluß und die Clearance nicht ein. Es hat keine Nebenwirkungen, jedoch sind die Nebeneffekte der Hauptwirkung (z. B. Kaliumverlust infolge forcierter Diurese) nicht harmlos. Der starke *Kaliumverlust* ist namentlich bei koronarer Herzkrankheit und unmittelbar postoperativ wegen Begünstigung von ventrikulären Hyperkinesen gefährlich (Abb. 80). Lasix soll bei diesen Patienten wiederholt, aber in kleinen Einzeldosen verabreicht werden (2- bis 4stündlich).

Kann mit Furosemid keine genügende Diurese erzielt werden, so hat man nicht selten mit *Etacrinsäure* einen deutlichen diuretischen Effekt; diese klinische Beobachtung ist pathophysiologisch nicht erklärt.

Unter andauernder und erfolgreicher Lasixtherapie entsteht nicht selten (noch bei normaler Serumosmolalität) nach einigen Tagen eine Natriumretention. Dieser Zustand kann durch *Spirolacton* wirksam angegangen werden, solange genügend austauschbares Wasser vorhanden ist. Praktisch bedeutet dies, daß Spirolacton eingesetzt werden muß, solange die Urinnatriumkonzentration noch über etwa 15–25 mmol/l liegt. Steigt die Serumosmolalität über 330 mOs/l und fällt die Urinnatriumkonzentration unter 10 mEq/l, so muß selbst

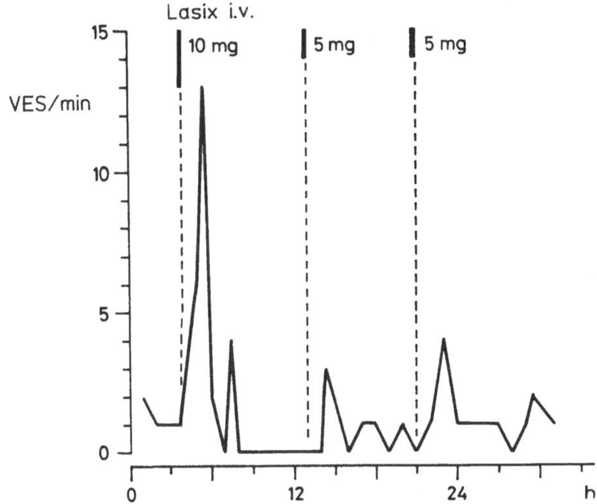

Abb. 80. Kleine Einzeldosen von Lasix i.v. führen zu sofortiger, aber vorübergehender Erhöhung der Frequenz von ventrikulären Extrasystolen, ohne daß eine meßbare Veränderung der Serumkaliumkonzentration als Folge der ungleichmäßigen Diurese festgestellt werden könnte. (53jähriger Patient nach Aortenklappenersatz wegen freier Aorteninsuffizienz bei koronarer Herzkrankheit)

bei Herzinsuffizienz mehr freies Wasser angeboten werden, ist doch sonst eine zunehmende renale Insuffizienz unvermeidlich.

Unter Lasix und selbst bei Kombination mit Spirolacton bildet sich häufig eine metabolische Alkalose. Diese kann meist innerhalb von 24 h sehr effektiv mit zusätzlichen *Karboanhydrasehemmern* angegangen werden (Abb. 81).

Aufgrund dieser Beobachtungen sind für die Wahl der Diuretika folgende *Richtlinien* vorzuschlagen:

Unmittelbar nach dem Trauma oder der Operation besteht regelmäßig eine Hypovolämie. Soll in der Frühphase die stündliche Harnsekretion vermehrt werden, so kann in Abständen von 2–3 h einige Male 4 g Mannitol in 20%iger Lösung intravenös injiziert werden. Ist dies zum zweiten Mal notwendig, so werden der Grundinfusion gleichzeitig 20 g Mannitol/12 h hinzugefügt. Während 1–3 postope-

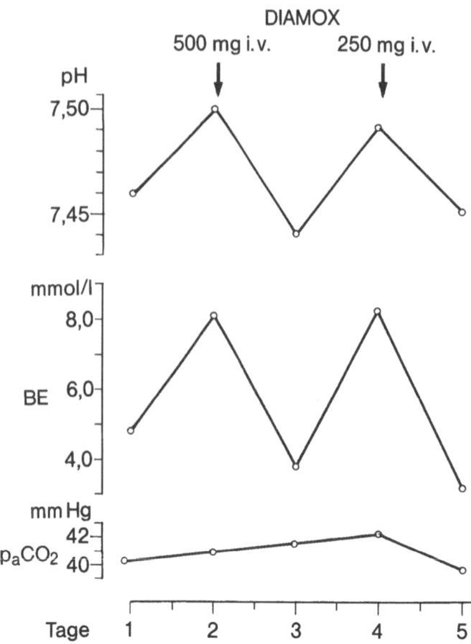

Abb. 81. Arterielle Blutgasanalysen einer Patientin, die nach totaler Magen-resektion parenteral ernährt wird und wegen biventrikulärer Herzinsuffizienz unter kontinuierlicher Diuretikatherapie (Lasix) steht. Dabei entsteht eine metabolische Alkalose mit stetig ansteigendem Basenüberschuß (*BE,* „base excess"). Die zusätzliche Medikation eines Karboanhydrasehemmers (Diamox) führt zur reproduzierbaren Korrektur der metabolischen Alkalose

rativen Tagen wird die Mannitoldauerinfusion je nach Bedarf mit 20–40 g/24 h weiter verordnet.

Ist die Diurese unter der Mannitoldauertropftherapie immer noch ungenügend, so wird zusätzlich Lasix intravenös injiziert. Damit soll in sehr kleinen Dosen begonnen werden (2,5 mg pro 70 kg KG). Soweit nötig, werden die Dosen erhöht, aber in kurzen Abständen (von 2–3, höchstens 4 h) verabreicht, so daß im ganzen doch eine relativ gleichmäßige Diurese erzielt wird und das Risiko eines stark schwankenden Kaliumverlusts klein bleibt. Kann mit Lasix auch in höheren Dosen (bis zu 500 mg/Einzelinjektion) keine genügende Diurese erzielt werden, so wird Etacrinsäure (50–100 mg i.v.) verabreicht. Sinkt die Urinnatriumkonzentration unter 15–25 mEq/l oder nimmt der Lasixbedarf sehr schnell zu, so wird Spirolacton (zu Beginn 6- bis 12stündlich 200 mg Aldactone i. v., dann 200 mg Aldactone/24 h per os, Reduktion später nach Effekt) verabreicht.

Entsteht eine metabolische Alkalose mit einem positivem Basenüberschuß von mehr als 8 mEq/l, so kann mit dem Karboanhydrasehemmer Azetazolamid (Diamox) 1- bis 2mal täglich 250 mg i. v. als zusätzliches Diuretikum eine Korrektur erreicht werden.

5.3.3 Wasserbilanz

Es wurde die große Summe der „unvermeidlichen Wasserzufuhr" beschrieben. In praxi muß die Flüssigkeitsmenge, die ja die bei Herzinsuffizienz optimale Zufuhr von 700 ml/m^2 weit überschreitet, durch höhere Diuretikadosierung wieder ausgeschwemmt werden, damit keine Flüssigkeitsbelastung der Lunge entsteht. Die unvermeidliche Flüssigkeitszufuhr ist beim einzelnen Patienten für die nächsten 24 h nicht wesentlich beeinflußbar, aber ziemlich genau voraussehbar. Es muß deshalb ein *Flüssigkeitsbilanzplan* aufgestellt werden (Abb. 82). *Aus ihm ergibt sich, wie groß die Urinmenge in den nächsten 24 h sein muß,* wenn die geplante Flüssigkeitsbilanz eingehalten werden soll. In diesem Gesamtflüssigkeitsplan müssen sowohl die voraussichtlich veränderte Volumenbilanz als auch die erwünschte Veränderung des Körpergewichts, d. h. des extravaskulären Volumens, enthalten sein.

Da sich diese Art Verordnung als außerordentlich zweckmäßig erwiesen hat, soll in Abb. 82 ein Beispiel angeführt werden. Unsere Verordnung lautet in unserem Beispiel: „Urin/24 h: 5000 ml, d. h. mindestens 200 ml/h (genau 5000:24 = 208)". Die Schwestern, die mit dieser Verordnungstechnik vertraut sind, dosieren Lasix intravenös in kurzen Intervallen und kleinen Dosen anhand der letzten Stundenurinportionen; sie erreichen das 24-h-Urin-Ziel in der Regel auf ± 50 ml genau. Die eingeplante Reserve läßt eine gewisse Freiheit, z. B. bei Verdacht auf beginnendes Lungenödem, durch Weglassen der Reserve eine stärker negative Wasserbilanz anzustreben, ohne daß bei einer solchen Änderung der gesamte Plan neu aufgestellt werden muß.

Die Grundinfusion wird mit einem Metrisetbesteck (Abb. 83) infundiert, so daß Medikamente, die nur verdünnt injiziert werden kön

	H$_2$O in ml	%	Glukose g	Na+ in mval	K+ in mval	Actra-pid-E	Kalo-rien
Glukose	1000 1000	40 40	400 400	– –	60 ?	40 ?	3200
Aminosäuren	1000						
PPL 〈B							
Blut 〈B							
EK	250			75			
Noradrenalin	250						
Nitroglycerin	250						
Heparin	150						
Metronidazol	300			?			
Mannit 20%	100						
Spülung (NaCl)	400			60			
per os/ Sonde	300			–			
Reserve	300						
PLUS-TOTAL	5300					~	3500

Perspiratio	900	Max/24 h:	5300
Urin	5000 = Urin/h: 210	Min/24 h:	4700
v+	600	Diuretikum:	
MINUS-TOTAL.	5300		Lasix

Abb. 82. Flüssigkeitsbilanzplan zur 24-h-Verordnung bei einem 33jährigen Patienten mit schwerer Pneumonie mit Sepsis und erhöhtem pulmonal-vaskulärem Widerstand (volumenkontrollierte Beatmung, $p_aO_2 = 110\,mm\,Hg = 14{,}7\,kPa$ bei $F_iO_2 = 0{,}6$), 5 Tage nach Appendektomie wegen Appendicitis perforata mit Peritonitis, jetzt meteoristisches Abdomen, keine Darmgeräusche, zunehmender „dritter Raum" mit Abfall der Hämoglobin-konzentration von 11 auf 9 g/100 ml in den letzten 24 h trotz Gewichtszunah-me von 400 g (von 67,4 auf 67,8 kg). Verabreicht werden 1 l Aminosäurenlö-sung und 800 g Glukose in 2 l Wasser (während des Aufbaus einer intravenö-sen hochkalorischen Ernährung). Die Noradrenalin- und Nitroglycerin-infusion wird eine Wasserzufuhr von je 250 ml verursachen. Wegen der leich-ten Hypovolämie wird als erstes Diuretikum 20 g Mannitol in 20%iger Lö-sung der Infusion zugesetzt. Die Spülung des arteriellen, pulmonal-arteriel-len und zentralvenösen Katheters wird höchstens 400 ml erfordern. Man ver-sucht, einen Wasserentzug von 900 ml anzustreben; da noch nicht feststeht, ob dies ohne Verstärkung der intravaskulären Hypovolämie möglich ist, wird eine „Reserve" von 300 ml als Zufuhr eingeplant. Durch diese Verordnung

nen, oder zusätzlich notwendige Insulin- oder Kaliumdosen über 1–2 h verteilt per Metriset gegeben werden können, ohne daß eine zusätzliche Flüssigkeitszufuhr entsteht.

5.3.4 Respiratorische Insuffizienz und Niereninsuffizienz

Bisher wurde besprochen, wie mit Rücksicht auf die Lunge bestimmte Funktionen der Niere beeinflußt werden können. Die Beziehungen zwischen diesen beiden Funktionskreisen sind aber komplexer und sollen hier kurz angedeutet werden.
Bei der parenchymatösen, akuten respiratorischen Insuffizienz (s. S. 205) steigt die Letalität steil an, wenn sich ein anderes Organversagen dazugesellt. Besonders gefährlich ist die zusätzliche akute Niereninsuffizienz. Solange die Kreatininclearance über 20 ml/min (bei 70 kg KG) beträgt, kann in der Regel ein Anstieg der harnpflichtigen Substanzen vermieden werden. Die Diurese sollte dabei mindestens 100 ml/h betragen, d. h. die geplante Flüssigkeitszufuhr muß so bemessen sein, daß mindestens 2 400 ml/Tag Urin „gefordert" werden darf, ohne daß eine unerwünschte Hypovolämie auftritt. Sinkt die Clearance unter 15–20 ml/min, so wird auch bei leichter Polyurie (3–4 l/Tag) das Entstehen einer Urämie nicht vermieden werden können. In Anwesenheit einer akuten respiratorischen Insuffizienz

entsteht eine totale Wasserzufuhr von 5 300 ml (= Plus-Total). Eine ausgeglichene Bilanz erfordert ein „Minus-Total" von ebenfalls 5 300 ml. Die Perspiratio wird bei dem afebrilen, sedierten Patienten etwa 900 ml betragen. Eine Gewichtsabnahme von 900 ml ist angestrebt; 600 ml werden in den Bilanzplan eingesetzt; falls während des Tages keine Zeichen der Hypovolämie auftreten, wird am Abend die „Reserve" gestrichen, so daß tatsächlich ein Gewichtsverlust von 900 g auftreten muß; muß die „Reserve" von 300 ml dennoch infundiert werden, so ist nur ein Gewichtsverlust von 600 g erreichbar. Nur bei einer Diurese von 5 000 ml ergibt sich ein „Minus-Total" von 5 300 ml, und die Bilanz ist ausgeglichen. Die Stundenurinportion muß deshalb mindestens 210 ml betragen. Mit Gaben kleiner Lasixdosen wird der Bilanzplan durch gut instruierte, aber selbständig handelnde Schwestern leicht erreicht. Die K-Zufuhr wird in den ersten 12 h auf 60 mval geschätzt; der Insulinbedarf auf 40 E Altinsulin in den ersten 12 h; beides wird aufgrund späterer Laborresultate ergänzt bzw. korrigiert. (*EK* = Erythrozytenkonzentrat)

muß die Niereninsuffizienz viel aggressiver behandelt werden als eine isoliert auftretende Niereninsuffizienz. Steigt der Harnstoff über 150 mg/l ($= 24$ mmol/l), so soll beim beatmeten Patienten unbedingt dialysiert werden. Mit Plasmafiltration oder Peritonealdialyse (kontinuierlich mindestens 25 l/Tag) kann die Zeit oft überbrückt

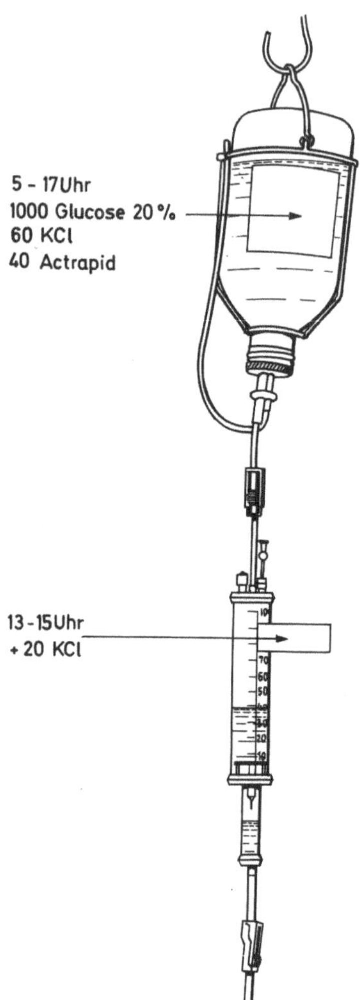

Abb. 83. Metrisettechnik: Die 12-h-Infusion (obere Flasche) enthält die Medikamente, welche mit Sicherheit über 12 bzw. 24 h gegeben werden können. Von ihr wird die für 1–2 h berechnete Portion in das Metriset gelassen. Die nicht über 24 h voraussehbare Kaliumzufuhr wird der kleineren Metrisetportion hinzugefügt; durch diese können auch alle wasserlöslichen Medikamente während 1–2 h infundiert werden, die ohne diese Technik intramuskulär verabreicht werden müßten

werden. Sinkt dabei die Diurese unter 1 l/Tag, so entstehen in der Regel zusätzliche Elektrolytprobleme (z. B. Hyperkaliämie). Die polyurische Niereninsuffizienz ist deshalb einfacher zu handhaben. Konnte man die akute Niereninsuffizienz als Komplikation der akuten respiratorischen Insuffizienz (infolge Sepsis mit wiederholten hypotensiven Phasen unter (potentiell) nephrotoxischen Antibiotika) nicht abwenden, so verdüstert die akute Niereninsuffizienz die Prognose der akuten respiratorischen Insuffizienz so sehr, daß der Niereninsuffizienz sogar Behandlungspriorität zukommt. Man wird also zugunsten der Nierenperfusion den PEEP eher reduzieren und das Bestreben, zu einer negativen Wasserbilanz zu kommen, eher verschieben.

5.4 Sauerstofftoxizität

Es ist ein Paradoxon der Natur, daß die Lunge, deren Hauptaufgabe darin besteht, dem Körper Sauerstoff zuzuführen, durch ein Überangebot an Sauerstoff in solchem Ausmaß geschädigt wird, daß sie dem Körper nicht mehr genug Sauerstoff zur Verfügung stellen kann. Zur Frage der Sauerstofftoxizität beim Menschen liegen Befunde über morphologische Veränderungen und über Veränderungen der Atemmechanik vor, die im Tierversuch eindeutig sind [240], soweit sie aber am Patienten gewonnen wurden, an ein multifaktorielles Geschehen denken lassen. Diese Befunde sollen zunächst beschrieben werden, so daß anschließend die Konsequenzen für die Klinik gezogen werden können. Da diese Diskussion noch heftig im Gange ist, sei eine etwas weniger pragmatische Darstellung erlaubt.

5.4.1 Einzelne Befunde zur Sauerstofftoxizität

NASH [198] untersuchte autoptisch 70 Patienten, die nach langdauernder künstlicher Beatmung starben, und fand typische Lungenveränderungen. Makroskopisch waren die Lungen schwer „beefy" (fleischartig) und ödematös. Histologisch konnten 2 Stadien unterschieden werden: Im *frühen exsudativen* Stadium fanden sich Stauung, Alveolarödem, intraalveolare Blutungen und Exsudation von Fibrin sowie hyaline Membranen. Im *späten proliferativen* Stadium fanden sich Ödeme der Interalveolarsepten, fibroplastische Proliferationen, Neigung zu Fibrose und ausgesprochener Hyperplasie (kubische Transformation) der Alveolarzellen. Es konnte keine Bezeichnung zwischen der Dauer der künstlichen Beatmung und der morphologischen Veränderung festgestellt werden, aber eine eindeutige Beziehung der morphologischen Veränderungen zu der *Kombination von langdauernder Beatmung mit hohen Sauerstoffkonzentrationen.* NASH betonte selbst, daß damit keine eindeutige Kausalbeziehung zwischen hohen inspiratorischen Sauerstoffkonzentrationen und den beschriebenen morphologischen Veränderungen bewiesen ist, da bei der Langzeitbeatmung dieser schwerkranken Patienten eine Kombination verschiedener Faktoren nicht ausgeschlossen werden kann. Ähnliche morphologische Veränderungen fanden KAPLAN [154] und KAPANCI [153] an *Affen,* die über 12 Tage bei Spontanatmung und atmosphärischem Druck reinem Sauerstoff ausgesetzt waren. Sie konnten die von NASH beschriebene erste exsudative und zweite proliferative Phase bestätigen. In ihrer Versuchsanordnung sind andere Faktoren als die hohe inspiratorische Sauerstoffkonzentration ausgeschlossen.

Die Toxizität von Sauerstoff scheint von der *Expositionszeit* abzuhängen. Es bestehen große Unterschiede in der tolerierten Expositionszeit, sowohl zwischen verschiedenen Arten von Säugern als auch zwischen verschiedenen Individuen derselben Art; z. B. in KAPLAN's Studie [154] an Affen wurden 18 Tiere über 12 Tage reinem Sauerstoff ausgesetzt: 7 starben innerhalb einer Woche, einige wurden in lebensfähigem Zustand in den ersten 7 Tagen untersucht, 7 jedoch überlebten die erste Woche. Ein Tier wurde am 8. Tag aus der Sauerstoffkammer genommen (zu einem Zeitpunkt, in dem es in Analogie zum Verlauf bei den anderen Tieren noch nicht zu proliferativen Veränderungen gekommen war), und es wurde an dem Tier funktionelle Ausheilung beobachtet, wenn auch später morphometrisch starke Abweichungen von der Norm gefunden wurden.

Außerdem scheint die Sauerstofftoxizität durch den *Partialdruck des Sauerstoffs* beeinflußt zu werden. Kontinuierliche Atmung von reinem Sauerstoff bei einem Druck von 1 atm ist für alle untersuchten

Säuger schädlich. So sterben Hunde in reinem Sauerstoff bereits nach 3–4 Tagen an akuter respiratorischer Insuffizienz. 100 % Sauerstoff bei einem Druck von 300–400 mm Hg (40–53,3 kPa) wurde von Versuchspersonen über lange Zeit eingeatmet, ohne daß Lungenschäden beobachtet wurden. Aufgrund dieser Erfahrung wurde den amerikanischen Astronauten in verschiedenen Raumkapseln reiner Sauerstoff bei 300 Torr (40 kPa) angeboten. Unter Spontanatmung von reinem Sauerstoff traten bei Freiwilligen bei einem Druck von 1 atm nach 24–30 h Veränderungen auf [40] und beim Druck von 2 atm nach 6–11 h [98]. Es wurde ein Abfall der Vitalkapazität und der dynamischen Compliance, d. h. Veränderungen der Atemmechanik, beobachtet. Bei Atmung von reinem Sauerstoff von 8 atm (Unfall bei Forschungen für Taucher) wurde schon nach 10 min ein tödliches hämorrhagisches Lungenödem beobachtet [36].

Die Kumulation des Faktors „Sauerstoff" mit anderen Faktoren wird auch von BURGER und SUTER [37, 254] dokumentiert: Nachdem bei Freiwilligen durch Angebot von reinem Sauerstoff über 10 min der Stickstoff ausgewaschen war, ließ man die Kandidaten nur noch mit kleinem Atemzugvolumen atmen. Nach 2 min wurden Abfall der Compliance, Anstieg des Atemwiderstands und Bildung von Atelektasen beobachtet.

Auch *Veränderungen der Sauerstoffkonzentration* haben nicht dieselbe Wirkung wie eine konstante Sauerstoffkonzentration. Wird nämlich die hohe Sauerstoffkonzentration intermittierend gesenkt, so ist die Sauerstofftoleranz größer [310].

Ebenfalls größer ist die Toleranz, wenn dem Sauerstoff ein *Fremdgas* zugemischt wird [187]. So ist ein Sauerstoffpartialdruck von 750 mm Hg (100 kPa) bei 2 atm (d. h. z. B. 50 % Sauerstoff und 50 % Helium bei 2 atm) weniger schädlich als ein Sauerstoffpartialdruck von 750 mm Hg (100 kPa) mit reinem Sauerstoff (d. h. 100 % Sauerstoff bei 1 atm.

Von theoretischem wie von klinischem Interesse ist die Frage, ob die erhöhte Sauerstoffspannung in der Alveole oder im „Gewebe" toxisch wirkt. WINTER [283] zeigte an Hunden mit operativ erzeugtem intrakardialem Rechts-links-Shunt, daß der sauerstofftoxische Effekt durch die arterielle Hypoxämie verzögert, aber nicht aufgehoben wird. Bei dieser Versuchsanordnung bestand eine erhöhte Sauerstoffspannung in den Alveolen, im lungenkapillaren und lungenvenösen Blut, aber eine normale oder erniedrigte Sauerstoffspannung im arteriellen, also auch im bronchialarteriellen Blut. Die Untersuchungsergebnisse deuten darauf hin, daß der sauerstofftoxische Mechanismus nicht in erster Linie in der Alveole lokalisiert werden kann. Unterstützt wird diese Vorstellung auch von der Beobachtung, daß Patienten, die wegen respiratorischer Insuffizienz längere Zeit mit reinem Sauerstoff beatmet werden müssen, weil sie sonst an Hypoxie zugrundegingen, dennoch wieder genesen können. PONTOPPIDAN (1969, persönliche Mitteilung) beobachtete Ausheilung bei einem Fall von Polyneuritis nach Beatmung mit reinem Sauerstoff über 14 Tage und bei einem Fall von Pneumonie bei schwerster Adipositas nach Beatmung mit reinem Sauerstoff über 6 Wochen. Wir sahen 3 Fälle, die 3–10 Tage mit reinem Sauerstoff beatmet werden mußten und deren Lungenveränderungen nach klinischen Kriterien ausheilten.

Histologisch werden die ersten Schädigungen infolge Sauerstofftoxizität am Kapillarendothel gefunden [281], wo es nach Verbreiterung der Basalmembran zum Austritt von Plasma ins Interstitium und zu Blutungen kommt [153, 266]. Nach einer von WEIBEL [279] vorgelegten Hypothese wirkt der Sauerstoff zunächst toxisch auf die Erythrozyten, welche dann in den Kapillaren zerfallen. Die Zerfallsprodukte führen zu Schädigungen der Kapillarendothelien, wonach es zum beschriebenen Plasma- und Blutaustritt kommt.

Außerdem scheinen hohe Sauerstoffkonzentrationen den „surfactant" bis zu einem gewissen Grad zu zerstören [195]. Sollte diese Veränderung auch beim Menschen zutreffen, so müßten allein dadurch (d.h. unabhängig von der Sauerstoffresorption) vermehrt disseminierte Mikroatelektasen entstehen.

Alle diese Befunde weisen daraufhin, daß die toxische Wirkung von Sauerstoff von weiteren Faktoren verstärkt oder vermindert werden kann.

5.4.2 Beeinflussung der Sauerstofftoxizität durch andere Faktoren

Bei einer Gruppe von Patienten, die nach Herzoperationen mit einer durchschnittlichen inspiratorischen Sauerstoffkonzentration von 83 % beatmet wurden, fanden wir eine Erhöhung des intrapulmonalen Rechts-links-Shunts, und zwar von ca. 6% unmittelbar postoperativ auf 19% nach 24 h [292]; in einer Kontrollgruppe, die nur mit 40% Sauerstoff beatmet wurde, stieg der Rechts-links-Shunt von 6% auf nur 11% nach 24 h. In einer ähnlichen Untersuchung fand BARBER [12] keinen Einfluß der inspiratorischen Sauerstoffkonzentration auf den intrapulmonalen Rechts-links-Shunt, während SINGER [232] an neurochirurgischen Patienten unsere Resultate bestätigte. Die Diskussion dieser Unterschiede ist andernorts wiedergegeben [294]. Jedenfalls muß auch aus diesen sich widersprechenden Befunden der Schluß gezogen werden, daß noch weitere, vorläufig unbeachtete Faktoren das Ausmaß der Sauerstofftoxizität beeinflussen.

Wie erwähnt, ist der intrapulmonale Rechts-links-Shunt einerseits von der inspiratorischen Sauerstoffkonzentration und, wie im Abschn. 2.3.2 dargestellt, andererseits vom Herzminutenvolumen abhängig. Es wurde deshalb untersucht, ob das Herzminutenvolumen einer jener Faktoren ist, die den Einfluß der inspiratorischen Sauerstoffkonzentration auf den intrapulmonalen Shunt bestimmen. In der Tat war an Patienten, die mit niedriger Sauerstoffkonzentration beatmet wurden, der Rechts-links-Shunt um so niedriger, je tiefer gleichzeitig ihr Herzminutenvolumen war [296]. Bei Patienten, die mit hoher Sauerstoffkonzentration beatmet wurden, blieb der intrapulmonale Rechts-links-Shunt auch bei fallendem Herzminutenvolumen fast konstant. Damit ist die Bedeutung der inspiratorischen Sauerstoffkonzentration für den Rechts-links-Shunt um so geringer, je höher gleichzeitig das Herzminutenvolumen ist. Anders ausgedrückt: *Ein niedriges Herzminutenvolumen ist einer der Faktoren, die die Toxizität hoher inspiratorischer Sauerstoffkonzentrationen verstärken.*

5.4.3 Konsequenzen für die Klinik

Im Hinblick auf die Entscheidungen des Klinikers kann z. Z. der Stand des Wissens von der Sauerstofftoxizität in folgenden Sätzen zusammengefaßt werden:

1) Aufgrund von klinischen, autoptisch-histologischen und funktionellen Beobachtungen sowie aufgrund von experimentellen pathophysiologischen und pathologisch-anatomischen Untersu-

chungen ist man genötigt zuzugestehen, *daß unter klinischen Bedingungen Sauerstoff bei einem alveolären Druck von mehr als 400 mm Hg (50 kPa) und nach einer kontinuierlichen Exposition von mehr als 24 h eine ins Gewicht fallende Lungenschädigung erzeugen kann.* Eine Verstärkung der toxischen Wirkung ist durch ein gleichzeitig erniedrigtes Herzminutenvolumen zu erwarten.

2) Ein großer intrapulmonaler Rechts-links-Shunt mit der daraus resultierenden „normalen" Sauerstoffspannung des arteriellen Blutes scheint einen gewissen Schutz gegen die toxische Wirkung einer hohen inspiratorischen Sauerstoffkonzentration zu gewähren.

Wenn auch das Problem der Sauerstoffvergiftung weit von seiner Lösung entfernt ist, hat doch mit diesen Feststellungen die Diskussion einen Punkt erreicht, an dem in bezug auf die Beatmung 2 Konsequenzen eindeutig gezogen werden müssen:

1. *Es soll mit der tiefstmöglichen inspiratorischen Sauerstoffkonzentration beatmet werden, die volle arterielle Sauerstoffsättigung gewährleistet.* Ein gewisses Sicherheitslimit ist kaum schädlich, kann aber gegen die Folgen einer Hypoxämie schützen, wenn im weiteren Verlauf eine leichte Erhöhung des intrapulmonalen Rechts-links-Shunts hinzukommt.

2. *Besteht eine akute Hypoxämie, so soll als erste Maßnahme ohne Zögern die inspiratorische Sauerstoffkonzentration sofort auf 100% erhöht werden, jedoch nur vorübergehend.* Die Hypoxie ist gewiß schneller gefährlich als die Schädigung der Lunge durch Sauerstoff. Wurde die inspiratorische Sauerstoffkonzentration zu Recht, also *notwendigerweise* erhöht, so ist die Toleranz gegen Sauerstoff besser. Die Erhöhung der inspiratorischen Sauerstoffkonzentration zur Vermeidung einer arteriellen Hypoxämie ist demnach eine indizierte medizinische Maßnahme, allerdings belastet mit einem kalkulierten Risiko. Daß der Patient mit einem hohen intrapulmonalen Rechts-links-Shunt von der Erhöhung der inspiratorischen Sauerstoffkonzentration nur wenig profitiert, wurde im Abschn. 4.3.2 ausgeführt.

Zum Schluß wird eine besonders eindeutige Stellungnahme zu den in *druckbegrenzten Respiratoren eingebauten Sauerstoffmischgeräten* herausgefordert: druckbegrenzte Beatmungsapparate (in den USA meist Bennett, in Europa meist Bird) benutzen das unter Druck zugeführte Atemgas auch als Energiequelle. In der Regel werden sie mit 4 atm betrieben und verfügen über eine Einrichtung, die mit Hilfe einer Venturi-Düse grob filtrierte Zimmerluft ansaugt und dem Atemgas beimischt (sog. „Air-mix"). Nach Angaben der Hersteller beträgt damit die inspiratorische Sauerstoffkonzentration 40%. Schon FAIRLEY [91] hat aber gezeigt, daß bei den zur Beatmung von Patienten notwendigen Druck- und Flußwerten inspiratorische Sauerstoffkonzentrationen zwischen 70 und 98% entstehen. Wird ein Patient nun mit einem druckbegrenzten und mit Sauerstoff betriebenen Ventilator beatmet, so erhält er eine inspiratorische Sauerstoffkonzentration, die bei unkompliziertem Verlauf zu einer arteriellen Sauerstoffspannung von weit über 300 mm Hg (40 kPa) führt, d. h. die inspiratorische Sauerstoffkonzentration ist unfreiwillig und *unnötig hoch*. Angesichts der oben zusammengefaßten Befunde über die Sauerstofftoxizität setzt man damit den Patienten dem nicht gerechtfertigten Risiko aus, durch Sauerstoff Schaden zu nehmen. Es ist u. E. unzulässig, dieses Risiko wegen ungenügender technischer Ausrüstung dem Patienten zuzumuten. *Es muß deshalb jeder druckbegrenzte Respirator mit einem zusätzlichen Sauerstoffmischgerät ausgerüstet sein.*

5.5 Sogenannte „Beatmungslunge" bzw. „Schocklunge" oder „Fettembolie"

In den letzten Jahren sind in der Behandlung von Zuständen nach Katastrophen große Fortschritte erreicht worden, und manche Patienten mit einer Kombination von schwerem Schock und schwerem Trauma konnten aus der akuten Phase herausgeführt werden, Patienten, die früher ohne Zweifel in den ersten 24 h nach dem Ereignis gestorben wären. Die Ausbildung einer Schockniere kann heute fast immer vermieden werden, und selbst wenn das nicht gelingt, ist dieser Nierenschaden reversibel und bei frühzeitig und konsequent durchgeführter Dialyse keine Todesursache. Eine erschütternd hohe Zahl dieser Patienten sterben aber später an pulmonalen Komplikationen [118]. In Zusammenstellungen von BLAISDELL und KAMADA

[25, 152] sind dies 50% der schwer schockierten Patienten. Die Lunge muß deshalb wie die Niere als eines der Organe betrachtet werden, die durch Schock geschädigt werden können.

Der klinische Verlauf ist relativ einheitlich. Initial sind die Patienten in Anbetracht des soeben durchgemachten schweren Traumas „unauffällig", atmen sogar spontan. Nach 24 h beginnt Dyspnoe, und bald ist man zu künstlicher Beatmung gezwungen, die Compliance nimmt schnell ab, so daß der notwendige Beatmungsdruck auf beängstigend hohe Werte ansteigt, und die Grenzen der handelsüblichen druckbegrenzten Beatmungsgeräte sind bald überschritten. Gelegentlich kommt es dann zum Pneumothorax. Der intrapulmonale Rechts-links-Shunt ($\dot{Q}_S/\dot{Q}_T$) und später auch der funktionelle Totraum (V_D/V_T) steigen schnell an. Durch Erhöhung des Atemminutenvolumens kann der erhöhte funktionelle Totraum meist kompensiert werden. Der weitere Anstieg des intrapulmonalen Rechts-links-Shunts führt zur unvermeidlichen Hypoxie. In diesem Stadium ist der pulmonal-vaskuläre Widerstand schon massiv angestiegen, die pulmonal-arterielle Hypertension führt zu Rechtsherzversagen mit sekundärem Linksherzversagen mit metabolischer Azidose und multifaktoriell bedingtem Nierenversagen (terminales „multi organ failure"). Der Exitus erfolgt dann viele Tage nach dem Schock bei schwerster respiratorischer Insuffizienz an terminalem sekundärem Kreislaufversagen.

Eine übersichtliche Zusammenstellung der pathologisch-anatomischen Phänomene findet sich bei BLAISDELL [25]. Er untersuchte die Lungen einer Gruppe von 30 Patienten, die in unterschiedlichem zeitlichen Abstand nach schwerem Schock verstarben: 18 h nach Schockbeginn zeigten die Lungen petechiale Blutungen, fleckige Bezirke von Stauung und kleine Atelektasen in den abhängigen Partien von Unter- und Mittellappen. Mikroskopisch fanden sich Thromboembolien in den kleinen Gefäßen und ein leichtes interstitielles Ödem, d. h. ein Austritt von Plasma aus den Gefäßen. 18–72 h nach dem Schock fanden sich schwerere Veränderungen: hämorrhagische Konsolidierung ganzer Lungenläppchen mit schwerer venöser Stauung, durchsetzt mit Thromboembolien, interstitiellem Ödem, peribronchialen und perivaskulären Blutungen sowie intraalveolären Hämorrhagien. Nach 72 h und mehr gleicht die Lunge makroskopisch der Leber. Aus den Extravasaten bilden sich in den Alveolen zusätzlich zu den Blutungen schon hyaline Membranen und herdförmige Bronchopneumonien [57].

Der bisher beschriebene Ablauf ist völlig unabhängig von bakterieller Besiedelung. Als Ursache der pulmonalen Veränderungen nach Schock wurde eine intravasale Gerinnung mit Mikroembolien in den Lungenkapillaren angenommen [26, 33, 119, 181, 182]. Diese Hypothese wird unterstützt durch die Beobachtung, daß die pulmonalen Veränderungen eher auftreten, wenn der Schock durch ein Geschehen verursacht wurde, welches auch ausgedehnte Gewebetraumatisierung zur Folge hatte. Viel seltener treten pulmonale Veränderungen nach reinem Blutungsschock auf. Der die Ausbildung der Schocklunge begünstigende Weichteilschaden kann dabei durch direktes Trauma oder durch eine Kreislaufstörung entstanden sein. Die zweite Möglichkeit wird durch die Beobachtung unterstützt, daß nach verzögerter Embolektomie, bei der in den betroffenen Extremitäten bereits eine hypoxische Gewebeschädigung entstanden ist, im postoperativen Verlauf gehäuft ähnliche pulmonale Komplikationen auftreten.

Die beschriebenen Beobachtungen erinnern auffällig an frühere Verläufe nach Anwendung des extrakorporalen Kreislaufs (sog. „Perfusionslunge"). Die Tatsache, daß diese Verläufe selten geworden sind, seitdem es gelingt, intraoperativ sowie auch unmittelbar postoperativ (mit allen Hilfsmitteln, inkl. künstlicher Beatmung und Normalisierung der Pulsfrequenz mit Pacemaker über intraoperativ provisorisch implantierte Elektroden) eine gute periphere Zirkulation zu erhalten, deutet darauf hin, daß die vor Jahren beobachteten pulmonalen Veränderungen am 2.–5. Tag nach extrakorporalem Kreislauf primär bei der Operation oder in der unmittelbaren postoperativen Phase durch eine ungenügende Zirkulation verursacht worden waren und dann ihren determinierten Ablauf nahmen. Leider können wir durch die Verbesserung der Sauerstoffaufnahme und Kohlensäureelimination mit Hilfe der differenzierten Beatmungstechnik diesen scheinbar determinierten Ablauf der Grundkrankheit nicht immer abwenden, und es kommt gelegentlich vor, daß Patienten, die vor Jahren mit konventioneller Beatmungstechnik schon bald erstickt wären, heute nur 1 oder 2 Wochen länger leben, ohne aber gesund zu werden. Bei diesen Patienten kann die Lungenerkrankung, die die Beatmung notwendig machte, Stadien erreichen, die früher gar nicht zur Beobachtung gekommen sind. Ob in dieser bisher nicht beobachteten Krankheitsphase auch noch zusätzliche Schädigungen durch die neue Beatmungstechnik selbst sich auswirken, kann vorläufig nicht entschieden werden, da ja die Patienten ohne diese Beatmungstechnik schon früher erstickt wären und den weiteren Verlauf gar nicht erlebt hätten. Sicher ist, daß die Häufigkeit des Pneumothorax zugenommen hat. Außerdem zeigt sich im präterminalen Stadium im Röntgenbild eine seltsame netzartige Zeichnung. Ihr pathologisch-anatomisches Substrat ist eine schwere, völlig steife Lunge mit grauer Grundfarbe mit basalen Hämorrhagien, wenigen kleinen Herden von Bronchopneumonien bei normalen Bronchien und einer feinen netzartigen Zeichnung, die die lobulären Grenzen deutlicher hervorstechen läßt. Dieses Netz entspricht einem interstitiellen Ödem in Lymphangiektasien, die Schnittfläche ist homogen und fühlt sich seifig an, was schon ohne Mikroskop für Vorhandensein von hyalinen Membranen spricht. Histologisch ist die Grundstruktur der Lunge fast völlig aufgehoben. Die interalveolären Septen zeigen eine massive Verbreiterung auf das 10- bis 20fache, das Alveolarepithel ist verdickt, zeigt die kubische Transformation mit dicken Kernen. Wir sehen einzelne Megakaryozyten, aber das dominante Element sind Fibrozyten, d. h. ein Endstadium einer schwersten Fibrose mit Gefäßverarmung. In diesem Endstadium müssen die Patienten trotz PEEP und Inflation hold zuletzt doch mit hohen Sauerstoffkonzentrationen beatmet werden, so daß terminal möglicherweise noch unklare Mechanismen der Sauerstofftoxizität hinzukommen.

Dieses terminale Stadium wird gelegentlich als „Beatmungslunge" etikettiert. Tatsächlich gibt es aber für einen kausalen Zusammenhang zwischen künstlicher Beatmung und diesen beobachteten Veränderungen keinen Beweis. Im Gegenteil, es können derartige Veränderungen an vielen Patienten, die nach langdauernder künstlicher Beatmung an einer nichtpulmonalen Todesursache sterben, nicht gefunden werden. Andererseits ist aber möglich, daß die terminal notwendigerweise unphysiologischen Beatmungsparameter als zusätzliche Noxe das Bild komplizieren, jedoch ist zu betonen, daß eine bereits vorbestehende pathologische Veränderung der Lunge zur späteren Beatmung gezwungen hat. Wir halten die Bezeichnung „Beatmungslunge" deshalb nicht für angebracht, namentlich da diesen traurigen Ausgängen viele gute Verläufe gegenüberstehen [301]. Wir glauben, daß zur Zeit eine neutrale Bezeichnung zutreffender ist als eine spekulative Unterstellung einer vorläufig nicht bewiesenen Ätiologie. Den im anglo-amerikanischen Schrifttum gebräuchlichen Ausdruck „adult respiratory distress syndrome" (ARDS) halten wir vorläufig für angemessen [2, 188, 206, 217, 241, 308].

Da unter künstlicher Beatmung selbst bei optimaler Pflege und unter Ausnutzung aller Möglichkeiten eine zusätzliche bakterielle Infektion und/oder die Ausbildung von kleineren Atelektasen auf die Dauer nicht immer vermieden werden können, haben die Endstadien der „Schocklunge" und der „Perfusionslunge", der durch Sauerstoff geschädigten Lunge und auch der Lunge nach „Fettembolie" solche Ähnlichkeit, daß pathologisch-anatomisch eine Differenzierung nicht mehr gelingt [67]. Das endgültige Bild könnte vielleicht auch durch eine *spezifische Reaktion der Lunge auf wenig spezifische Noxen* entstanden sein (vgl. „réaction cutanée" nach BROQUE).

Therapie. Die Therapie der Schocklunge ist die Prophylaxe. Sie besteht in der möglichst raschen und konsequenten Behebung des Schocks unter Überdruckbeatmung und PEEP [7, 123, 203, 205, 215, 218, 225, 262, 285, 305, 306, 308]. Dies hat bereits prä- und intraoperativ und nicht erst postoperativ zu geschehen. Hochdosierte Kortikoidmedikation wird empfohlen [180]. Die Belege für ihre prophylaktische Wirkung auf die Entstehung der Schocklunge werden eindeutiger [169], sind aber noch immer umstritten. In der Schocktherapie ist Fremdblut (namentlich altes Konservenblut) zu vermeiden. Es ist daran zu erinnern, daß ein Hämoglobin von 6–8 g% unter künstlicher Beatmung gut toleriert wird. Der Zusammenhang mit Gerinnungsstörungen ist wahrscheinlich. Vielerorts wird der Effekt prophylaktischer Heparinisierung untersucht, die Akten darüber sind aber noch nicht geschlossen. Frischblut oder tiefgefroren konserviertes Frischplasma haben u. E. die riskanten Versuche, Polytraumatisierte mit Heparin zu behandeln, verdrängt [76, 129]. Das ARDS ist heute seltener geworden. Es tritt heute fast nur noch im Zusammenhang mit einer Sepsis auf. Im Frühstadium ist meist eine reduzierte funktionelle Residualkapazität und oft eine „Überwässerung" oder „Übertransfusion" nachzuweisen. Die genaue Ätiologie ist immer noch nicht geklärt; blutchemische Veränderungen (Arachidonsäurekaskade; Sauerstoffradikale; Komplementaktivierung; Proteinasen, ihre Aktivatoren und Inaktivatoren; Veränderungen der Lymphozyten, Granulozyten und Thrombozyten sowie des Plasmin-Thrombin-Gleichgewichts, um nur einige zu erwähnen, werden als Ursache diskutiert. Da die großzügige Indikation zur Beatmung mit PEEP das ARDS seltener werden ließ, aber auch ihrerseits zur Morbidität (und Letalität) beitrug, darf sie nur maßvoll befürwortet werden.

kaskade; Sauerstoffradikale; Komplementaktivierung; Proteinasen, ihre Aktivatoren und Inaktivatoren; Veränderungen der Lymphozyten, Granulozyten und Thrombozyten sowie des Plasmin-Thrombin-Gleichgewichts, um nur einige zu erwähnen, werden als Ursache diskutiert. Da die großzügige Indikation zur Beatmung mit PEEP das ARDS seltener werden ließ, aber auch ihrerseits zur Morbidität (und Letalität) beitrug, darf sie nur maßvoll befürwortet werden.

6. Übergang zur Spontanatmung und Extubationsbereitschaft

Die Spontanatmung sollte möglichst rasch die künstliche Beatmung wieder ersetzen. Der Beurteilung der Spontanatmungs- und Extubationsbereitschaft kommt deshalb große Bedeutung zu. Wird die Spontanatmungsbereitschaft zu optimistisch eingeschätzt und der Patient extubiert, während er die Spontanatmung und Expektoration noch nicht zu leisten vermag, so können die Folgen deletär sein. Leichte Bronchopneumonien können sich schnell ausbreiten, so daß sie bald nicht mehr beherrscht werden, oder es kann sich die kombinierte kardiorespiratorische Insuffizienz schnell verschlechtern und (scheinbar ohne Prodrome) nach kurzer Zeit ein Kammerflimmern unsere Illusionen zerstören.

Die Extubation darf durchgeführt werden,

1) wenn die Störungen des Gasaustauschs bestimmte Grenzen nicht übersteigen,
2) wenn die (Gesamt)Ventilation die erforderliche alveoläre Ventilation garantieren kann,
3) wenn die zusätzliche Belastung des Kreislaufs bei Spontanatmung die durch die derzeitige Herzinsuffizienz eingeschränkte Leistungsfähigkeit des Herzens nicht überschreitet,
4) wenn die Spontanexpektoration ausreicht, um die derzeit im Bronchialsystem entstehenden Sekrete mindestens bis über die Glottis hinaus zu befördern.

Während die Störungen des Gasaustauschs (regionale Hypoventilation, intrapulmonaler Rechts-links-Shunt und Totraumquotient) und die Ventilation (Atemzugvolumen und Atemfrequenz) am intubierten Patienten während versuchsweiser Spontanatmung sofort meßbar sind, erfordert die Beurteilung der Belastbarkeit des Herzens eine genaue Verfolgung möglichst vieler Kreislaufparameter während einer Testspontanatmungsperiode von mindestens 20 min. Die Leistungsfähigkeit der eigenen Expektoration aber ist nur begrenzt meßbar, und ihre Beurteilung gelingt nur schätzungsweise, d.h. in bezug auf die Expektorationsfähigkeit muß an einem bestimmten Punkt die Extubation gewagt werden, in dem vollen Bewußtsein, daß sich die Entscheidung evtl. als falsch herausstellt und dann sofort rückgängig gemacht werden muß.

Soll der intubierte Patient probeweise spontan atmen, so muß jederzeit und ohne Verzug, d.h. innerhalb von Sekunden wieder beatmet werden können. Außerdem muß ihm zur Spontanatmung ein Gasgemisch mit genügender Befeuchtung und der zu diesem Zeitpunkt optimalen Sauerstoffkonzentration angeboten werden. Die inspiratorische Sauerstoffkonzentration muß in der Regel 10–20% höher sein als unter Beatmung. Am einfachsten geschieht das, indem der Tubus mit einem druckgesteuerten Respirator verbunden bleibt (Abb. 84); es wird dazu lediglich (wie zur Tracheobronchialtoilette) der Deckel am Verbindungsstück zum Tubus gelöst und gleichzeitig der Fluß am druckgesteuerten Respirator auf das Maximum erhöht (in der Regel etwa 25 l/min). Das Atemminutenvolumen des nun spontan atmenden Patienten ist natürlich geringer, es beträgt kaum mehr als 10 l/min. Das Atemgas muß aber mit einem kontinuierlichen Fluß angeboten werden, der, wenn möglich, fast so hoch ist wie der inspiratorische Fluß im nur kurzen Moment der maximalen Einatmungsgeschwindigkeit; sonst wird Raumluft eingeatmet, sobald in der Inspirationsphase die Einatmungsgeschwindigkeit die Geschwindigkeit des zugeführten Gasflusses übertrifft. Während beim Gesunden in Ruheatmung die maximale inspiratorische Einatmungsgeschwindigkeit während kurzer Zeit weit über 50 l/min liegen kann, kommt es unter klinischen Bedingungen infolge der wohl immer vorhandenen leichten Störung der Ventilation bei einer Gaszufuhr von über 20 l/min kaum zu Einatmung von Raumluft.

Diese mechanisch in keiner Weise unterstützte Spontanatmung des Intubierten soll bei pulmonal gefährdeten Patienten nur für die Dauer eines solchen Spontanatmungstests angewendet werden und nicht für längere Zeit. Denn der nicht intubierte Patient hat evtl. (verursacht durch Glottis, Zähne und Lippen) einen leicht positiven Atemwegsdruck mit leichter Erhöhung der funktionellen Residualkapazität [5], d.h. der Gasaustausch des spontan Atmenden ist nach

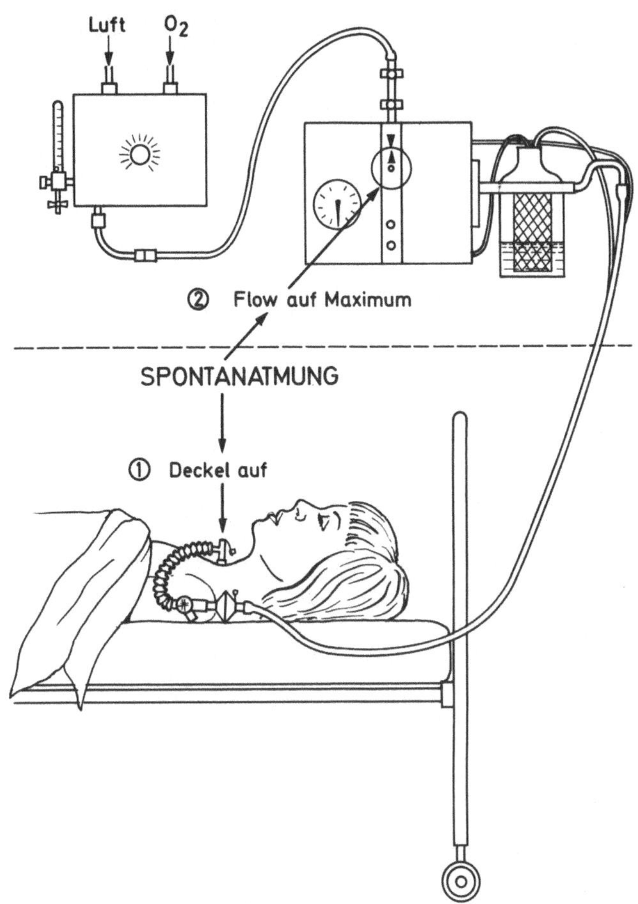

Abb. 84. Einfache Anordnung zur Spontanatmung, bei welcher jederzeit ohne Verzögerung Wiederbeatmung möglich ist (s. Text)

Extubation möglicherweise besser (und besser geschützt) als vor der Extubation. Kann der bereits genügend spontan atmende, pulmonal gefährdete Patient aus bestimmten (z. B. organisatorischen) Gründen nicht sofort extubiert werden, so soll man ihn bis zur Extubation wieder mit CPAP atmen lassen.

213

6.1 Gasaustausch und Spontanatmungsbereitschaft

Ist der Patient unter Beatmung auf ein erhöhtes Atemzugvolumen (mehr als etwa 12 ml/kg KG), auf PEEP (mehr als etwa 5 cm H_2O), auf eine Verlängerung des Inspiriums (mehr als Inspirium:Exspirium = 1:2) durch Erniedrigung des Flusses oder durch Inflation hold angewiesen, so würde unter Spontanatmung, d.h. nach Wegfall dieser Hilfen, die Störung des Gasaustauschs mit großer Wahrscheinlichkeit zu groß sein. Die Spontanatmung sollte deshalb erst versucht werden, wenn Atemzugvolumen und PEEP auf die erwähnten Grenzen reduziert werden konnten und ein verlängertes Inspirium nicht mehr notwendig ist. Sowohl der intrapulmonale Rechts-links-Shunt als auch der Totraumquotient sind unter Spontanatmung größer als unter Überdruckbeatmung. Die Spontanatmung soll deshalb auch nicht versucht werden, wenn unter Beatmung der Totraumquotient größer als 0,6–0,7 und der intrapulmonale Rechts-links-Shunt bei „normalem" Herzminutenvolumen deutlich größer als 20% ist, d.h. wenn die arterielle Sauerstoffspannung unter Beatmung mit reinem Sauerstoff weniger als 200–300 mm Hg (26,7–40 kPa) beträgt. Ist unter Spontanatmung der Totraumquotient kleiner als 0,7 und der intrapulmonale Rechts-links-Shunt nur wenig über 20%, d.h. bleibt p_aO_2 bei Spontanatmung von reinem Sauerstoff über 150 mm Hg (20 kPa), und alle anderen Parameter überschreiten ihre Grenzwerte nicht, so sollte die Störung des Gasaustauschs (als einzige Störung) die Spontanatmung nicht mehr undurchführbar erscheinen lassen [82]. In solchen Situationen hat die Anwendung von CPAP mit PEEP (s. S. 111 und Abb. 45) eine entscheidende Verbesserung gebracht. Seitdem DITTMANN die ursprünglich von PONTOPPIDAN vorgeschlagene Anordnung zu einer zweckmäßigen und einfachen „Maschine" (PEEP-Weaner) mit sicheren Alarmeinrichtungen weiter entwickelt hatte, konnte das System in breitem Rahmen eingesetzt werden. Wir lassen heute die Patienten mit CPAP spontan atmen, sobald sie kooperativ sind, sobald das Zwerchfell nicht mehr extrem hochsteht, sobald bei volumenkontrollierter Beatmung der PEEP auf 10 cm H_2O und F_IO_2 auf 0,4 reduziert werden können, d.h. zu einem Zeitpunkt, zu dem die Patienten mit nichtunterstützter Spontanatmung noch schwer gefährdet wären. Wir stellen unter CPAP den PEEP dann ebenfalls auf 10 cm H$_2$O, d.h. wir unterstützen die Spontanatmung mit einem inspiratorischen Atemwegsdruck von etwa 7 cm H$_2$O (Abb. 85). Unter CPAP kann der Patient seine Atemmuskulatur trainieren, noch während das Lungenparenchym die Hilfe der „Beatmung" bekommt. Die in dieser Phase häufig vorhandenen Koordinationsstörungen von Zwerchfell und Interkostalmuskulatur können sich langsam normalisieren, ohne daß sofort eine pulmonale Komplikation entstünde. So konnte intraoperativ angewendeter PEEP die Blutgaswerte nur im intraoperativen Zeitraum verbessern, aber nicht den postoperativen pulmonalen Verlauf. ANDERES hat nun nachgewiesen [304], daß der günstige Einfluß auf die regionale Hypoventilation und die röntgenologisch faßbaren pulmonalen Veränderungen bis zum 5. postoperativen Tag verfolgt werden können, wenn nach der intraoperativen Beatmung mit PEEP der Patient über 3 h mit dem PEEP-Weaner unter CPAP spontan atmet, bevor er extubiert wird. Im ganzen ist die Beatmungszeit durch das Spontanatmungstraining mit positivem Atemwegsdruck (CPAP) um Tage verkürzt worden.

Hat ein Trauma zur Beatmung geführt, soll auch nicht extubiert werden, wenn eine stärkere regionale Minderbelüftung („uneven ventilation") nachweisbar ist; bei Atmung von Zimmerluft sollte der p$_a$O$_2$ mehr als 60 mm Hg (8 kPa) betragen. Ob der Patient in der Lage ist, diese Lungenfunktion auch unter Spontanatmung zu erhalten, hängt im wesentlichen von seiner funktionellen Residualkapazität ab. Diese ist aber am Kranken nicht einfach meßbar. Hingegen ist die Vitalkapazität über das exspiratorische Reservevolumen an die funktionelle Residualkapazität gekoppelt und gleichzeitig leicht meßbar. Tatsächlich hat sich gezeigt, daß hier eine kritische Grenze besteht: beträgt die Vitalkapazität mehr als 15 ml/kg KG, so wird p$_a$O$_2$ (bei F$_I$O$_2$ = 0,21) über 60 mm Hg (8 kPa) bleiben. Beträgt die Vitalkapazität weniger als 12 ml/kg KG, so wird das p$_a$O$_2$ unter weiterer Spontanatmung bald fallen, und die pulmonale Komplikation wird später zur Reintubation zwingen. Wir können diese Beobachtungen so zusammenfassen: *p$_a$O$_2$ unter 60 mm Hg (8 kPa) zeigt einen momentan schon bestehenden pulmonalen Schaden,* der sofort zur Behandlung zwingt; eine *Vitalkapazität unter 15 ml/kg KG zeigt, daß sich unter Spontanatmung ein Schaden entwickeln wird,* d.h. daß die Spontan-

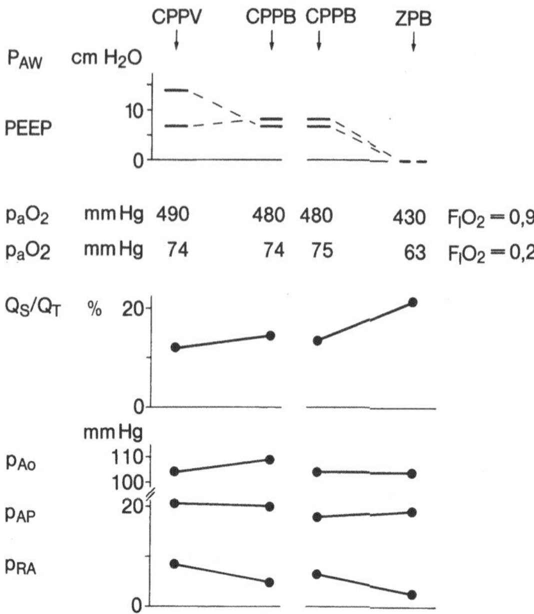

Abb. 85. Übergang von Beatmung mit PEEP (CPPV) über Spontanatmung mit PEEP (CPPB oder CPAP)auf Spontanatmung ohne Atemhilfe (ZPB). Mittelwerte von 15 Patienten.

Beim Übergang von CPPV auf CPPB (oder CPAP) fällt der mittlere Atemwegsdruck (Trachealdruck, p_{Trach}) von 14 auf 7 cm H$_2$O, obwohl der PEEP von 7 auf 9 cm H$_2$O angehoben worden ist: Senkung des intrathorakalen Drucks durch Spontanatmung. Dabei steigt der intrapulmonale Rechts-links-Shunt ($\dot{Q}_S/\dot{Q}_T$) kaum an und p_aO_2 bleibt sowohl unter Raumluft ($F_IO_2 = 0,2$) als auch unter hoher inspiratorischer Sauerstoffkonzentration ($F_IO_2 = 0,9$) annähernd konstant.

Beim Übergang von CPPB auf ZPB fallen Atemwegsdruck (p_{Trach}) und PEEP beide auf Null. Dabei steigt $\dot{Q}_S/\dot{Q}_T$, und p_aO_2 fällt, und zwar sowohl unter $F_IO_2 = 0,9$ als auch unter $F_IO_2 = 0,2$.

Bei diesen Patienten ohne Herzinsuffizienz und mit unauffälligem peripherem Kreislauf folgen beiden Übergängen keine wesentlichen hämodynamischen Veränderungen. Typischerweise fällt der Rechtsvorhofdruck (p_{RA}) sofort (bis ca. 10 min nach dem Übergang) etwas ab, ist aber später (durch Änderung der venösen Compliance) wieder auf dem Ausgangswert (s. Text)

atmungsbereitschaft noch nicht erreicht ist, oder etwas salopp formuliert:

Wettervorhersage:

p_aO_2 für heute
VK   für morgen

Je besser die Atemmechanik und je besser die Kooperation des Patienten, desto eher kann trotz deutlich gestörtem Gasaustausch früh extubiert werden.

6.2 Ventilation und Spontanatmungsbereitschaft

Bleibt unter versuchsweiser Spontanatmung die Atemfrequenz um 20/min, jedenfalls unter 30/min, und beträgt das Atemzugvolumen mindestens 7 ml/kg KG ohne daß es damit zu einer Kohlensäureretention kommt, d. h. ist p_aCO_2 nach etwa 30–45 min Spontanatmung nicht wesentlich über 50 mm Hg (ca. 7 kPa) gestiegen, so sollte die totale Ventilation der Spontanatmung genügen. Wichtig ist dabei, daß der Patient diese Spontanatmung ohne größere Anstrengung zu leisten vermag. Mit Analeptika kann die Spontanatmung in gewissen Grenzen verbessert werden (z. B. Etamivan 250 mg alle 3 h i.v.). Die Überwachung der Ventilation bei Spontanatmung mit einem entsprechenden Monitor (z. B. Monaghan 700) ist nützlich und erhöht in dieser Phase die Sicherheit des Patienten.
Nach wochenlanger mechanischer Beatmung muß die Spontanatmung erst wieder gelernt werden. Gelegentlich ist ein tage- oder wochenlanges Training notwendig, bis der Patient nicht nur für Minuten, sondern auch während vieler Stunden und endlich dauernd die Spontanatmung ohne Erschöpfung zu leisten vermag. Zieht sich das Spontanatmungstraining über derart lange Zeit hinaus, so ist in der Regel auch bei normalem Gasaustausch eine Tracheotomie unumgänglich.

6.3 Herzinsuffizienz und Spontanatmungsbereitschaft

Die Zunahme des systematischen wie des pulmonalen Kreislaufwiderstands unter Spontanatmung führt zu einer Mehrbelastung beider Ventrikel, so daß bei schwerer Herzinsuffizienz bereits nach
10 min Spontanatmung eine Dekompensation (kardiogener Schock
oder schwerste Herzrhythmusstörungen) auftreten kann (Abb. 86).

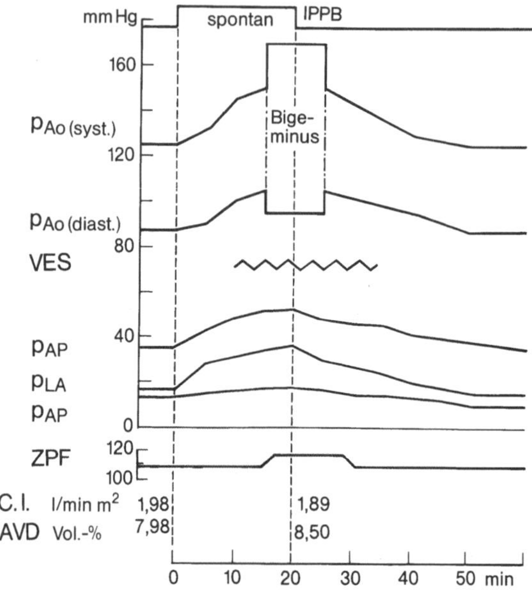

Abb. 86. Spontanatmungstest bei Herzinsuffizienz (4. Tag nach Dreiklappen-
ersatz, Patient 52 Jahre alt): starke Zunahme der Zeichen der Herzinsuffizienz unter Spontanatmung. Ausgangssituation: Beatmung mit Bird-Respira-
tor (IPPB) mit $F_1O_2 = 1$, Spontanatmung über 20 min, dann erneut Beatmung.
Nach wenigen Minuten Spontanatmung steigen Linksvorhofdruck (p_{LA}), arterieller Druck (p_{Ao}) pulmonal-arterieller Druck (p_{AP}) und später — aber nur
um wenige mmHg — auch der Rechtsvorhofdruck (p_{RA}). Nach 10 min Spontanatmung beginnen ventrikuläre Extrasystolen (VES) und nach 15 min zeigt
sich ein Bigeminus. Herzindex und arteriovenöse Sauerstoffdifferenz zeigen
einen kleinen Abfall des Herzminutenvolumens bei konstanter Sauerstoffaufnahme

Durch Verfolgen des Elektrokardiogramms, des arteriellen Drucks, des pulmonal-arteriellen Drucks und/oder des Linksvorhofdrucks, der Diurese und aller anderen klinischen Symptome, die über die periphere Zirkulation Auskunft geben, kann während eines *20 min dauernden Spontanatmungstests* die Tendenz der Veränderungen erfaßt werden. *Die Tendenzanalyse* erlaubt eine zuverlässige Extrapolation, so daß die Spontanatmung wieder abgebrochen werden kann, bevor es zur Verschlechterung des gesamten Kreislaufs gekommen ist. Der Rechtsvorhofdruck (ZVD) ist für diese Beurteilung oft nutzlos (s. Abb. 71 und 86), da er unter Spontanatmung nur in Extremfällen wesentlich ansteigt. Auch die Absolutmomentanwerte von Linksvorhofdruck und pulmonal-arteriellem Druck geben wenig Hilfe; es geht aus ihnen nicht hervor, ob und wieweit die Drücke unter Spontanatmung ansteigen werden. Entscheidend sind die *Druckanstiege*, d.h. die Tendenz der Veränderung. In der Praxis genügt das Verfolgen des pulmonal-arteriellen Drucks, denn der zusätzlich registrierte Linksvorhofdruck zeigt nur die (allerdings interessante) Proportion zwischen passiver und aktiver (vaskulärer) Komponente der pulmonal-arteriellen Hypertension.

Steigt der Linksvorhofdruck während 20 min Spontanatmung um weniger als 3 mm Hg und der pulmonal-arterielle Druck um weniger als 5 mm Hg, treten keine vertikulären Extrasystolen oder andere Herzrhythmusstörungen auf, und wird weder in der system-arteriellen Druckkurve (linker Ventrikel) noch in der pulmonal-arteriellen Druckkurve ein Pulsus alternans sichtbar und wird keine Verschlechterung der peripheren Zirkulation beobachtet, so muß auch nach länger dauernder Spontanatmung nicht mit einem Kreislaufversagen gerechnet werden.

6.4 Spontanexpektoration und Extubation

Je mehr bronchiale Sekrete produziert werden, um so stärker wird der Patient nach Extubation durch die Spontanexpektoration beansprucht und ermüdet. Beträgt die Vitalkapazität weniger als 15 ml/kg KG und muß die Tracheobronchialtoilette häufiger als etwa

2stündlich durchgeführt werden, so wird der Patient nach Extubation sein Tracheobronchialsystem nicht ohne Erschöpfung sauberhalten können. In Grenzfällen und wenn mit einem raschen Rückgang der Sekretproduktion gerechnet werden kann, mag häufiges nasotracheales Absaugen die Zeit überbrücken helfen, bis die eigene Expektoration genügt. Werden klare Sekrete abgesaugt, so können diese durch Atropin, Phenergan oder antiinflammatorische Kortikoide (z. B. 6-Methylprednisolon 1 mg/kg KG i. v. zu Beginn, 2 m/ kg KG über 24 h als Erhaltungsinfusion, schrittweise Reduktion) reduziert werden. Löst die Berührung von Trachea und Bronchien durch den Absaugtubus während der Trachealtoilette gute Hustenstöße aus, so ist das als ermutigendes Zeichen zu werten. Namentlich bei älteren Patienten kann der Hustenstoß durch Broncholytika (per Inhalation und/oder per Infusion) verbessert werden, auch wenn kein exspiratorisches Giemen auskultiert werden kann. Werden eitrige Sekrete abgesaugt, so muß die Extubation in der Regel verschoben werden, bis mit Hilfe eines wirksamen Antibiotikums (per Inhalation und intravenös) die Infektion unter Kontrolle gebracht wurde; ist soeben aufgrund der bronchopulmonalen Infekten eine Therapie mit einem Antibiotikum neu begonnen oder ein Antibiotikumwechsel durchgeführt worden, so soll die Extubation um mindestens 24 h verschoben werden.

Bei knapp genügender Expektoration soll prinzipiell keine andere Therapieänderung durchgeführt werden. Ein Pharmakon, das die bronchotracheale Sekretion verstärken könnte, soll nur bei strengster Indikationsstellung neu begonnen werden; ist es unumgänglich, so soll die Extubation um mindestens 6 h verschoben werden, d. h. bis man empirisch festgestellt hat, daß die Sekretion nicht zunimmt. Beispiel: Eine massive Steigerung der Sekretproduktion kann beobachtet werden, wenn ein dynamischer Ileus mit Neostigmin (Prostigmin) behandelt wird, wenn eine Harnverhaltung mit Carbachol (Doryl) angegangen wird, wenn eine Bradykardie mit Isoproterenol behoben wird etc.

Versucht man abzuschätzen, ob ein Patient der eigenen Tracheobronchialtoilette nach Extubation gewachsen sein wird, so muß auch die psychische Situation beurteilt werden. Ein kooperativer, einsichtiger Patient mag die Situation meistern, wenn er nach der Extubation hartnäckig seine ganze Energie auf die Expektoration konzentriert, während ein leicht verwirrter oder depressiver Patient bei sonst gleicher Sekretion und Expektorationskraft gegenüber den Anstrengungen der eigenen Tracheobronchialtoilette resignieren und versagen wird. Während der Phase der knapp genügenden Expektoration sollen alle Kräfte des Patienten dem Aushusten zugute kommen. Jedes andere Problem soll von ihm ferngehalten werden, bis die Expektoration gesichert ist. Beispiel: In dieser Phase soll der Blasenkatheter nicht entfernt werden, die Spontanmiktion kann zunächst schwierig sein.

Das Verhalten von Gasaustausch, Ventilation und Kreislauf unter Spontanatmung kann bei entsprechender Sorgfalt mit großer Sicherheit abgeschätzt werden. Wenn ihretwegen heute Spontanatmung noch nicht möglich ist, soll weiter beatmet werden, bis unter entsprechender Therapie Gasaustausch, Ventilation und Kreislauf soweit verbessert sind, daß morgen oder in einigen Tagen Spontanatmung möglich ist. Diese Taktik gilt für die Spontanexpektoration nur mit Einschränkung. Wenn eine rasche Verbesserung der Spontanexpektoration nicht sehr wahrscheinlich ist, dann soll auch bei gutem Gasaustausch, bei genügender Ventilation und ungestörtem Kreislauf der Entschluß zur Tracheotomie rasch gefaßt werden. Eine mit Sorgfalt durchgeführte Tracheotomie bedeutet heute einen leicht erhöhten Aufwand an Pflege und gelegentlich eine Verlängerung der Hospitalisationsdauer um wenige Tage. Eine zu spät durchgeführte Tracheotomie führt immer zu schweren Komplikationen, nicht selten zum Exitus.

Zusammenfassung

1) Ist nicht mit Sicherheit feststellbar, ob Gasaustausch, Ventilation und Kreislauf unter Spontanatmung genügen werden, soll die Extubation evtl. unter Spontanatmung mit CPAP und PEEP (PEEP-Weaner) verschoben werden.

2) Lassen uns alle „harten Daten" immer noch zweifeln, ob die Spontanatmungsbereitschaft erreicht ist, so lassen wir uns vom Gesichtsausdruck des Patienten leiten; erkennbare Atemnot während des Spontanatmungstests deutet in aller Regel darauf hin, daß der Patient vorläufig auch weiter eine atemmechanische Hilfe braucht [116].

3) Muß erwartet werden, daß die Spontanexpektoration während
   längerer Zeit (Tage bis Wochen) nicht genügt, so soll tracheotomiert werden.
4) Je schlechter der Allgemeinzustand des Patienten ist und je eher
   ihn auch eine kleine zusätzliche Komplikation an die Grenze der
   Überlebensfähigkeit bringen würde, desto eher soll tracheotomiert werden.

7. Extubation

7.1 Extubation bei oralem Tubus

Ist der Patient mit einem oralen Tubus intubiert, so kann er nur ungenügend schlucken. Der Rachenraum muß deshalb vor der Extubation minutiös saubergesaugt werden. Anschließend wird ein neuer steriler Katheter durch den Tubus in die Trachea vorgeschoben und der Tubuscuff durch Aspiration seines Inhalts zum Kollabieren gebracht. Jetzt laufen die Flüssigkeitsmengen, welche noch zwischen Glottis und Tubuscuff retiniert waren, in die Trachea und können von dort abgesaugt werden. Darauf erfolgt die Extubation. Vor der Extubation wird der Patient 5 min lang mit 100% Sauerstoff beatmet, unmittelbar nach der Extubation erhält er eine Gesichtsmaske, in die mindestens 15 l/min feuchter reiner Sauerstoff eingeblasen werden. Sobald die initiale Erregung abgeklungen ist und der Patient mit Hilfe des Pflegepersonals genügend aushusten kann, d.h. ohne Hast, wird unter Kontrolle der arteriellen Sauerstoffspannung die inspiratorische Sauerstoffkonzentration auf das therapeutisch notwendige Minimum reduziert. Patienten mit chronischer (meist vorbestehender) respiratorischer Insuffizienz, die ihre Ventilation über den arteriellen Sauerstoffdruck und nicht – wie normalerweise – über den arteriellen Kohlensäuredruck regulieren, müssen unmittelbar nach Extubation die niedrigst mögliche Sauerstoffkonzentration angeboten bekommen, weil sie bei hohem pO_2 hypoventilieren. Genügt ein F_IO_2 an der Maske von weniger als 60%, so wird ein Rachenkatheter eingelegt und durch diesen 1–3 l/min kalter aber feuchter Sauerstoff eingeblasen. In der Regel kann die Sauerstoffzufuhr im folgenden reduziert und nach durchschnittlich 48 h ganz abgesetzt werden.

In der ersten Zeit nach der Extubation darf der Patient nie unbeaufsichtigt sein. In der Regel ist er zu wenig ausdauernd, um bei der noch mühsamen Expektoration die Tracheobronchialtoilette ohne Hilfe gründlich genug durchzuführen. Bekommt er aber bei jedem Räuspern oder Hüsteln vom Pflegepersonal gute Hustenhilfe und psychischen Ansporn, so bleibt in der Regel der Verlauf komplikationslos. Eventuell muß noch während einiger Tage wiederholt nasotracheal abgesaugt werden.

Nach Extubation bleibt oft für einige Stunden eine Funktionsstörung der Glottis zurück. Deshalb soll der erste Schluck unter Kontrolle und Anleitung einer zuverlässigen Schwester in 2 Schritten getrunken werden:

1. Schritt: Flüssigkeit in den Mund nehmen und Mund schließen.
2. Schritt: Schlucken.

Mit dieser Vorsichtsmaßnahme kann eine Aspiration nach Extubation praktisch immer verhindert werden.

7.2 Extubation bei nasalem Tubus

Ist der Patient mit einem nasalen Tubus intubiert, so ist die Extubation wesentlich einfacher. Der Patient kann bisher schon gut schlucken und trinken, der Rachenraum ist deshalb bei der Extubation bereits sauber. Wenn es zur Technik der Schwestern gehört, bei längerer Spontanatmung den Cuff (beim ersten Mal mit liegendem Absaugkatheter, die anderen Male in Absaugbereitschaft) zu entlasten, so ist auch in Kehlkopf und Trachea zwischen Glottis und Cuff keine Flüssigkeitsretention mehr verblieben. Zur Extubation wird deshalb, wie immer bei Spontanatmung, der Cuff entlastet und die inspiratorische Sauerstoffkonzentration auf 100% erhöht und einige Minuten später ein Absaugkatheter durch den Tubus in die Trachea vorgeschoben und der Tubus herausgezogen. Lag der Tubus mehrere Tage, war die Intubation traumatisch oder mußte mehrfach intubiert oder umintubiert werden, kann mit 6-Methylenprednisolon eine wirksame Prophylaxe gegen die Bildung eines Glöttisödems (Pseudokrupp) durchgeführt werden. Es soll 30 min vor Extubation injiziert werden (1 mg/kg KG i.v.).

7.3 Extubation bei Tracheotomierten

Patienten mit Tracheotomie sind im Durchschnitt am längsten intubiert. Da gelegentlich in den ersten Stunden bis Tagen der Glottisschluß noch nicht einwandfrei ist, und da das Tracheostoma unmittelbar nach Extubation nie ganz dicht verbunden werden kann, sind zu Beginn die Hustenstöße mit Sicherheit insuffizient. Die Extubation erfolgt beim Tracheotomierten am schonendsten in mehreren Schritten nach folgendem Schema: Zunächst läßt man den Patienten durch den Tubus für etwa 24 h spontan atmen und benutzt den Beatmungsapparat nur noch für die stündliche Inhalationen und „deep sighs". Oft ist die psychische Kooperation des Patienten und seine mechanische Mithilfe bereits so gut, daß zu den Überdruckinhalationen der Cuff nicht mehr gebläht werden muß. Dann wird die Trachealkanüle durch eine Sprechkanüle ersetzt und diese mit einem Gummistopfen verschlossen. Die Sauerstoffzufuhr erfolgt nun über eine Gesichtsmaske, wie nach Extubation bei oralem Tubus. Mit der Sprechkanüle kann der Patient lernen, selbst zu husten, es kann aber nach Entfernen des Gummistopfens immer wieder abgesaugt werden, wenn die Spontanexpektoration nicht ausreicht *(reversible Extubation)*. Wird die Sprechkanüle gestopft, so ist auf freie Atmung zu achten, denn die sich an einem Tracheostoma evtl. bildenden Granulationen liegen meist zwischen Stoma und Glottis (!), so daß sie sich erst jetzt als Stenose manifestieren. Die Überdruckinhalationstherapie wird im Sprechkanülenstadium über ein Mundstück durchgeführt. Wird der Patient mit der Sprechkanüle kurzatmig oder kann er mit dem Mundstück nicht genügend inhalieren, so soll man sich nicht scheuen, (vielleicht sogar mehrmals) für einige Stunden oder für die Nacht wieder eine Beatmungskanüle einzulegen.
Sobald der Patient selbständig aushusten kann, wird die Sprechkanüle entfernt und das Tracheostoma möglichst luftdicht verbunden (Abb. 87). Der Patient wird dazu angehalten, beim Husten mit der Hand am Verband gegenzudrücken. Das Tracheostoma schließt sich in einigen Tagen spontan. Etwa 6 Tage nach dem Spontanverschluß des Tracheostomas wird auch bei klinisch unauffälligem Verlauf eine Kontrolltracheoskopie durchgeführt. Granulationen an der Glottis oder am Tracheostoma können bei dieser Gelegenheit abgetragen werden.

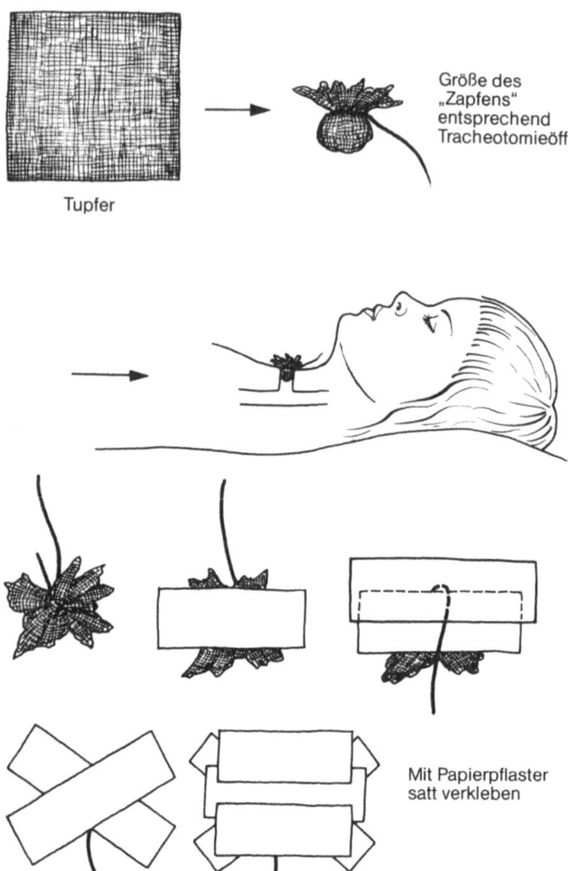

Abb. 87. Verband des Tracheostomas (s. Text)

7.4 Physiotherapie nach Extubation

In den ersten 2–3 Tagen nach Extubation ist die physiotherapeuti-
sche Behandlung äußerst wichtig [204]. Es kann keinesfalls genügen,
daß eine Physiotherapeutin 2- bis 3mal pro Tag mit dem Patienten

arbeitet. Alle auf einer Intensivpflegestation tätigen Schwestern müssen mit den einfacheren physiotherapeutischen Maßnahmen bei Spontanatmung vertraut sein, denn der Patient muß in dieser Phase, zu Beginn in stündlichen Abständen, ausgeklopft werden. Bei jedem Hustenversuch braucht er Beistand, und auch die Überdruckinhalation (per Mundstück) [135] soll in den ersten 24 h stündlich durchgeführt werden. Die Spontanatmung mit CPAP und PEEP (PEEP-Weaner) über eine Gesichtsmaske kann über vorübergehende Schwierigkeiten hinweghelfen und evtl. eine Reintubation verhindern; sie ist bis zu 45 min/h tolerabel. Selbstverständlich erfordert die gestopfte Trachealsprechkanüle dieselben Maßnahmen.

8. Indikation zur Intubation

Es mag überraschen, daß die Indikation zur Intubation und mechanischen Beatmung erst am Schluß besprochen wird, obwohl sie am Krankenbett der Beatmung vorausgeht. Dies soll auch in dieser Auflage so bleiben. Die Indikationsstellung zur Intubation erfordert nämlich das Abwägen aller Risiken und Chancen bei Intubation und Beatmung mit optimaler Pflege und Physiotherapie gegenüber denjenigen bei konservativem Vorgehen mit gelegentlichem nasotrachealem Absaugen und optimaler Pflege und Physiotherapie inklusive periodischem CPAP mit PEEP (PEEP-Weaner). Dieses Abwägen erfordert die volle Synthese des erfahrenen Klinikers, der alle bisher besprochenen Zusammenhänge auf die konkrete Situation hin überprüft. Die Kenntnis von Kap. 1–7 ist daher eine Voraussetzung für das Verständnis dieses Kapitels.

Der einschneidende Schritt ist nicht die Beatmung, sondern die Intubation. Deshalb lautet die *Alternative* nicht „Spontanatmung versus Beatmung", sondern „*Spontanatmung versus Intubation*".

Nach größeren chirurgischen Eingriffen, nach einem Schock, nach Wiederbelebung etc. soll man sich des Vorteils bewußt sein, daß der Patient bereits intubiert ist und ohne große Umstände einige Stunden oder eine Nacht am PEEP-Weaner mit CPAP und PEEP spontan atmen oder gar beatmet werden kann; es ist bedauerlich, wenn relativ schematisch extubiert wird und z. B. eine Atelektase tagelang mit „konservativen" Mitteln mühsam eröffnet werden muß, wenn das unter Beatmung mit PEEP vielleicht in 6 h möglich gewesen wäre; oder wenn eine postoperative Hypovolämie bei Herzinsuffizienz über Vasokonstriktion und Azidose in wenigen Std zu ventrikulären Extrasystolen und einer Rektaltemperatur von 40 °C führt, die unter Beatmung in 3 h leicht hätte normalisiert werden können.

Ist der Patient nicht intubiert, so ist zwar in manchen Fällen die Indikation zur Intubation diskussionslos gegeben; in den vielen nicht ganz klaren Situationen steht man aber einem außerordentlich komplexen Problem gegenüber. Keinesfalls kann die Indikation mit einer einfachen Liste von Symptomen und Grenzwerten beschrieben werden. Was prinzipiell beachtet werden sollte, geht aus der Beschreibung der Spontanatmungsbereitschaft (Kap. 6) hervor.

Die 4 Kardinalfragen lauten auch hier:

1. Genügt die Ventilation?
2. Genügt der Gasaustausch?
3. Genügt der Kreislauf?
4. Genügt die Expektoration?

Die Indikationsstellung wird erleichtert, wenn es gelingt, die Störung genau zu klassifizieren. Einige allgemeine Richtlinien seien hier noch angeführt.

Es ist festzuhalten, daß es ein undeutlich begrenztes Feld gibt, in dem man den intubierten Patienten noch nicht extubieren dürfte, aber den bisher nicht Intubierten dennoch nicht intubieren sollte. So würde man nicht extubieren, wenn nach versuchsweiser Spontanatmung an einem intubierten Patienten ein $p_a CO_2$ von 55 mm Hg (7 kPa) gemessen wird; man wird mit der Intubation aber auf Zusehen hin zuwarten, wenn ein nicht intubierter Patient als einziges Symptom der ungenügenden Spontanatmung denselben $p_a CO_2$ von 55 mm Hg (7 kPa) zeigt. Auch wird man eher abwarten, wenn von der angenommenen Ursache der Störung her vermutet werden darf, daß eine spontane Besserung bald eintreten kann, und man wird eher die Beatmungstherapie einleiten, wenn der Patient z. B. wegen schlechtem Allgemeinzustand, Herzinsuffizienz, Rhythmusstörungen oder wegen der pulmonalen Grundkrankheit an einer evtl. zu spät begonnenen Beatmungstherapie besonders großen Schaden nehmen würde. Deshalb gilt: *Je gefährdeter der Patient, desto eher beatmen.*

Ist die pulmonale Störung die Hauptkrankheit (wie oft bei medizinischen Patienten), wird man eher abwarten; ist die pulmonale Störung eine Zweitkrankheit oder gar eine Komplikation (wie oft bei chirurgischen Patienten), wird man eher beatmen.

Eine Gasaustauschstörung kann oft konservativ beherrscht werden. Besteht die primäre Störung überwiegend in Expektorationsschwäche und ist diese schmerzbedingt, so kann eine Epiduralanästhesie (über 3–6 Tage) eine entscheidende Hilfe bringen. Kann die Expektorationsschwäche nicht wirksam angegangen werden, so verliert man mit Warten meist kostbare Zeit.

Wir glauben nun genügend betont zu haben, daß die Indikation zur Intubation und Beatmung nicht schematisch gestellt werden darf, so daß die folgende kleine Liste nicht als dogmatisch mißverstanden, sondern nur als „check list" zu Hilfe gezogen wird.

Spontanatmung wird vom Patienten gerade noch toleriert, solange unter konservativen Maßnahmen folgende Befunde erhoben werden:

- Atemfrequenz $< 30/\text{min}, > 10/\text{min}$;
- Atemzugvolumen $> 7\ \text{ml}/\text{kg KG}$;
- Vitalkapazität $> 12\ \text{ml}/\text{kg KG}$;
- $p_a CO_2 < 60\ \text{mm Hg}$ (8 kPa);
- $p_a O_2$ bei Zimmerluft $> 55\ \text{mm Hg}$ (7,3 kPa);
- $p_a O_2$ bei reinem Sauerstoff $> 200\ \text{mm Hg}$ (26,7 kPa).
- Der Patient macht keinen angestrengten Eindruck, er fühlt sich wohl.
- Vernünftigerweise darf man vom weiteren Verlauf eine Besserung erwarten.

Der Entscheid zur konservativen Therapie bleibt zunächst ein vorläufiger, d.h. man muß jederzeit bereit sein, aufgrund neuer Beobachtungen dennoch zu intubieren. Muß der Entschluß zur Intubation gefaßt werden, so muß ohne weiteren Zeitverlust intubiert werden. Falls notfallmäßig: orotracheal; wenn man 15 min Zeit hat: primär nasotracheal. *Die Intubation des Schwerkranken bleibt dem Geübten vorbehalten;* eine zusätzliche Aspiration in dieser Phase ist eine schwerwiegende, an und für sich jedoch vermeidbare Komplikation; sie führt auch heute noch nicht selten zu letalem Ausgang.

Zum Schluß sei darauf verwiesen, daß bei der Beurteilung einer akuten oder subakuten Störung eine evtl. zusätzlich vorhandene chronische Störung zu berücksichtigen ist. Die Verbesserung des Zustands wird oft nur soweit möglich sein, bis das frühere Niveau der chronischen Störung wieder erlangt ist. An dieses hat sich der Patient vielleicht über viele Jahre bereits gewöhnt, mit ihm müssen auch wir uns abfinden. So hat ein Patient mit chronischer Emphysembronchitis vielleicht seit langer Zeit eine Atemfrequenz von 25–30/min und einen p_aCO_2 von 50 mm Hg (6,7 kPa) sowie bei Zimmerluft einen p_aO_2 von 50 mm Hg; selbstverständlich gelten für diesen Patienten andere Grenzwerte.

Das Buch schließt deshalb mit der scheinbar trivialen Feststellung: Alle Zahlen und Meßwerte sind der klinischen Erfahrung und dem gesunden Menschenverstand unterzuordnen.

Anhang 1. „mm Hg" versus „kPa"

Leider herrscht derzeit (und wohl bis auf weiteres) noch Unklarheit darüber, ob für die Messung der Blutgase die neue SI-Einheit (pa bzw. kPa: physikalisch sinnvoll, aber medizinisch eher abstrakt) sich durchsetzen oder ob die alte Einheit (mm Hg: physikalisch veraltet, aber medizinisch praktisch, anschaulich und überall eingeführt) sich behaupten wird. Dieser Streit zwischen Puristen und Pragmatikern wird uns noch einige Jahre zwingen, mit beiden Einheiten vertraut zu sein. Darum geben wir hier Konversionshilfen für pO_2 bei $F_IO_2 = 0,21$ (Teil a), für pCO_2 (Teil b) und bei $F_IO_2 = 1$ (Teil c).

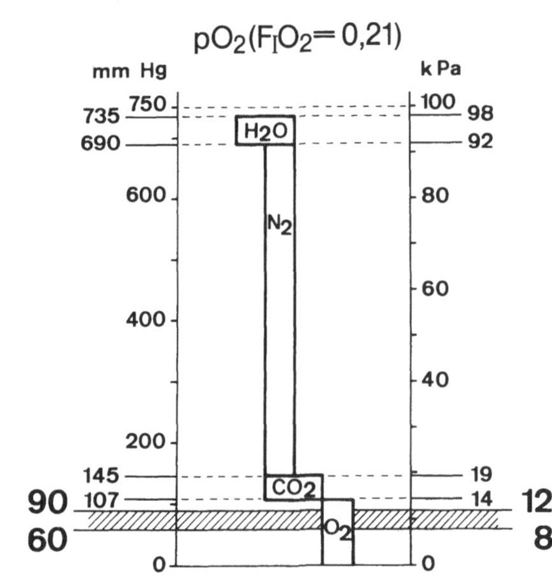

p_aCO_2

	kPa	(mmHg)
Normal:	**5 - 6**	(37,5 - 45)
Zu korrigieren:	< 4,5	(< 34)
	> 6,5	(> 49)
Gezielte Hyperventilation:	< 4	(< 30)
Kritische Hyperkapnie:	> 8	(> 60)

b

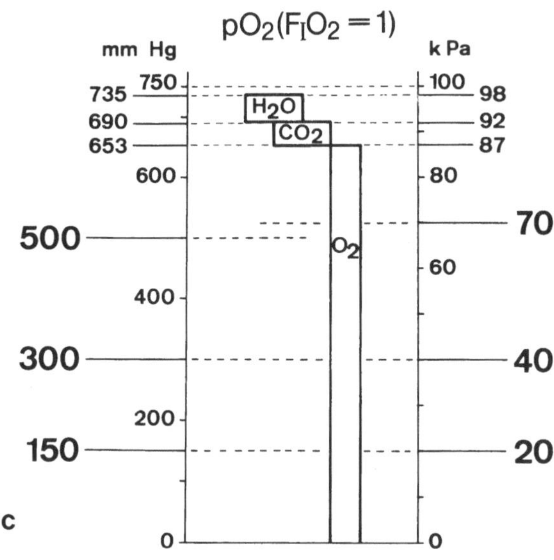

c

Anhang 2. Ermunterung zur Benützung eines programmierbaren Taschenrechners

Wirklich vertraut werden uns biologische Werte nur, wenn wir konkret, d.h. am Krankenbett mit den entsprechenden Meßwerten umgehen. Sehr hilfreich sind dabei für wenig Geld erhältliche programmierbare Taschenrechner. Die in diesem Buch erläuterten Zusammenhänge lassen sich so leicht programmieren, daß Nomogramme heute fast überflüssig geworden sind. Um den Leser anzuregen, mit solchen modernen Hilfsmitteln zu arbeiten, geben wir hier ein Rechenprogramm wieder, aus Gründen der Übersichtlichkeit weder verkürzt noch optimiert.

Programm für Berechnungen zu Abb. 11, S. 36, auf Taschenrechner TEXAS TI-59 mit Drucker PC 100 C

000	76	LBL	071	99	PRT	142	54	)	213	53	(
001	11	A	072	65	×	143	95	=	214	43	RCL
002	69	OP	073	07	7	144	68	NOP	215	38	38
003	00	00	074	93	.	145	68	NOP	216	94	+/−
004	02	2	075	05	5	146	94	+/−	217	45	Yˣ
005	03	3	076	95	=	147	42	STO	218	04	4
006	01	1	077	99	PRT	148	22	22	219	85	+
007	04	4	078	94	+/−	149	42	STO	220	53	(
008	69	OP	079	42	STO	150	38	38	221	01	1
009	04	04	080	36	36	151	94	+/−	222	05	5
010	69	OP	081	42	STO	152	55	÷	223	65	×
011	05	05	082	38	38	153	07	7	224	43	RCL
012	91	R/S	083	03	3	154	93	.	225	38	38
013	42	STO	084	02	2	155	05	5	226	94	+/−
014	02	02	085	05	5	156	95	=	227	45	Yˣ
015	99	PRT	086	42	STO	157	99	PRT	228	03	3
016	65	×	087	39	39	158	43	RCL	229	94	+/−
017	01	1	088	61	GTO	159	22	22	230	54	)
018	93	.	089	32	X:T	160	94	+/−	231	85	+
019	03	3	090	76	LBL	161	99	PRT	232	53	(
020	04	4	091	38	SIN	162	68	NOP	233	02	2
021	95	=	092	91	R/S	163	68	NOP	234	04	4
022	42	STO	093	99	PRT	164	03	3	235	00	0
023	37	37	094	55	÷	165	08	8	236	00	0
024	99	PRT	095	01	1	166	02	2	237	65	×
025	98	ADV	096	00	0	167	42	STO	238	43	RCL
026	69	OP	097	00	0	168	39	39	239	38	38
027	00	00	098	95	=	169	76	LBL	240	33	X²
028	01	1	099	42	STO	170	32	X:T	241	54	)
029	03	3	100	21	21	171	53	(	242	85	+
030	03	3	101	91	R/S	172	43	RCL	243	53	(
031	05	5	102	99	PRT	173	38	38	244	03	3
032	03	3	103	42	STO	174	94	+/−	245	01	1
033	07	7	104	11	11	175	45	Yˣ	246	01	1
034	69	OP	105	68	NOP	176	04	4	247	00	0
035	04	04	106	68	NOP	177	85	+	248	00	0
036	69	OP	107	68	NOP	178	53	(	249	65	×
037	05	05	108	68	NOP	179	01	1	250	43	RCL
038	91	R/S	109	53	(	180	05	5	251	38	38
039	99	PRT	110	43	RCL	181	65	×	252	54	)
040	65	×	111	21	21	182	43	RCL	253	85	+
041	07	7	112	68	NOP	183	38	38	254	02	2
042	93	.	113	68	NOP	184	94	+/−	255	04	4
043	05	5	114	68	NOP	185	45	Yˣ	256	00	0
044	95	=	115	68	NOP	186	03	3	257	00	0
045	99	PRT	116	65	×	187	94	+/−	258	00	0
046	94	+/−	117	06	6	188	54	)	259	00	0
047	42	STO	118	09	9	189	85	+	260	00	0
048	20	20	119	00	0	190	53	(	261	54	)
049	42	STO	120	54	)	191	02	2	262	95	=
050	38	38	121	75	−	192	00	0	263	65	×
051	91	R/S	122	53	(	193	04	4	264	01	1
052	99	PRT	123	43	RCL	194	05	5	265	00	0
053	65	×	124	10	10	195	65	×	266	00	0
054	07	7	125	65	×	196	43	RCL	267	95	=
055	93	.	126	53	(	197	38	38	268	83	GO*
056	05	5	127	43	RCL	198	33	X²	269	39	39
057	95	=	128	21	21	199	54	)	270	68	NOP
058	99	PRT	129	85	+	200	85	+	271	68	NOP
059	42	STO	130	53	(	201	53	(	272	68	NOP
060	10	10	131	53	(	202	94	+/−	273	68	NOP
061	02	2	132	01	1	203	02	2	274	68	NOP
062	07	7	133	75	−	204	00	0	275	68	NOP
063	05	5	134	43	RCL	205	00	0	276	68	NOP
064	42	STO	135	21	21	206	00	0	277	68	NOP
065	39	39	136	54	)	207	65	×	278	68	NOP
066	61	GTO	137	55	÷	208	43	RCL	279	68	NOP
067	32	X:T	138	43	RCL	209	38	38	280	99	PRT
068	76	LBL	139	11	11	210	54	)	281	42	STO
069	67	EQ	140	54	)	211	54	)	282	03	03
070	91	R/S	141	54	)	212	55	÷	283	55	÷

284	01	1	355	01	1	426	03	3	497	03	3
285	00	0	356	95	=	427	00	0	498	07	7
286	00	0	357	85	+	428	01	1	499	69	OP
287	65	×	358	43	RCL	429	04	4	500	04	04
288	43	RCL	359	35	35	430	69	OP	501	69	OP
289	37	37	360	95	=	431	04	04	502	05	05
290	95	=	361	42	STO	432	69	OP	503	00	0
291	42	STO	362	28	28	433	05	05	504	42	STO
292	30	30	363	99	PRT	434	43	RCL	505	36	36
293	43	RCL	364	98	ADV	435	31	31	506	91	R/S
294	20	20	365	69	OP	436	75	-	507	61	GTO
295	94	+/-	366	00	00	437	43	RCL	508	03	03
296	65	×	367	01	1	438	28	28	509	25	25
297	93	.	368	05	5	439	95	=	510	91	R/S
298	00	0	369	01	1	440	42	STO	511	76	LBL
299	00	0	370	03	3	441	32	32	512	13	C
300	03	3	371	03	3	442	99	PRT	513	91	R/S
301	01	1	372	03	3	443	43	RCL	514	42	STO
302	95	=	373	69	OP	444	22	22	515	06	06
303	85	+	374	04	04	445	94	+/-	516	69	OP
304	43	RCL	375	69	OP	446	85	+	517	00	00
305	30	30	376	05	05	447	43	RCL	518	01	1
306	95	=	377	61	GTO	448	20	20	519	05	5
307	42	STO	378	38	SIN	449	95	=	520	03	3
308	31	31	379	68	NOP	450	42	STO	521	02	2
309	99	PRT	380	68	NOP	451	23	23	522	69	OP
310	98	ADV	381	68	NOP	452	99	PRT	523	04	04
311	69	OP	382	68	NOP	453	43	RCL	524	69	OP
312	00	00	383	68	NOP	454	27	27	525	05	05
313	04	4	384	68	NOP	455	75	-	526	43	RCL
314	02	2	385	68	NOP	456	43	RCL	527	06	06
315	01	1	386	68	NOP	457	31	31	528	99	PRT
316	07	7	387	68	NOP	458	95	=	529	69	OP
317	03	3	388	68	NOP	459	65	×	530	00	00
318	01	1	389	99	PRT	460	01	1	531	03	3
319	69	OP	390	42	STO	461	00	0	532	02	2
320	04	04	391	24	24	462	00	0	533	00	0
321	69	OP	392	55	÷	463	55	÷	534	03	3
322	05	05	393	01	1	464	53	(	535	04	4
323	61	GTO	394	00	0	465	43	RCL	536	01	1
324	67	EQ	395	00	0	466	27	27	537	03	3
325	68	NOP	396	65	×	467	75	-	538	03	3
326	68	NOP	397	43	RCL	468	43	RCL	539	03	3
327	68	NOP	398	37	37	469	28	28	540	07	7
328	68	NOP	399	95	=	470	54	)	541	69	OP
329	68	NOP	400	42	STO	471	95	=	542	04	04
330	68	NOP	401	25	25	472	42	STO	543	69	OP
331	68	NOP	402	43	RCL	473	33	33	544	05	05
332	68	NOP	403	22	22	474	99	PRT	545	43	RCL
333	68	NOP	404	94	+/-	475	43	RCL	546	06	06
334	99	PRT	405	65	×	476	23	23	547	65	×
335	42	STO	406	93	.	477	55	÷	548	43	RCL
336	04	04	407	00	0	478	43	RCL	549	32	32
337	55	÷	408	00	0	479	22	22	550	65	×
338	01	1	409	03	3	480	95	=	551	01	1
339	00	0	410	01	1	481	94	+/-	552	00	0
340	00	0	411	95	=	482	99	PRT	553	95	=
341	65	×	412	85	+	483	98	ADV	554	99	PRT
342	43	RCL	413	43	RCL	484	91	R/S	555	69	OP
343	37	37	414	25	25	485	76	LBL	556	00	00
344	95	=	415	95	=	486	12	B	557	03	3
345	42	STO	416	42	STO	487	69	OP	558	02	2
346	35	35	417	27	27	488	00	00	559	00	0
347	43	RCL	418	99	PRT	489	00	0	560	03	3
348	36	36	419	98	ADV	490	00	0	561	03	3
349	94	+/-	420	69	OP	491	00	0	562	07	7
350	65	×	421	00	00	492	00	0	563	03	3
351	93	.	422	01	1	493	03	3	564	05	5
352	00	0	423	05	5	494	06	6	565	69	OP
353	00	0	424	03	3	495	01	1	566	04	04
354	03	3	425	02	2	496	03	3	567	69	OP

```
568  05   05
569  43  RCL
570  07   07
571  65   ×
572  43  RCL
573  31   31
574  65   ×
575  01    1
576  00    0
577  95    =
578  99  PRT
579  98  ADV
580  98  ADV
581  98  ADV
582  98  ADV
583  98  ADV
584  25  CLR
585  42  STO
586  36   36
587  81  RST
```

Programmablauf mit Dateneingabe, Bedienungsanleitung (Tastatur) und ausgedruckten Zahlenwerten (vgl. Abb. 11, S. 36) zur Berechnung von $D_{a\bar{v}}O_2$, $\dot{Q}_S/\dot{Q}_T$ etc.

Ablauf	Tastatur	Drucker[a]	
START	$\boxed{A}$	(Zahlenwerte)	α-numerische Beschriftung
Dateneingabe und Zwischenresultate			Hb
	Hb (g%) R/S		
		Hb (g%) O_2-Kapazität (ml/100 ml)	
			ART
	p_aO_2 (kPa*) R/S		
		p_aO_2 (kPa) p_aO_2 (mm Hg)	
	p_aCO_2 (kPa*) R/S		
		p_aCO_2 (kPa) p_aCO_2 (mm Hg) S_aO_2 (%) C_aO_2 (ml/100 ml)	
			VEN
Variante $p_{\bar{v}}O_2$:	$p_{\bar{v}}O_2$ R/S		
		$p_{\bar{v}}O_2$ (kPa) $p_{\bar{v}}O_2$ (mm Hg) $S_{\bar{v}}O_2$ (%) $C_{\bar{v}}O_2$ (ml/100 ml)	
Variante $S_{\bar{v}}O_2$:	$\boxed{B}$		
			SAT
	$S_{\bar{v}}O_2$ (%) R/S		
		$S_{\bar{v}}O_2$ (%) $C_{\bar{v}}O_2$ (ml/100 ml)[b]	

[a] Anzeige ist nicht sinnvoll programmiert (α-numerisches Drucken!)

[b] Unter Vernachlässigung des physikalisch gelösten Sauerstoffs im gemischt-venösen Blut

* Falls der Wert in „mm Hg" vorliegt: Wert eintippen, mit 7,5 multiplizieren und Resultat mit „R/S" in Rechner eingeben.

238

Ablauf	Tastatur	Drucker[a]	
START	$\boxed{A}$	(Zahlenwerte)	α-numerische Beschriftung
	F_IO_2 (%) R/S	F_IO_2 (%)	CAP
	R.Q. R/S		
		R.Q.	
		p_cO_2 (kPa)	
		p_cO_2 (mm Hg)	
		S_cO_2 (%)	
		C_cO_2	
Endresultate			COMB
		$D_{a\bar{v}}O_2$ (ml/100 ml)	
		$D_{Aa}O_2$ (mm Hg)	
		$\dot{Q}_S/\dot{Q}_T$ (%)	
		$D_{Aa}O_2/p_cO_2$	
Verknüpfung mit „cardiac output" ($=$CO)	$\boxed{C}$		
			CO
	CO (l/min) R/S	CO (l/min)	
			O2 UPT
		O_2-Uptake (ml/min)	
			O2 TR
		aO_2-Transport (ml/min)	

Ausdruck auf programmierbarem Taschenrechner mit Drucker (Texas TI 59, PC 100 C).

Eingaben: Hb, p_aO_2, p_aCO_2, $p_{\bar{v}}O_2$ (links), $S_{\bar{v}}O_2$ (rechts), F_IO_2, R.Q. (muß gelegentlich geschätzt werden), CO ($=$ cardiac output, z. B. mit Thermodilution gemessen); alle Partialdrücke (p) in kPa. *Ausgaben:* Alle Partialdrücke (p) in mm Hg; O_2-Kapazität, Sauerstoffsättigung (S): arteriell (a), gemischt-venös ($\bar{v}$), kapillär (c); Sauerstoffgehalt (C): arteriell (a), gemischt-venös ($\bar{v}$), kapillär (c); arterio-venöse Sauerstoffdifferenz ($D_{a\bar{v}}O_2$, ml/100 ml), alveolo-kapilläre Sauerstoffdifferenz ($D_{Aa}O_2$, mm Hg), intrapulmonaler Rechts-links-Shunt ($\dot{Q}_S/\dot{Q}_T$), „Sauerstoffquotient" ($D_{Aa}O_2/p_AO_2$), Sauerstoffaufnahme (O_2-uptake, ml/min), arterieller O_2-Transport (ml/min).

Die auf diesem Rechner bescheidene Speicherkapazität führte zu minimaler Benützung der alphanumerischen Schrift und zum Verzicht auf Rundung der Dezimalstellen. Der Übersichtlichkeit halber ist dieses Programm nicht optimiert.

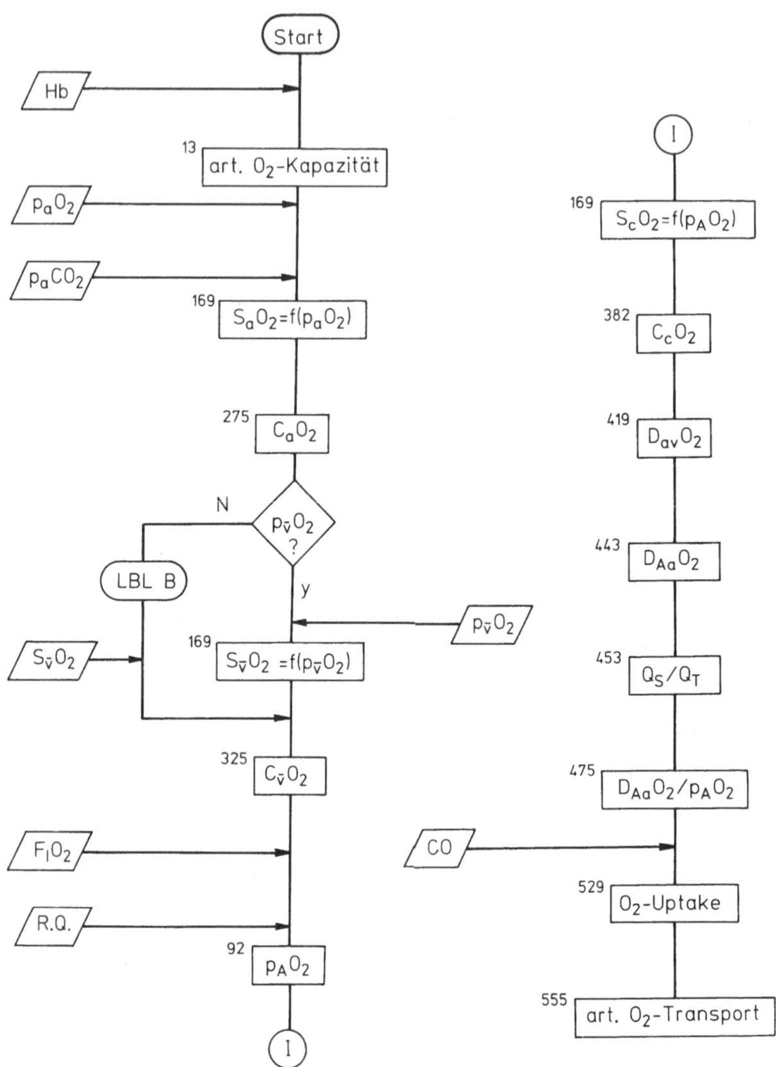

Flußdiagramm zur Berechnung von $D_{a\bar{v}}O_2$, $\dot{Q}_S/\dot{Q}_T$ etc. (vgl. Abb. 11, S. 36)

9. Literatur

1. Aalto-Setälä M, Heinonen J, Salorinne Y (1975) Cardiorespiratory function during thoracic anaesthesia: A comparison of two-lung ventilation and one-lung ventilation with and without PEEP. Acta Anaesthesiol Scand 19: 287
2. Ahnefeld FW, Bergmann H, Burri C, Dick W, Halmagy M, Rügheimer E (1979) Akutes Lungenversagen. Klin Anaesthesiol Intensivther 20
3. Gestrichen
4. Aidinis SJ, Lafferty J, Shapiro HM (1976) Intracranial responses to PEEP. Anesthesiology 45: 275–286
5. Annest SJ, Gottlieb M, Paloski WH, Stratton H, Newell JC, Dutton R, Powers SR (1980) Detrimental effects of removing end-expiratory pressure prior to endotracheal extubation. Ann Surg 191: 539–545
6. Anthony JS, Sieniewicz DJ (1977) Suctioning of the left bronchial tree in critically ill patients. Crit Care Med 5: 161–162
7. Ashbaugh DG, Petty TL. Bigelow DB, Harris TM (1969) Continuous positive pressure breathing (CPPB) in adult respiratory distress syndrome. J Thorac Cardiovasc Surg 57: 31
8. Atinault A, de Courcy A, Ivanoff S (1977) Le respirateur logic 05. Agressologie 18D: 345–349
9. Baehner RL, Gilman N, Karnovsky ML (1970) Respiration and glucose oxidation in human and guinea pig leucocytes – comparative study. J Clin Invest 49: 692
10. Bamert P, Roth F (1974) Bakterienpropagation durch Atemluftbefeuchter. Schweiz Med Wochenschr 104: 1856–1859
11. Barat G, Asuero MS (1975) Positive end-expiratory pressure: Effect on arterial oxygenation during respiratory failure in chronic obstructive airway disease. Anaesthesia 30: 183
12. Barber RE, Lee J, Hamilton WK (1970) Oxygen toxicity in man. N Engl J Med 283: 1478
13. Beecher HK (1933) Effect of laparotomy on lung volume. Demonstration of a new type of pulmonary collapse. J Clin Invest 12: 651
14. Bemis CE, Serur JR, Borkenhagen D, Sonnenblick EH, Urschel CW (1974) Influence of right ventricular filling pressure on left ventricular pressure and dimension. Circ Res 34: 498–504

15. Bendixen HH, Hedley-Whyte J, Laver MB (1963) Impaired oxygenation in surgical patients during general anaesthesia with controlled ventilation. A concept of atelectasis. N Engl J Med 269: 991
16. Bendixen HH, Smith HM, Mead J (1964) Pattern of ventilation in young adults. J Appl Physiol 19: 195
17. Bendixen HH, Bullwinkel B, Hedley-Whyte H, Laver MB (1967) Impaired oxygenation during spontaneous ventilation in anaesthetized patients. Anesthesiology 25: 297
18. Benumof JL (1982) One-lung ventilation: Which lung should be PEEPed? Anesthesiology 56: 161–163
19. Benzer H (1979) Probleme der respiratorischen Beatmung. In: Mayrhofer-Krammel O, Schlag G, Stoeckel H (Hrsg) Das akute progressive Lungenversagen. Thieme, Stuttgart (Intensivmedizin – Notfallmedizin – Anästhesiologie, Bd 16)
20. Benzer HR, Lempert J (1967) Zur Bedeutung oberflächenaktiver Substanzen in der Lunge. Wien Klin Wochenschr 45: 828
21. Berry AJ (1981) Respiratory support and renal function. Anesthesiology 55: 655–667
22. Beyer J, Beckenlechner P, Messmer K (1982) The influence of PEEP ventilation on organ blood flow and peripheral oxygen delivery. Intensive Care Med 8: 75–80
23. Gestrichen
24. Bjerager K, Sjöstrand U, Wattwil M (1977) Long-term treatment of two patients with respiratory insufficiency with IPPV/PEEP and HFPPV/PEEP. Acta Anaesthesiol Scand [Suppl 64]: 55–68
25. Blaisdell FW, Stallone RJ (1970) The mechanism of pulmonary damage following traumatic shock. Surg Gynecol Obstet: 130: 15
26. Blaisdell FW, Lim RC, Amberg JR, Choy SH, Hall AD, Thomas AN (1966) Pulmonary microembolism. Arch Surg 93
27. Blomfieldt J, Dorman DC (1971) The controlled use of copper as an antibacterial agent in respiratory therapy apparatus. Chest 60: 202–203
28. Bohn DJ, Miyasaka K, Marchak BE, Thompson WK, Froese AB, Bryan AC (1980) Ventilation by high-frequency oscillation. J Appl Physiol 48: 710–716
29. Bone RC (1976) Thoracic pressure-volume curves in respiratory failure. Crit Care Med 4: 148
30. Bone RC (1976) Compliance and dynamic characteristic curves in acute respiratory failure. Crit Care Med 4: 173
31. Brach BB, Yin F, Timms R, Moser K (1976) Reduced inspiratory effort during intermittent mandatory ventilation with PEEP. Crit Care Med 4: 142
32. Bradley RD (1977) Studies in acute heart failure. Arnold, London
33. Brismar B, Franksson C, Sundelin P (1980) Respiratory distress syndrome – a result of disseminated intravascular coagulation (DIC) or of fluid overload. Acta Chir Scand 146: 145–148
34. Brooks H, Kirk ES, Vokonas PS, Urschel CW, Sonnenblick EH (1971)

Performance of the right ventricle under stress: Relation to right coronary flow. J Clin Invest 50: 2176
35. Brown DR, Kafer ER, Roberson VO, Wilcox BR, Murray GF (1977) Improved oxygenation during thoracotomy with selective PEEP to the dependent lung. Anesth Analg (Cleve) 56: 26–31
36. Buehlmann H (1973) Diskussionsbeitrag. In: Symposion über Lungenveränderungen bei Langzeitbeatmung. 14.–16.10. 1971, Freiburg i. Br. Thieme, Stuttgart
37. Burger EJ, Mecklem P (1968) Airway closure: Demontration by 100% oxygen at low lung volumes and by N_2 washout. J Appl Physiol 25: 139
38. Burri C (1971) Der zentrale Venendruck. Laboratorien Hausmann, St. Gallen
39. Butler WJ, Bohn DJ, Bryan AC, Froese AB (1980) Ventilation by high-frequency oscillation in humans. Anesth Analg (Cleve) 59: 577–584
40. Cahill JM, Jonasset-Strieder D, Byrne JJ (1965) Lung function in shock. Am J Surg 110: 324
41. Carlon GC, Ray C, Klain M, McCormack PM (1980) High frequency positive-pressure ventilation in management of a patient with bronchopleural fistula. Anesthesiology 52: 160–162
42. Cazalaa J-B, Wolff M-A (1977) Le respirateur Engström ER 311-321. Agressologie 18D: 329–335
43. Cazalaa J-B, Atinault A, Ivanoff S, Weber B, Lavaud C (1977) Appréciation du domaine d'emploi d'un respirateur. Agressologie 18C: 129–132
44. Chakrabarti MK (1980) Cardiorespiratory effects of high frequency intermittent positive-pressure ventilation in the dog. Br J Anaesth 52: 475–481
45. Chevrolet JC, Martin JG, Flood R, Martin RR, Engel LA (1978) Topographical ventilation and perfusion distribution during IPPB in the lateral posture. Am Rev Respir Dis 118: 847–854
46. Civetta JM, Brons R, Gabel JC (1972) A simple and effective method of employing spontaneous positive-pressure ventilation. J Thorac Cardiovasc 63: 312
47. Claudi B, Lehmann K, Eschmann A, Dalquen P, Podvinec M, Wolff G (1977) Zur Technik der Tracheostomie: Erfahrungen bei 250 Tracheotomien. Helv Chir Acta 44: 565–568
48. Clements JA, Hustead RF, Johnson RP, Gribetz I (1961) Pulmonary surface tension and alveolar stability. J Appl Physiol 16: 444
49. Coeytaux R, Weber B (1977) Tableaux récapitulatifs des éléments caractéristiques des respirateurs. Agressologie 18D: 373–381
50. Cole RB, Bishop JM (1963) Effect of varying inspired O_2 tension on alveolar-arterial O_2 tension difference in man. J Appl Physiol 18: 1043–1048
51. Colgan FJ, Marocco PP (1972) The cardiorespiratory effects of constant and intermittent positive-pressure breathing. Anesthesiology 36: 444
52. Comer PB, Gibson RL, Weeks DB, Lopez J (1976) Airway maintenance

in patients with long-term endotracheal intubation. Crit Care Med 4: 211

53. Cooper JD, Grillo HC (1969) The evolution of tracheal injury due to ventilatory assistance through cuffed tubes: A pathologic study. Ann Surg 169: 334

54. Coryllos PN, Birnbaum GL (1932) Studies in pulmonary gas absorption in bronchial obstruction. I. Two new methods for direct and indirect observation. Am J Med Sci 183: 317

55. Coryllos PN, Birnbaum Gl (1932) Studies in pulmonary gas absorption. II. Behaviour and absorption time of oxygen, carbon dioxide, nitrogen, hydrogen, helium, ethylene, nitrous axide, ethyl chloride, and ether in the lung. Am J Med Sci 183: 326

56. Cotev S, Perel A, Katzenelson R, Eimerl D (1976) The effect of PEEP on oxygenating capacity in acute respiratory failure with sepsis. Crit Care Med 4: 186

57. Crystal RG (1974) Lung collagen: Definition, diversity and development. Fed Proc 33: 2248

58. Culiner MM, Reich SB, Abouav J (1959) Nonobstructive consolidationatelectasis following thoracotomy. J Thorac Surg 37: 371

59. Cullen P, Modell JH, Kirby RR, Klein EF Jr, Long W (1975) Treatment of flail chest. Arch Surg 110: 1099

60. Cumming G, Warwick W (1981) Water vapour handling in the airways. In: Scadding JG, Cumming G (eds) Scientific foundations of respiratory medicine. Heinemann, London, pp 191–197

61. Dale WA, Rahn H (1952) Rate of gas absorption during atelectasis. Am J Physiol 170: 606

62. Deane RS (1971) Antibacterial action of copper in respiratory therapy apparatus (communication to the editor). Chest 59: 587–588

63. Deane RS, Mills EL, Hamel AJ (1970) Antibacterial action of copper in respiratory therapy apparatus. Chest 58: 373–377

64. Deane RS, Shinozaki T, Morgan JG, Hamel AJ (1978) A method of maintaining sterility of heated humidifiers in mechanical ventilator breathing circuits. Crit Care Med 6: 60–63

65. De Courcy A, Giroud MM (1977) Le respirateur Spiromat 661–662. Agressologie 18D: 337–344

66. Desautels DA, Bartlett JL (1974) Methods of administering intermittent mandatory ventilation (IMV). Res Care 19: 187

67. Dines DE, Burgher LW, Okazaki H (1975) The clinical and pathologic correlation of fat embolism syndrome. Mayo Clin Proc 50: 407

68. Dittmann M, Ferstl A, Wolff G (1975) Epidural analgesia for the treatment of multiple ribfractures. Eur J Intensive Care Med 1: 71

69. Dittmann M, Lehmann K, Pochon JP, Wolff G (1977) Neue Technik der Spontanatmung mit positiv endexspiratorischem Druck (PEEP) beim Erwachsenen. Intensivmedizin 14: 101

70. Dittmann M, Pike PMH, Wolff G (1977) The Basel PEEP Weaner – a versatile device for respiratory assistance. Anaesthesia 32: 559

71. Dittmann M, Frede KE, Wolff G (1977) A useful step in weaning adults from ventilation: Spontaneous breathing with CPAP and PEEP. Haemodynamic performance and gas exchange. Intensive Care Med 3: 120
72. Dittmann M, Keller R, Wolff G (1978) A rationale for epidural analgesia in the treatment of multiple ribfractures. Intensive Care Med 4: 193–197
73. Dittmann M, Steenblock U, Kränzlin M, Wolff G (1982) Epidural analgesia or mechanical ventilation for multiple rib fractures? Intensive Care Med 8: 89–92
74. Dodds WJ (1976) Instrumentation and methods for intraluminal esophageal manometry. Arch Intern Med 136: 515
75. Douglas ME, Downs JB (1980) Cardiopulmonary effects of intermittent mandatory ventilation. Int Anesthesiol Clin 2: 97–121
76. Douglas ME, Downs JB, Dannemiller FJ, Hodges M (1976) Acute respiratory failure and intravascular coagulation. Surg Gynecol Obstet 143: 555
77. Douglas ME, Downs JB, Dannemiller FJ, Hodges MR, Munson ES (1976) Change in pulmonary venous admixture with varying inspired oxygen. Anesth Analg (Cleve) 55: 688–695
78. Downs JB (1976) A technique for direct measurement of intrapleural pressure. Crit Care Med 4: 207
79. Downs JB, Modell JH (1977) Patterns of respiratory support aimed at pathophysiologic conditions. In: Hershey SG (ed) Refresher courses in anesthesiology, vol 5. American Society of Anesthesiologists, Inc., J. B. Lippincott Company, Philadelphia, pp 71–85
80. Downs JB, Douglas ME, Sanfelippo PM, Stanford W, Hodges MR (1977) Ventilatory pattern, intrapleural pressure, and cardiac output. Anesth Analg (Cleve) 56: 88–96
81. Downs JB, Klein EP, Desautels D, Modell JH, Kirby RR (1973) Intermittent mandatory ventilation: A new approach to weaning patients from mechanical ventilators. Chest 64: 331
82. Downs JB, Perkins HB, Sutton WW (1974) Successful weaning after five years of mechanical ventilation. Anesthesiology 40: 502
83. Downs JB, Perkins HB, Modell JH (1974) Intermittent mandatory ventilation – an evaluation. Arch Surg 109: 519
84. Downs JB, Block AJ, Vennum KB (1974) Intermittent mandatory ventilation in the treatment of patients with chronic obstructive pulmonary disease. Anesth Analg (Cleve) 53: 437
85. Draper WB, Whitehead RW (1949) The phenomenon of diffusion respiration. Anesth Analg (Cleve) 28: 307–318
86. Dripps RD, Deming M (1946) Post-operative atelectasis and pneumonia; diagnosis etiology and management based upon 1240 cases of upper abdominal surgery. Ann Surg 124: 94
87. Editorial (1964) The post-operative chest. Lancet I: 153
88. English IC, Manley REW (1970) The Brompton system of artificial ventilation. A scheme for the intensive care unit. Anaesthesia 25: 541–547
89. Eriksen J, Andersen J, Rasmussen JP, Sørensen B (1978) Effects of venti-

lation with large tidal volumes or positive end-expiratory pressure on cardiorespiratory function in anesthetized obese patients. Acta Anaesthesiol Scand 22: 241–248

90. Eriksson I, Sjöstrand U (1977) A clinical evaluation of high-frequency positive-pressure ventilation (HFPPV) in laryngoscopy under general anaesthesia. Acta Anaesthesiol Scand [Suppl 64]: 101–110

91. Fairley HB, Britt BA (1964) The adequacy of the airmix control in ventilators operated from an oxygen source. Can Med Assoc J 90: 1394

92. Falke KJ (1980) Do changes in lung compliance allow the determination of „optimal PEEP“? Anaesthesist 29: 165–168

93. Falke KJ, Pontoppidan H, Kumar A, Leith DE, Geffin B, Laver MB (1972) Ventilation with end-expiratory pressure in acute lung disease. J Clin Invest 51: 2315–2323

94. Farhi LE, Rahn H (1955) A theoretical analysis of the alveolar-arterial O_2 difference with special reference to the distribution effect. J Appl Physiol 7: 699

95. Feeley TW, Klick JM, Saumarez R, McNabb TG, Skillman JJ (1975) Positive end-expiratory pressure in weaning patients from controlled ventilation. Lancet II: 725

96. Feeley TW, du Moulin GC, Hedley-Whyte J, Bushnell LS, Gilbert JP, Feingold DS (1975) Aerosol polymyxin and pneumonia in seriously ill patients. N Engl J Med 293: 471–475

97. Feeley TW, du Moulin GC, Hedley-Whyte J, Bushnell LS, Gilbert JP, Feingold DS (1975) Reply (letter to the editor). N Engl J Med 293: 1263

98. Fisher AB, Hyde RW, Puy JRM, Clarc JM, Labertsen CJ (1968) Effect of oxygen at 2 atmospheres in the pulmonary mechanics of normal man. J Appl Physiol 24: 529

99. Flege JB Jr (1967) Tracheo-esophageal fistula caused by cuffed tracheostomy tube. Ann Surg 166: 153

100. Frankenberger H, Schwanbom E (1978) Technische Möglichkeiten eines Respiratorsystems. In: Lawin P, Morr-Strathmann U (Hrsg) Aktuelle Probleme der Intensivbehandlung I. Thieme, Stuttgart S 1–18

101. Freeman J, Nunn JP (1963) Ventilationperfusion relationships after hemorrhage. Clin Sci 24: 135

102. Frey DJM, Gebert E, Deilmann M, Wolfart W (1979) Endobronchiale Eingriffe und Bronchoskopie bei Risikopatienten unter verbesserter Beatmungstechnik mit „Injekt-Beatmung“. Prax Pneumol 33: 979–987

103. Frumin MJ, Bergman NA, Holaday DA, Rackow H, Salanitre E (1959) Alveolar-arterial O_2 differences during artifical respiration in man. J Appl Physiol 14: 694

104. Gallagher TJ, Civetta JM, Kirby RR (1978) Terminology update: Optimal PEEP. Crit Care Med 6: 323–326

105. Gattinoni L, Iapichino G, Kolobow T (1979) Hemodynamic, mechanical and renal effects during „apneic oxygenation“ with extracorporeal carbon dioxide removal, at different levels of intrapulmonary pressure in lambs. Int J Artif Organ 2: 249–253

106. Gattinoni L, Kolobow T, Agostini A et al. (1979) Clinical application of low frequency positive pressure ventilation with extracorporeal CO_2 removal (LFPPV-ECCO$_2$R) in the treatment of adult respiratory distress syndrome (ARDS). Int J Artif Organs 2: 282–283

107. Gattinoni, L, Agostini A, Damia G et al. (1980) Hemodynamics and renal function during low frequency positive pressure ventilation with extracorporal CO_2 removal. Intensive Care Med 6: 155–161

108. Gauer EF, Dittmann M, Rüegger R, Wolff G (1976) Erfahrungen mit Flunitrazepam bei langzeitbeatmeten Patienten mit besonderer Berücksichtigung der hämodynamischen Auswirkungen. In: Symposium über bisherige Erfahrungen mit „Rohypnol" (Flunitrazepam) in der Anästhesiologie und Intensivtherapie, Basel, 13.6. 1975. Hoffmann-La Roche, Basel, S 181

109. Geffin B, Pontoppidan H (1969) Reduction of tracheal damage by the prestretching of inflatable cuffs. Anesthesiology 31: 462

110. Geiger K (1978) Hämodynamische Veränderungen während künstlicher Beatmung mit und ohne positiv endexspiratorischem Druck bei respiratorischer Insuffizienz. Prakt Anaesth 13: 261–266

111. Geiger K, Wolff G (1973) Der Einfluß eines verlängerten Inspiriums bei Beatmung wegen respiratorischer Insuffizienz. Thoraxchirurgie 21: 414

112. Gerst PH, Rattenborg C, Holaday DA (1959) The effect of hemorrhage on pulmonary circulation and respiratory gas exchange. J Clin Invest 38: 524

113. Gertner G (1977) Le respirateur AV-1. Agressologie 18D: 307–311

114. Gherini S, Peters RM, Virgilio RW (1979) Mechanical work on the lungs and work of breathing with positive end-expiratory pressure and continuous positive airway pressure. Chest 76: 251–256

115. Gilbert R, Keighly JF (1974) The arterial/alveolar oxygen tension ratio. An index of gas exchange applicable to varying inspired oxygen concentration. Am Rev Respir Dis 109: 142–145

116. Gilston A (1976) Facial signs of respiratory distress after cardiac surgery. A plea for the clinical approach to mechanical ventilation. Anaesthesia 31: 385–397

117. Gilston A (1981) Oxygen transport and doubts about PEEP. Cleve Clin Q 48: 221–225

118. Glinz W, Haldemann G (1976) „Schocklunge" – Eine Übersicht. In: Symposium am 2. Internationalen Kongreß für Notfallchirurgie, Zürich, 19.–21.6. 1975, Bd 2. Perimed, Erlangen, S 75

119. Goodman JR, Lim RC, Blaisdell FW, Hall AD, Thomas AN (1968) Pulmonary microembolism in experimental shock. Am J Pathol 52: 391

120. Goulon M, Raphael JC, Gajdos P, Barois A, Babinet P, Margent P (1978) Membrane oxygenators for acute respiratory insufficiency. Clinical use in 11 patients. Intensive Care Med 4: 173–179

121. Grädel E (1974) Indikationsstellung zum Herzklappenersatz. Praxis 34: 1013

122. Greenfield LJ, Benson DW, Egbert PA (1963) Atelectasis and surface

tension properties of lung extracts following positive pressure ventilation and overinflation. Surg Forum 14: 239
123. Gregory GA, Kitterman JA, Phibbs RH, Tooley WH, Hamilton WK (1971) Treatment of the idiopathic respiratory-distress syndrome with continuous positive airway pressure. N Engl J Med 284: 1333–1340
124. Gestrichen
125. Grenvik A (1978) Optimal PEEP. Acta Anaesthesiol Scand [Suppl. 70]: 165–171
126. Harken AA, Brennan MF, Smith B, Barsamian EM (1974) The hemodynamic response to positive end-expiratory ventilation in hypovolemic patients. Surgery 76: 786
127. Hasse J, Wolff G, Grädel E (1974) Die Bedeutung des Herzminutenvolumens für die Interpretation der arteriellen Sauerstoffspannung und des intrapulmonalen Rechts-Links-Shunts nach Thorakotomien. Anaesthesist 23: 1
128. Hedenstierna G, Santesson J (1977) Studies on intra-pulmonary gas distribution in the extremely obese. Acta Anaesthesiol Scand 21: 257–265
129. Hehne HJ, Nyman D, Burri H, Wolff G (1976) Management of bleeding disorders in traumatic-haemorrhagic shock states with deep frozen fresh plasma. Eur J Intensive Care Med 2: 157
130. Hemmer M, Suter PM (1979) Treatment of cardiac and renal effects of PEEP with dopamine in patients with acute respiratory failure. Anesthesiology 50: 399–403
131. Hemmer M, Viquerat CE, Suter PM, Vallotton MB (1980) Urinary antidiuretic hormone excretion during mechanical ventilation and weaning in man. Anesthesiology 52: 395–400
132. Herzog H (1965) Pressure-cycled ventilators. Ann NY Acad Sci 121: 751
133. Herzog H (1969) Indikationen und praktische Durchführung der Beatmung. Symposium der Firma B. Braun Melsungen in Kassel-Wilhelmshöhe am 6.–8. 2. 1969. In: Die interne Wachstation. Urban & Schwarzenberg, München Berlin Wien
134. Herzog H, Keller R (1973) Indikationen und Technik der Aerosoltherapie in der Langzeitbehandlung der chronischen Bronchitis. Med Klin 68: 1610
135. Herzog H, Kostyal A (1959) Intermittierende Überdruckbeatmung bei chronisch obstruktiver respiratorischer Insuffizienz. Helv Med Acta 26: 746
136. Herzog H, Keller R, Bauer KH, Locher J (1973) Ventilation und Atemmechanik bei Langzeitbeatmung. In: Internationales Symposium über Lungenveränderungen bei Langzeitbeatmung. 14.–16. 10. 1971, Freiburg i. Br. Thieme, Stuttgart
137. Hill JD, O'Brien TG, Murray JD et al. (1972) Prolonged extracorporeal oxygenation for acute post-traumatic respiratory failure (shock-lung syndrome). N Engl J Med 286: 629–634
138. Hill JD, Rodvien R, Snider MT, Bartlett RH (1978) Clinical extracorpo-

real membrane oxygenation for acute respiratory insufficiency. Trans Am Soc Artif Intern Organs 24: 753–763

139. Hobelmann CF Jr, Smith DE, Virgilio RW, Shapiro AR, Peters RM (1974) Left atrial and pulmonary artery wedge pressure difference with positive end-expiratory pressure. Surg Forum 25: 232–234

140. Hobelmann CF Jr, Smith DE, Virgilio RW, Peters RM (1977) Mechanics of ventilation with positive end-expiratory pressure. Ann Thorac Surg 24: 68–76

141. Hughes RL, Piergies MS, Landau W (1976) The effects of copper in heated nebulizers. Chest 69: 500–505

142. Ibañez, J, Raurich M, Abizanda R, Claramonte R, Ibañez P, Bergada J (1981) The effect of lateral positions on gas exchange in patients with unilateral lung disease during mechanical ventilation. Intensive Care Med 7: 231–234

143. International Workshop on Continuous pCO$_2$ Monitoring by Skin Surface Sensors (12 abstracts) (1981) Basel, 23. 3. 1981. Intensive Care Med 7: 249–264

144. Ivanoff S, Kaplanian B (1977) Le respirateur Servo Ventilator 900 (et 900 B). Agressologie 18C: 145–155

145. Järnberg P-O, Dominguez de Villota E, Eklund J, Granberg P-O (1978) Effect of positive end-expiratory pressure on renal function. Acta Anaesthesiol Scand 22: 508–514

146. Jardin F, Gurdjian F, Eveleight MC, Fouilladieu JL, Margairaz A (1978) Immediate and middle-term cardiorespiratory effects of positive end-expiratory pressure in thirteen cases of non-haemodynamic pulmonary oedema. Resuscitation 6: 125–129

147. Jardin F, Desfond P, Bazin M, Sportiche M, Margairaz A (1981) Controlled ventilation with best positive end-expiratory pressure (PEEP) and high level PEEP in acute respiratory failure (ARF). A comparative study on patients with bilateral and unilateral lung disease. Intensive Care Med 7: 171–176

148. Jardin F, Farcot J-C, Boisante L, Curien N, Margairaz A, Bourdarias J-P (1981) Influence of positive end-expiratory pressure on left ventricular performance. N Engl J Med 304: 387–392

149. Gestrichen

150. Johnston JD, Wright JS, Hercus V (1967) Trachealstenosis following tracheostomy. J Thorac Cardiovasc Surg 53: 206

151. Joly HR, Harry M (1969) Temperature of the great toe as an indication of the severity of shock. Circulation 35: 131

152. Kamada RO, Smith JR (1972) The phenomen of respiratory failure in shock: The genesis of „shock lung". Am Heart J 83: 1

153. Kapancy JY, Weibel ER, Kaplan HP, Robinson FR (1969) Pathogenesis and reversibility of the pulmonary lesions of oxygen toxicity in monkeys. II. Ultrastructural and morphometric studies. Lab Invest 20: 101

154. Kaplan HP, Robinson FR, Kapancy JY, Weibel ER (1969) Pathogenesis

and reversibility of the pulmonary lesions of oxygen toxicity in monkeys. I. Clinical and light microscopy studies. Lab Invest 20: 94

155. Keszler H, Klain M (1980) Tracheobronchial toilet without cardiorespiratory impairment. Crit Care Med 8: 298–301

156. Kilburn KH, Sieker HO (1960) Hemodynamic-effects of continuous positive and negative pressure breathing in normal man. Circ Res 8: 660

157. King RJ (1974) The surfactant system of the lung. Fed Proc 33: 2238

158. Kirby RR (1978) Membrane oxygenators: What role (if any) in acute ventilatory insufficiency? Crit Care Med 6: 19–23

159. Kirby RR (1980) High frequency positive-pressure ventilation (HFPPV): What role in ventilatory insufficiency? Anesthesiology 52: 109–110

160. Kirby RR, Robinson EJ, Schulz J, de Lemos R (1971) A new pediatric volume ventilator. Anesth Analg (Cleve) 50: 533

161. Kirby RR, Downs JB, Civetta JM, Modell JH, Dannemiller FJ, Klein EF, Hodges M (1975) High level positive end-expiratory pressure (PEEP) in acute respiratory insufficiency. Chest 67: 156

162. Kirby RR, Perry JC, Calderwood HW, Ruiz BC, Ledermann DS (1975) Cardiorespiratory effects of high positive end-expiratory pressure. Anesthesiology 43: 533

163. Klain M, Keszler H (1980) High frequency ventilation prevents aspiration. Crit Care Med 8: 242

164. Klain M, Smith RB (1977) High frequency percutaneous transtracheal jet ventilation. Crit Care Med 5: 280

165. Klick JM, du Moulin GC, Hedley-Whyte J, Teres D, Bushnell LS, Feingold DS (1975) Prevention of gram-negative bacillary pneumonia using polymyxin aerosol as prophylaxis. J Clin Invest 55: 514

166. Klose R, Osswald PM (1981) Effects of PEEP on pulmonary mechanics and oxygen transport in the late stages of acute pulmonary failure. Intensive Care Med 7: 165–170

167. Kumar A, Falke KJ, Geffin B, Aldredge CF, Laver MB, Lowenstein E, Pontoppidan H (1970) Continuous positive-pressure ventilation in acute respiratory failure. N Engl J Med 283: 1430–1436

168. Gestrichen

169. Kusajima K, Wax SD, Webb WR (1974) Effects of methylprednisolone on pulmonary microcirculation. Surg Gynecol Obstet 139: 1

170. Kusajima K, Webb WR, Parker FB Jr, Bredenberg CE, Markarian B (1975) Pulmonary responses of unilateral positive end-expiratory pressure (PEEP) on experimental fat embolism. Ann Surg 181: 676–680

171. Labrousse J, Tenaillon A, Longchal J, Chastre J, Lissac J (1979) Pression positive expiratoire optimale au cours de la ventilation artificielle. Nouv Presse Med 8: 759–763

172. Lareau SC, Ryan KJ, Diener CF (1978) The relationship between frequency of ventilator circuit changes and infectious hazard. Am Rev Respir Dis 118: 493–496

173. Laver MB, Bendixen HH (1966) Atelectasis in the surgical patient. Recent conceptual advances. Prog Surg 5: 1

174. Laver MB, Hallowell P, Goldblatt A (1970) Pulmonary dysfunction secondary to heart disease: Aspects relevant to anesthesia and surgery. Anesthesiology 33: 161
175. Laver MB, Pohost GM, Strauss HW (1980) Hemodynamic adjustments in acute respiratory failure: The role of the right ventricle. In: Peter K (Hrsg) Akute respiratorische Insuffizienz. Springer, Berlin Heidelberg New York (Anaesthesiologie und Intensivmedizin, Bd 131, S 104–121)
176. Lee J, Read J (1967) Effect of oxygen breathing on distribution of pulmonary blood flow in chronic obstructive lung disease. Am Rev Respir Dis 96: 1173–1180
177. Lee TS, Wright BD (1981) Selective insufflation of collapsed lung with fiberoptic brochoscope and Swan-Ganz catheter. Intensive Care Med 7: 241–243
178. Lenfant C, Howell BJ (1960) Cardiovascular adjustments in dogs during continuous pressure breathing. J Appl Physiol 15/3: 425
179. Lichtheim I (1879) Über Atelektase. Arch Exp Pathol Pharmakol 10: 54
180. Lillehei RC, Motsay GJ, Schultz LS, Beckman CB, Romero LH, Shatney CH (1974) Experimental and clinical effects of methyl-prednisolone used in the prevention or treatment of traumatic, septic or cardiogenic shock. In: 1st World Congress on Intensive Care, London 1974. Bell & Bain, Glasgow (Scientific abstracts, pp 42)
181. Lim RC Jr, Blaisdell FW, Choy SH, Choy SH, Hall AD, Thomas AN (1966) Massive pulmonary microembolism in regional shock. Surg Forum 17: 13
182. Lim RC Jr, Blaisdell FW, Goodman JR, Hall AD, Thomas AN (1967) Electrone microscopic study of pulmonary microemboli in regional as well as in systemic shock. Surg Forum 18: 25
183. Lucas CE, Ross M, Wilson RF (1968) Physiologic shunting in the lungs in shock or trauma. Surg Forum 19: 35
184. Malacrida R, Roth F (1981) Kupferintoxikation durch Atemluftbefeuchter? Schweiz Med Wochenschr 111: 1013–1016
185. Maloney JV Jr, Handford S (1954) Circulatory responses to intermittent positive and alternating positive-negative pressure respirators. J Appl Physiol 6: 453
186. Margand PMS, Chodoff P (1975) Intermittent mandatory ventilation: An alternative weaning technic. Anesth Analg (Cleve) 54: 41
187. Matthys H (1973) Diskussionsbeitrag. In: Symposion über Lungenveränderungen bei Langzeitbeatmung, 14.–16. 10. 1971, Freiburg i. Br. Thieme, Stuttgart
188. Mayrhofer-Krammel O, Schlag G, Stoeckel H (1979) Akutes progressives Lungenversagen. Thieme, Stuttgart (Intensivmedizin-Notfallmedizin-Anästhesiologie, Bd 16)
189. McAslan TC, Matjasko-Chiu J, Turney SZ, Cowley RA (1973) Influence of inhalation of 100% oxygen on intrapulmonary shunt in severely traumatized patients. J Trauma 13: 811–821

190. McLean APH, Duff JH, McLean LD (1968) Lung lesions associated with septic Shock. J Trauma 8: 891
191. Mead J, Collier C (1959) Relation of volume history of lungs to respiratory mechanics in anesthetized dogs. J Appl Physiol 14: 669
192. Milic-Emili J, Mead J, Turner JM, Glauser EM (1964) Improved technique for estimating pleural pressure from esophageal baloons. J Appl Physiol 19/2: 207
193. Milic-Emili J, Mead J, Turner JM (1964) Topography of esophageal pressure as a function of posture in man. J Appl Physiol 19/2: 212
194. Miranda DR, Stoutenbeek C, Kingma L (1981) Differential lung ventilation with HFPPV. Intensive Care Med 7: 139–141
195. Morgan TE, Finley TN, Huber GL, Fialkow H (1965) Alterations in pulmonary surface active-lipids during exposure to increased oxygentension. J Clin Invest 44: 11
196. Morgan BC, Martin WE, Hornbein TF, Crawford EW, Guntheroth WG (1966) Hemodynamic effects of intermittent positive pressure respiration. Anesthesiology 27: 584
197. Moulopoulos SD, Sarcas A, Stamatelopoulos S, Arealis E (1965) Left ventricular performance during by-pass or distension of the right ventricle. Circ Res 17: 484
198. Nash G, Blennerhassett JB, Pontoppidan H (1967) Pulmonary lesions associated with oxygen therapy and artificial ventilation. N Engl J Med 276: 368
199. Newhouse M, Sanchis J, Bienenstock J (1976) Lung defense mechanisms (first of two parts). N Engl J Med 295: 990
200. Newhouse M, Sanchis J, Bienenstock J (1976) Lung defense mechanisms (second of two parts). N Engl J Med 295: 1045
201. Nordin U, Keszler H, Klain M (1981) How does high frequency jet ventilation effect the mucociliary transport? Crit Care Med 9: 160
202. Nosbaum J, Baer E, Wolff G (1974) Der Einfluß des Atemzugvolumens auf den intrapulmonalen Rechts-Links-Shunt, die Totraumventilation und die Hämodynamik bei mechanischer Beatmung. Schweiz Med Wochenschr 104: 1516
203. Pardy BJ, Dudley HAF (1977) Post-traumatic pulmonary insufficiency. Surg Gynecol Obstet 144: 259
204. Perruchoud A, Keller R, Herzog H (1975) Der Effekt kombinierter atemphysiotherapeutischer Maßnahmen auf den pulmonalen Gasaustausch und die Ventilation. Schweiz Med Wochenschr 105: 1659
205. Perruchoud A, Kopp C, Herzog H (1977) Klinik und Therapie der Schocklunge. Intensivmedizin 13: 71
206. Peter K (1980) Akute respiratorische Insuffizienz. Springer, Berlin Heidelberg New York (Anästhesiologie und Intensivmedizin, Bd 131)
207. Piehl MA, Brown RS (1976) Use of extreme position changes in acute respiratory failure. Crit Care Med 4: 13–14
208. Pontoppidan H, Laver MB, Geffin B (1970) Acute respiratory failure in the surgical patient. Adv Surg 4: 163

209. Prewitt RM, Oppenheimer L, Sutherland JB, Wood LDH (1981) Effect of positive end-expiratory pressure on left ventricular mechanics in patients with hypoxemic respiratory failure. Anesthesiology 55: 409–415
210. Pusterla C (1968) Blutungskomplikationen nach Tracheotomie und deren Verhütung. Schweiz Med Wochenschr 98: 679
211. Qvist J, Pontoppidan H, Wilson RS, Lowenstein E, Laver MB (1975) Hemodynamic responses to mechanical ventilation with PEEP: The effect of hypervolemia. Anesthesiology 42: 45
212. Qvist J, Mygind T, Crottogini A, Jordening H (1981) Ventricular volumes in experimental acute lung disease. Schweiz Med Wochenschr 111: 1809–1811
213. Rawitscher RE, Lefer AM, Dammann JF (1967) Influence of artificial respiration on cardiovascular performance after open-heart surgery. J Thorac Surg 53: 685
214. Reines HD, Civetta JM (1979) The inaccuracy of using 100% oxygen to determine intrapulmonary shunts in spite of PEEP. Crit Care Med 7: 301–303
215. Reul GJ, Greenberg SD, Lefrak EA, McCollum WB, Beall A Jr, Jordan GL (1973) Prevention of post-traumatic pulmonary insufficiency. Arch Surg 106: 386
216. Riedl K, Wolff G, Grädel E, Hasse J (1972) Aussagewert der arteriovenösen Sauerstoffdifferenz bei Blutentnahme aus der Vena cava superior. Helv Chir Acta 39: 577
217. Rinaldo JE, Rogers RM (1982) Adult respiratory-distress syndrome. Changing concepts of lung injury and repair. Med Prog 306: 900–909
218. Riska EB, Bonsdorff H von, Hakkinen S, Jaroma H, Kiviluoto O, Paavilainen T (1977) Prevention of fat embolism by early internal fixation of fractures in patients with multiple injuries. Injury 8: 110
219. Rivara D, Bourgain JL, Rieuf P, Lemaire F (1979) Differential ventilation in unilateral lung disease: Effects on respiratory mechanics and gas exchange. Intensive Care Med 5: 189–191
220. Rudolf M, Turner JA, Harrison BDW, Riordan JF, Saunders KB (1979) Changes in arterial blood gases during and after a period of oxygen breathing in patients with chronic hypercapnic respiratory failure and in patients with asthma. Clin Sci 57: 389–396
221. Ruiz BC, Tucker WK, Kirby RR (1975) A program for calculation of intrapulmonary shunts, blood-gas and acid-base values with a programmable calculator. Anesthesiology 42: 88–95
222. Saint-Michel JL, Seror B (1977) Le respirateur Monaghan M 228. Agressologie 18D: 319–327
223. Sanders CA, Hartborne JW, Heitmann H, Laver MB (1965) Effect of vasopressor administration on blood gas exchange in mitral disease. Clin Res 8: 351
224. Schmid ER, Knopp TJ, Rehder K (1981) Intrapulmonary gas transport and perfusion during high-frequency oscillation. J Appl Physiol 51: 1507–1514

225. Schmidt GB, O'Neill WW, Kotb K, Ko Hwang K, Bennett EJ, Bombeck CT (1976) Continuous positive airway pressure in the prophylaxis of the adult respiratory distress syndrome. Surg Gynecol Obstet 143: 613
226. Schlobohm RM, Falltrick RT, Quan SF, Katz JA (1981) Lung volumes, mechanics, and oxygenation during spontaneous positive-pressure ventilation: The advantage of CPAP over EPAP. Anesthesiology 55: 416–422
227. Severinghaus JW (1979) Simple, accurate equations for human blood O_2 dissociation computations. J Appl Physiol 46: 599–602
228. Shapiro AR, Virgilio RW, Peters RM (1977) Interpretation of alveolar-arterial oxygen tension difference. Surg Gynecol Obstet 144: 547–552
229. Shinn JA, Woods SL, Huseby JS (1979) Effect of intermittent positive pressure ventilation upon pulmonary artery and pulmonary capillary wedge pressures in acutely ill patients. Heart Lung 8: 322–327
230. Gestrichen
231. Shrake KL (1979) An overview: PEEP. Respir Ther 9: 36–38
232. Singer MM, Wright F, Stanley LK, Roe BB, Hamilton WK (1970) Oxygen toxicity in man. N Engl J Med 283: 1473
233. Sjöstrand U (ed) (1977) Experimental and clinical evaluation of high frequency positive-pressure ventilation HFPPV. Acta Anaesthesiol Scand [Suppl 64]
234. Sjöstrand U (1977) Review of the physiological rationale for and development of high-frequency positive-pressure ventilation – HFPPV. Acta Anaesthesiol Scand [Suppl 64]: 7–27
235. Sjöstrand U (1977) Summary of experimental and clinical features of high-frequency positive-pressure ventilation – HFPPV. Acta Anaesthesiol Scand [Suppl 64]: 165–178
236. Sjöstrand U (1977) Pneumatic systems facilitating treatment of respiratory insufficiency with alternative use of IPPV/PEEP, HFPPV/PEEP, CPPB or CPAP. Acta Anaesthesiol Scand [Suppl 64]: 123–147
237. Skarvan K, Hasse J, Wolff G (1981) Myocardial transmural pressure in ventilated patients. Intensive Care Med 7: 277–283
238. Sladen A, Laver MB, Pontoppidan H (1968) Pulmonary complications and water retention in prolonged mechanical ventilation. N Engl J Med 279: 448
239. Slutzky AS, Drazen JM, Ingram RH et al. (1980) Effective pulmonary ventilation with small-volume oscillations at high frequency. Science 209: 609–611
240. Smith CW, Lehan PH, Monks JJ (1963) Cardiopulmonary manifestations with high O_2 tensions at atmospheric pressure. J Appl Physiol 18: 849
241. Solliday NH, Shapiro BA, Gracey DR (1976) Adult respiratory distress syndrome. Chest 69: 207–213
242. Sprung CL, Loewenherz JW, Baier H, Hauser MJ (1981) Evidence for increased permeability in reexpansion pulmonary edema. Am J Med 71: 497–500

243. Stalder R, Wüst HP, Haldemann G (1976) A nomogram to obtain pulmonary shuntflow ($\dot{Q}_S/\dot{Q}_T$). Eur J Intensive Care Med 2: 69
244. Steenblock U, Mannhart H, Wolff G (1976) The effect of hemorrhagic shock on intrapulmonary right-to-left shunt ($\dot{Q}_S/\dot{Q}_T$) and dead space (V_D/V_T). Respiration 33: 133
245. Steiner SH, Behnke RH (1961) Pulmonary venous admixture in man during negative pressure respiration. J Appl Physiol 16/6: 1047
246. Steinhoff H, Falke K, Schwarzhoff W (1982) Enhanced renal function associated with intermittent mandatory ventilation in acute respiratory failure. Intensive Care Med 8: 69–74
247. Gestrichen
248. Stiles PJ (1965) Tracheal lesions after tracheostomy. Thorax 20: 517
249. Stokke DB (1976) Review: Artificial ventilation with positive end-expiratory pressure (PEEP). Eur J Intensive Care Med 2: 77
250. Suter PM (1980) „Optimal" regulation of mechanical ventilation. Anaesthesist 29: 163–164
251. Suter PM, Weibel MA (1977) Charakteristiken und Auswahl moderner Beatmungsgeräte. Intensivmedizin 14: 210–218
252. Suter PM, Weibel MA (1977) Der Veriflo CV 2000, ein vielseitiges, pneumatisch betriebenes und gesteuertes Beatmungsgerät für die Intensivpflege. Prakt Anaesth 12: 526–532
253. Suter PM, Fairley HB, Isenberg MD (1975) Optimum end-expiratory pressure in patients with acute pulmonary failure. N Engl J Med 292: 284–289
254. Suter PM, Fairley HB, Schlobohm RM (1975) Shunt, lung volume and perfusion during short periods of ventilation with oxygen. Anesthesiology 43: 617–627
255. Gestrichen
256. Gestrichen
257. Suter PM, Brigljevic M, Hemmer M, Gemperle M (1977) Effets de la pause en fin d'inspiration sur l'échange gazeux et l'hémodynamique chez des patients en ventilation mécanique. Can Anaesth Soc J 24: 550–558
258. Suter PM, Demottaz V, Hemmer M (1978) Postoperative Beatmungstechnik nach Herzoperationen. Auswirkungen von PEEP und CPAP auf Lungenfunktion und Hämodynamik. Herz 3: 198–205
259. Suter PM, Fairley HB, Isenberg MD (1978) Effect of tidal volume and positive end-expiratory pressure on compliance during mechanical ventilation. Chest 73: 158–162
260. Sutnick AI, Soloff LA (1963) Surface tension reducing activity in the normal and atelectatic human lung. Am J Med 35: 31
261. Suwa K, Bendixen HH (1968) Change in P_aCO_2 with mechanical deadspace during artificial ventilation. J Appl Physiol 24: 556
262. Sykes MK, Adams AP, McCormick PW, Bird B, Greenburgh S (1970) The effect of mechanical ventilation after open-heart surgery. Anaesthesia 25: 525

263. Taylor RR, Covell JW, Sonnenblick EH, Ross J Jr (1967) Dependence of ventricular distensibility on filling of the opposite ventricle. Am J Physiol 213: 711

264. Tenaillon A, Labrousse J, Gateau O, Lissac J (1978) Optimal positive end-expiratory pressure and static lung compliance. N Engl J Med 299: 774-775

265. Tenney JH (1975) Letter to the editor. N Engl J Med 293: 1263

266. Teplitz C (1968) The ultrastructural basis for pulmonary pathophysiology following trauma. Pathogenesis of pulmonary edema. J Trauma 8: 700

267. Thiel G, Brunner F, Wolff G, Wunderlich P, Peters-Häfeli L, Kirchertz EJ, Peters G (1977) Diuretics in acute renal failure. In: Diuretics in research and clinics. Thieme, Stuttgart, pp 145-154

268. Thomas LJ Jr (1972) Algorithms for selected blood acid-base and blood-gas calculations. J Appl Physiol 33: 154-158

269. Torda TA (1981) Alveolar-arterial oxygen tension difference: A critical look. Anaesth Intensive Care 9: 326-330

270. Torda TA, Roderick C (1978) The Bird respirator modified for PEEP, CPAP and IMV. Anaesth Intensive Care 6: 149-154

271. Tourtier Y, Cazalaa JB (1977) Le respirateur RPN. Agressologie 18D: 367-372

272. Trichet B, Falke K, Togut A, Laver MB (1975) The effect of pre-existing pulmonary vascular disease on the response to mechanical ventilation with PEEP following open-heart surgery. Anaesthesiology 42: 56-67

273. Gestrichen

274. Uzawa T, Ashbaugh DG (1969) Continuous positive-pressure breathing in acute hemorrhagic pulmonary edema. J Appl Physiol 26: 427

275. Vesley D, Anderson J, Halbert MM, Wyman L (1979) Bacterial output from three respiratory therapy humidifying devices. Respir Care 24: 228-234

276. Wagner PD (1980) Interpretation of arterial blood gases. Chest 77: 131

277. Wagner PD, Laravuso RB, Uhl RR, West JB (1974) Continuous distribution of ventilation-perfusion ratios in normal subjects breathing air and 100% O_2. J Clin Invest 54: 54-68

278. Watson WE (1962) Observations on physiological deadspace during intermittent positive pressure respiration. Br J Anaesth 34: 502

279. Weibel ER (1973) Podiumsdiskussion über Auswirkungen einer Beatmung mit sauerstoffreichem Gasgemisch. In: Symposion über Lungenveränderungen bei Langzeitbeatmung. 14.-16. 10. 1971, Freiburg i. Br. Thieme, Stuttgart

280. Weibel MA, Suter PM (1979) Praktische Überlegungen zur maschinellen Beatmung. Intensivmedizin 16: 228-232

281. Wilson RF, Larned PA, Corr JJ, Sarver EJ, Barrett DM (1970) Physiologic shunting in the lung in critically ill or injured patients. J Surg Res 10: 571

282. Winsor T, Burch GE (1945) Phlebostatic axis and phlebostatic level:

Reference levels for venous pressure measurements in man. Proc Soc Exp Biol Med 58: 165

283. Winter PM, Gupta RK, Michalski AH, Lanphier EH (1967) Modification of hyperbaric oxygen toxicity by experimental venous admixture. J Appl Physiol 23: 954

284. Wolff G (1982) Blutungsschock. Chirurg 53: 67–73

285. Wolff G (1975) Die postoperative respiratorische Insuffizienz. Helv Chir Acta 42: 613

286. Wolff M-A, Cazalaa JB (1977) Le respirateur MA 1 B. Agressologie 18D: 287–297

287. Wolff G, Grädel E (1975) Hemodynamic performance and weaning from mechanical ventilation following open-heart surgery. Eur J Intensive Care Med 1: 99

288. Wolff G, Kimmich HP (1979) Continuous monitoring of arterial oxygen partial pressure. Contributions to a workshop, Basel, June 1978. Biotelem Patient Monit 6

289. Wolff G, Mannhart H (1976) „Dopamin" im Krankengut einer chirurgischen Intensivpflegestation: Erfahrungen in Basel. Springer, Berlin Heidelberg New York (Anästhesiologie und Wiederbelebung, Sonderbd)

290. Wolff G, Gigon JP, Enderlin F (1965) Über die Wirkung von Vasopressoren und Volumenzufuhr auf die nach Blutdruckabfall eingeschränkte Nierenfunktion. Langenbecks Arch Chir 312: 103

291. Wolff G, Gigon JP, Enderlin F (1967) Einfache Hilfsmittel zur genauen Messung von Harn-Einzelportionen unter Vermeidung einer aszendierenden Harnwegsinfektion. Praxis 58: 843

292. Wolff G, Grädel E, Rist M, Burkart F (1970) Einfluß der inspiratorischen Sauerstoffkonzentration auf den intrapulmonalen Rechts-Links-Shunt. Thoraxchirurgie 18: 356

293. Wolff G, Grädel E, Schwab T (1970) Infektionsprophylaxe durch eine neue Urinableitung bei Dauerkatheter. Schweiz Med Wochenschr 100: 1531

294. Wolff G, Grädel E, Rist M, Schwab T, Pavletic B (1972) The effect of inspired oxygen concentration on intrapulmonary right-to-left shunt during post-operative mechanical ventilation. Br J Anaesth 44: 350

295. Wolff G, Grädel E, Claudi B, Rist M, Schwab T (1972) Der Einfluß des akut erniedrigten Herzminutenvolumens auf den intrapulmonalen Rechts-Links-Shunt. Schweiz Med Wochenschr 102: 198

296. Wolff G, Hasse J, Claudi B, Riedl K, Grädel E (1973) Erhöhter intrapulmonaler Rechts-Links-Shunt unter sauerstoffreicher Dauerbeatmung bei tiefem Herzminutenvolumen. In: Internationales Symposium über Lungenveränderungen bei Langzeitbeatmung. 14.–16. 10. 1971, Freiburg i. Br. Thieme, Stuttgart

297. Wolff G, Kellerhals B, Schumann L, Grädel E (1973) Vermeidung von trachealen Spätkomplikationen nach Langzeitintubation zur Dauerbeatmung: Eine neue Methode der Cuffblähung. Anaesthesist 22: 317

298. Wolff G, Spinelli F, Gigon JP, Enderlin F (1974) The effect of hemorr-

hagic hypotension on the function of the normotensively perfused kidney and its partial correction by renal beta-adrenergic stimulation. J Surg Res 16: 16

299. Wolff G, Hasse J, Grädel E, Baer E, Kellerhals B (1974) Eine neue Methode der Cuffblähung zur Vermeidung von trachealen Komplikationen bei Dauerbeatmung. Helv Chir Acta 41: 201

300. Wolff G, Geiger K, Nosbaum J (1974) Neue Aspekte der Beatmungstechnik. Therapiewoche 24/3: 237

301. Wolff G, Grädel E, Hasse J, Gasser D (1974) Günstige Auswirkungen der künstlichen Beatmung auf den großen und kleinen Kreislauf bei Linksherzinsuffizienz. Intensivmedizin 11/4: 218

302. Wolff G, Grädel E, Buchmann B (1976) Indwelling catheter and risk of urinary infection (a clinical investigation with a new closed-drainage system). Urol Res 4: 15

303. Wolff G, Dittmann M, Claudi B, Pochon JP (1976) Früherkennung von Gasaustauschstörungen. In: Symposium am 2. Internationalen Kongreß für Notfallchirurgie. 19.–21.6. 1975, Zürich, Kongreßbericht, Bd 2. Perimed, Erlangen, S 137

304. Wolff G, Anderes C, Anderes U, Dittmann M (1977) Prevention of postoperative pulmonary complications by preoperative ventilation with PEEP and spontaneous breathing with CPAP and PEEP for three postoperative hours. Intensive Care Med 3: 120

305. Wolff G, Dittmann M, Frede KE (1978) Klinische Versorgung des Polytraumatisierten. Indikationsprioritäten und Therapieplan. Chirurg 49: 737–744

306. Wolff G, Dittmann M, Rüedi T, Buchmann B, Allgöwer M (1978) Koordination von Chirurgie und Intensivmedizin zur Vermeidung der posttraumatischen respiratorischen Insuffizienz. Unfallheilkunde 81: 425–442

307. Wolff G, Regazzoni P, Schuppisser J, Langenstein H (1980) A simple method to decrease dead-space-ventilation (Abstr.). Intensive Care Med 6: 67

308. Wolff G, Keller R, Suter PM (1980) ARDS – Akutes Atemnotsyndrom des Erwachsenen. Springer, Berlin Heidelberg New York

309. Wolff G, Langenstein H, Schwendener R, Lischer P (1982) Optimal end-expiratory airway pressure for ventilated patients. Intensive Care Med 8: 39–48

310. Wright RA, Weiss HS, Hyatt EP, Rustagi JS (1966) Risc of mortality in interrupted exposure to 100% O_2: Role of air vs. lowered pO_2. Am J Physiol 210: 1015

311. Zapol WM, Snider MT, Schneider RC (1977) Extracorporal membrane oxygenation for acute respiratory failure. Anesthesiology 46: 46–59

312. Zapol WM, Snider MT, Hill JD et al. (1979) Extracorporal membrane oxygenation in severe acute respiratory failure. JAMA 242: 2193–2196

Übersichtsarbeiten

Bouhuys A (1977) The physiology of breathing. A textbook for medical students. Grune & Stratton, New York

Clark TJH (ed) (1981) Clinical investigation of respiratory disease. Chapman & Hall, London

Cotes JE (1979) Lung function. Assessment and application in medicine, 4th edn. Blackwell, Oxford London Edinburgh Melbourne

Cumming G, Semple SJ (1980) Disorders of the respiratory system, 2nd edn. Blackwell, Oxford London Edinburgh Melbourne

Fishman AP, Renkin EM (eds) (1979) Pulmonary edema. American Physiological Society, Bethesda

Fishman AP (1980) Assessment of pulmonary function. McGraw-Hill, New York

Heath D, Williams DR (1977) Man at high altitude. The pathophysiology of acclimatization and adaptation. Livingstone, Edinburgh London New York

Hedley-Whyte J, Burgess GE III, Feeley TW, Miller MG (1976) Applied physiology of respiratory care. Little Brown, Boston

Lawin P (Hrsg) (1981) Praxis der Intensivbehandlung, 4. überarb. u. erw. Aufl. Thieme, Stuttgart New York

Levitzky MG (1982) Pulmonary physiology. McGraw-Hill, New York

Murray JF (1976) The normal lung. The basis for diagnosis and treatment of pulmonary disease. Saunders, Philadelphia London Toronto

Nunn JF (1977) Applied respiratory physiology, 2nd edn. Butterworth, London Boston

Oh TE (ed) (1981) Intensive care manual. Butterworth, London Boston

Payne JP, Bushman JA (eds) (1980) Artificial ventilation. Technical, biological and clinical aspects. Academic Press, London New York

Piiper J, Scheid P (1981) Symposium on Gas Exchange Function of Normal and Diseased Lungs, Göttingen, 1980. Prog Respir Res 16

Saunders KB (1977) Clinical physiology of the lung. Blackwell, Oxford London Edinburgh Melbourne

Scadding JG, Cumming G, Thurlbeck WM (eds) (1981) Scientific foundations of respiratory medicine. Heinemann, London

Shapiro BA, Harrison RA, Trout CA (1979) Clinical application of respiratory care, 2nd edn. Year Book Medical Publishers, Chicago

Symposium on Lung Liquids (1976) Held at the Ciba Foundation, London 1975. Ciba Found Symp 38

Tammeling GJ, Quanjer PH (1980) Contours of breathing 1. Boehringer, Ingelheim

West JB (1977) Pulmonary pathophysiology – the essentials. Blackwell, Oxford London Edinburgh Melbourne

West JB (ed) (1980) Pulmonary gas exchange, vol 1: Ventilation, blood flow and diffusion. Academic Press, London New York

West JB (ed) (1980) Pulmonary gas exchange, vol 2: Organism and environment. Academic Press, London New York
Wolff G, Keller R, Suter PM (Hrsg) (1980) ARDS – Akutes Atemnotsyndrom des Erwachsenen. Springer, Berlin Heidelberg New York

Sachverzeichnis